ISBN 978-1-5276-2725-3
PIBN 10684986

Catherina allanima deuota Religiosa.

LA pouerta perfecta
La pura mia virginita sincera
Lobedientia uera:
Mi ferno al Sposo mio tanto dilecta

El cognoscer me stessa
Creo cõtra me stessa uno odio sancto
Di quello odio usci tanto
Fructo dhumilita che mai non cessa:

Risguardo el mio Signore
Quel humilta profonda: & tucto pio
Discese nel cor mio
Anzi nel suo: cõ piu perfecto amore

Quel amor partoriua
Vn timor cauto & sancto del offesa
Vn zel che tucta accesa
Del honor suo / stillarmi mi sentiua

Quindi la patientia
Et longanimita con gran forteza
Nacq: quindi lasprezza
Della dolce amorosa penitentia

Cosi feruente & salda
Vinsi perseuerando el gran nimico
La carne el mondo aprico
Sempre cauta in timore / i amor calda

O chara / o deuota alma
Deh guarda i me (se sperito cerchi fructo)
Pria guerre / agoni & lucto
Victoria: & poi la gloriosa palma.

FINIS.

¶ VITA MIRACOLOSA DELLA SERAphyca sancta Catherina da Siena, Cõposta in Latino dal Beato Padre Frate Raimondo da Capua, gia Maestro generale del Ordine de Predicatori: Et tradocta ĩ lingua Volgare Thoscana, da el Venerando Padre Frate Ambrosio Catherino de Politi da Siena del medesimo ordine, aggiuntoui alcune cose pertinenti al presente stato della Chiesa notabili et utili ad ogni fedel Christiano.

FRATE AMBROSIO CATHERINO de Politi da Siena: Seruo ĩgrato & inutile di IESV CHRISTO, & di MARIA: del Ordine de Predicatori di Sancto Domenico: Ad tutte le uenerãde & dilecte in CHRISTO Madri & suore del medesimo Ordine: gratia & pace sempiterna.

EL Debito che ho ricognosciuto hauer con uoi per piu cagioni Madri Venerãde & Sorelle in CHRISTO IESV dilectissime, mha sforzato spendere alcun poco di tempo, & affaticarmi per alquãte vigilie, in tradurre di lingua Latina ĩ Vulgare & Thoscana, la molto mirabile & fructuosa Vita della nostra sancta Vergine: & per piu excellenti doni & singular Priuilegii honorata Sposa di IESV Xpo Catherina da Siena. Et perche ogni debito e fondato sopra qualche comunicatione: & quattro sorte di comunicatione ĩteruegono intra me & uoi: pero ho ueduto che ĩ quattro modi ero uostro debitore ad q̃sta & ad q̃lunche altra opera che alle anime uostre potesse portare, o accrescere fructo di uita, o di salute spirituale.

¶ La prima cõmunicatione onde nasce el primo debito: e q̃lla che intra noi ha posta la natura, peroche essendo noi creature duna medesima spetie p cagione della anima rationale & ĩtellectiua: siamo naturalmẽte obligati luno alla ltro nõ solamente non nuocere, ma ancora giouare: & nõ solamẽte giouare quanto ne costrigne la Iustitia ciuile: ma ancora q̃to ne ricerca lhumanita p la necessaria cõpagnia della uita. Onde ben cognobbero li Phylosophi pagani q̃sta prima sorte di naturale amicitia & cosi q̃sto primo debito scripto & scolpito dalla maestra natura nella mēte nostra: essendo lhuomo animale soctabile: & nessuno p se stesso sufficiente in ogni parte a suoi ꝓprii bisogni: come testifica el sōmo phylosopho Aristotele. Et Platone suo maestro intra laltre preclare sue sententie diceua: che lhuomo nō nasce p se stesso solo & ad propria cōmodita: ma parte ad utilita della patria: parte ad fructo de proximi & amici: Et Socrate soleua dire. Nō meno essere generato & ꝓducto luno huomo ad aiuto & cōmodita dellaltro chĕ si sieno tucte le altre cose socto el cielo ordinate & disposte dal sōmo Dio p causa della humana generatione. Ecco dūq̃ la prima comunicatione di naturale amicitia intra me & uoi: laqual ben sola poteua ꝑsuadermi a portare q̃ste poche fatiche per uostro fructo. Ma sopra cio e aggiūta la seconda comunicatione & cōsequentemēte ellobligo secondo intra noi: che nasce nel sacrosancto Baptesmo: nelq̃le el benignissimo Dio ad q̃lūche anima che ha purgata & lauata la faccia nelle acq̃ sanctificate i uirtu del pretioso sangue dello Agnello ĭmaculato: piu strectamēte comanda & ĭpon cura a ciascuno sopra la salute del ꝓximo suo. Et po si legge nelle sancte scripture. Mādauit unicuiq̃ deus de ꝓximo suo: cioe Dio ha comandato a q̃lunche segnato col signaculo della sancta fede chĕ exerciti la charita iuerso el ꝓximo suo: & intēdesi ꝓximo qualunche e in gratia del Signore: o al meno in potentia di riceuerla: o recuperarla: nelq̃le stato son tucti li huomini uiuēti in q̃sta presente uita. Onde per essere molto maggior comunicatione intra li fedeli & christiani: pero admaestrandoci di tale ordine di charita Lapostolo Paulo dice alli Galathi. Attēdiamo mētre che habbiamo el tēpo ad operar bene per ogni huomo & maxime p li domestici della fede: cioe per q̃lli che habitano nella casa del Signore: come legitimi figluoli adoptati nella parola riceuuta del padre & testamēto sempiterno: confermato nella Croce & nella morte del Saluatore. Siche q̃sta seconda comunicatione molto piu mi ha cōstrecto per amor uostro ad tale ĭpresa. Seguita dunq̃ la terza comunicatione intra noi posta nello stato Religioso nelq̃le ci siamo obligati ad piu rigorosa obseruanza de sancti precepti & salutiferi consigli di Dio. Et di qui e chĕ noi siamo chiamati Frati: & uoi Suore: cioe noi fratelli: & uoi

sorelle / per qsta piu strecta comunicatione nella pfessione di piu
perfecta uita . Et per qsto el Signore & Maestro nostro sidegna
spetialmente chiamare suoi fratelli tucti li huomini di questo sta
to. Onde apparẽdo alle Sãcte Marie doppo la gloriosa Resurrec
tione sua/dixe delli Discipuli & misticamente in persona loro/di
tucti chi seguiterebbono la uita Apostolica . Andate & annuntia
te alli mei fratelli che uadino in Galilea & lui mi uedrãno. Dũq
ancor questa comunicatione ha parturito in me piu strecto debi
to cõ uoi & spronatomi a satisfarui di quel poco che ho possuto .
Resta dunq la quarta comunicatione fondata nõ solo nella Re
ligione in commune : ma ancora in questa particulare di Domeni
co glorioso. Imperoche aduenga che una sia la Fede: un Baptes/
mo: & una Religione: & uno Signore & ĩperator nostro IESV
CHRISTO/sotto la cui doctrina & militia siamo chiamati ad
combactere persino alla morte : nõdimeno piu sono eparticula
ri Capitani & cõdoctieri : socto equali uarie & diuerse schiere &
squadre son guidate & chi in un modo & chi in uno altro/in piu
maniere & sorte darme & exercitii spirituali/tucti finalmente si
riducono socto el primo & principale Imperator IESV Xpo.
Et p questo diceua Paulo: Vnus sic alius sic. Cioe uno in un mo
do & per una uia/laltro ĩ un altro modo & per altra uia si condu
ce al medesimo porto & quiete . Onde el Psalmista & Propheta
induce la sancta chiesa quasi come uno exercito p queste tali ua
rieta bellissimo & spectabilissimo & dice. Astitit Regina a dex
tris tuis in uestitu deaurato circundata uarietate. Hor perche in
tra emolti felicissimi Condoctieri & Duchi particulari di questo
exercito e/ uno el glorioso Domenico / socto la cui guida & sten
dardo per buona nostra sorte siamo cõdocti a combactere & uin
cere el demonio / el mondo & la carne: pero non piccola obliga
tione e/ nata per questa similitudine intra noi . Et tanta maggio
re quãto questa e/ gloria particulare di Domenico per hauer prin
cipalmente instituto lordin suo ad fructo & salute daltri / come
non solamente egli ci testifico con le opere : ma ancora nelle sue
sancte constitutioni ci dichiara con le parole . Essendo dunq tan
te & tanto strecte obligationi intra noi per tante comunicationi
ho giudicato per satisfarui dalla parte mia in qualche modo / ad
uoi nominatamente dirizare la presente operetta nostra & tucte
le fatiche durate da me p quella: considerando che della mirabil

vita della ſancta noſtra potrete (come e/ uoſtro debito) facilmē
te guadagnarne circa el uero & religioſo & Sācto uiuere / molti
& egregii exempli & ſana & uiua & efficace doctrina : credendo
fermamēte che ella fu una delle molte Capitaneſſe laquale fu da
Dio ſpetialmente electa & propoſta per uoi / & īnanzi a gliochi
uoſtri come chiaro ſpechio di uita innocentiſſima & di ſanctiſſi
mi coſtumi / uolendoui ſignificare che ancora nel uoſtro ſexo fra
gile & imbecille puo mirabilmente & in sōma excellentia rilu
cere la ſua gratia : & lo ſplendore delle diuine uirtu / lequali in al
tiſſimo grado ſi raccolſero in lei. Non poſſo dunque credere ha
uer facto coſa poco grata alle charita uoſtre : pochelo ardiſco di
re / & credo per ogni modo non ingānarmi : che ſe hyſtoria di al
cuno Sancto puo conuertire le menti de fedeli a ſtupore & mara
uiglia : & accedere ecuori ad intentione delle uirtu ſingulari : que
ſta per certo e/ una. O quanta doctrina del ſalutifero cognoſci
mento di ſe ſteſſo & di Dio & della dolce prouidentia ſua ha el
la manifeſtata ! Et quanti exempli dhumilita ci ha laſſati ! Quāti
di uiua fede ! Che ſono eprimi & ueri & ſodi fōdamēti della chri
ſtiana perfectione. Et che diremo della ſperanza & charita ſua !
Et quanta forteza & patientia hebbe contra li inſulti del inferno
del mondo & della carne : in extreme afflictioni & pene intolle
rabili & aſſidui martyrii per tucta la uita ſua ! Della marauiglio
ſa benignita & pieta inuerſo epeccatori / & del zelo del honor di
Dio in deſiderii ardenti & infocati / nō e/ lingua ſufficiente ad ex
primerlo. Ella ſteſſa meglio lo manifeſta con parole da rompe
re ogni cuore ſe ben fuſſe di dura pietra. Leggete dunq; & impa
rate da lei ſpecchiādoui in queſta uita ſua come ī chiariſſimo ſpe
chio. Iui facilmente riconoſcerete la richa pouerta. La uirginit
ta & caſtita feconda : la prompta & ſempre allegra & victorioſa
obediētia : Vna modeſtia ſingulare : una circūſpecta diſcretione
piena di uchi : & finalmēte ogni Sācta uirtu che ſi puo deſidera
re in una anima molto dilecta del Signore. Et ſiate certe che io
in queſta opera cō ogni fede ho obſeruata la pura & ſemplice ue
rita ſcripta & teſtificata dal beato Padre Frate Raymūdo da Ca
pua cōfeſſore della ſancta Vergine & Maeſtro generale di tucto
lordine. Et ſe alcune coſe ho laſſate di qllo che egli ſcriue : ho co
gnoſciuto quelle non eſſere pertinēti alla hyſtoria : ma piu preſto
in queſti tēpi generatiue di faſtidio a delicati guſti degli ingegni

modemi. Et in luogo di quelle ho aggiunto alcune altre molto
necessarie maxime ne tẽpi nostri, tratte fedelmẽte, o dalle doc/
te & diuine Epistole depsa medesima Sancta: o uero da altri pro
uati testimoni: come leggẽdo potrete ricognoscere & intendere.
Del Beato Padre Frate Raymũdo, q̃to sia degno di fede in ogni
cosa che ha scripto della nostra Sancta: testimonio ne sia la uita
sua piena di uerita, di timor di Dio, & di zelo della casa sua. Te
stimonio la doctrina delle sancte scripture. Testimonio la Siede
Apostolica che adopro la ꝑsona sua ĩ cose importãtissime. Testi/
monio tutto lordine de Predicatori, dalquale fu giudicato degno
del magisterio generale. Testimonio finalmente ne siano molti
serui di Dio: liq̃li testificano delle sue uirtu alte cose. Intra liq̃li el
Beato Stephano Sanese frate Certosino, ꝑ lũgo tẽpo suo familia
re, testifica: Come era deuoto della gloriosa Vergine Maria: & ꝑ
q̃sto ordinato cõfessor & Padre spirituale alla sãcta nostra. Et di
ce che nõ solamẽte el Beato Raymũdo nõ ha scripto cose false:
ma molte nha taciute delle uere. Et q̃lle sole ha scripto ch̃ lo Spi
rito Sãcto gli dectaua: Tenẽdo ꝑ certo chè Dio gli spiraua scriue/
re q̃sta nobile storia. Leggete dunq̃ & exercitateui ꝑ tali exẽpli q̃to
cõporta la misura della gratia di ciascuna, allamore dello Sposo
uostro: & al suo sãcto seruitio, ĩ fede, oratione & patiẽtia ꝑseuerã/
do ifino al ultimo pũto: A credere cõ desiderio & uoce al honor di
Dio & alla renouatione & exaltatione della Chiesa sãcta: laq̃le
come ella ꝓpheta & testifica molte uolte & in molti luoghi e di
proximo ĩminente per ogni modo. Spargete lachryme & sudo/
ri domandando misericordia al mõdo, & mancho ira che sia pos/
sibile contra e peruersi & obstinati inimici della croce: perche ue
ramente se mai fu tempo di gridar misericordia per le abomina/
tioni de peccati, questo certo e esso. Et cosi sarete degne dessere
chiamate uere figluole di Domenico uostro benigno padre & del
la uostra dolce Madre Catherina. Ma degnateui aggiugnere an
cor q̃lche uolta, alcun breue prego per me misero miserabile pec
catore. Accioche el Prouerbio de lasino che porta el uino per al
tri & egli beue lacqua, non mi si conuenga: ma piu presto come
buono lauoratore ricogli & gusti in prima de beati fructi ad so/
stentamento & felicita ultima della anima mia & ad honore del
Signor nostro IESV Xpo: & MARIA dolce: a iquali sia sem
pre laude & gloria & imperio in sempiterno. A M E N.

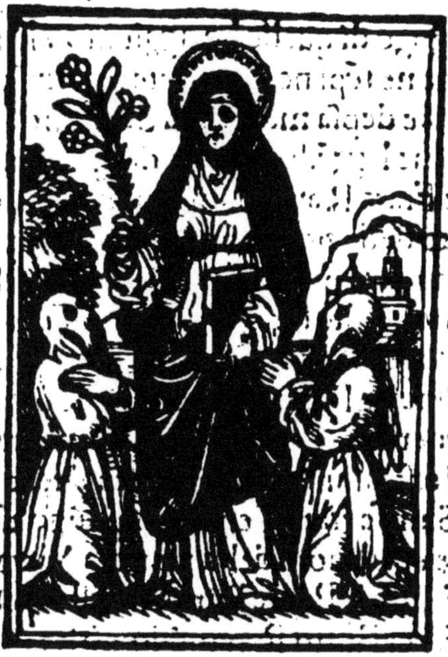

¶ Salutatione alla Seraphyca Sancta Catherina da Siena Vergine & Sposa di IESV Xpo Benedecto.

AVE Vergine excelsa Catherina.
Aue electa di Dio figluola & Sposa:
Maestra delle genti Gloriosa.
Beata hor nella luce matutina.
Deh, Madre dolce, Vedi, A tanti inclina,
Eghochi al mondo, o Alma ualorosa:
Vedi Sathan co i mectitori che non posa:
Per trar le misere anime in ruina.
Heretici di qua, di la Tyranni,
La Fede extincta, & Charita piu rara:
Per tutto apparechiati graui affanni.
Se la Sposa di Dio ti fu mai chara,
Prega che doppo tanti infelici anni:
La ueggiamo in sua bellezza chiara.

A M E N.

Tauola sopra la Vita di Sancta Catherina da Siena.

Capitoli del Primo Libro.

Capitoli del Secondo Libro.

LIBRO PRIMO. DELLA VITA MIRACOLO sa, della Beata Ancilla & Sposa di IESV CHRISTO Seraphyca Vergine Catherina da Siena del sancto ordine della penitentia del Patriarcha glorioso Domenico egregio fondatore del ordine de Predicatori & seruo fedelissimo in tucta la casa del Si gnore.

Della origine & nascimento suo, & alchuni segni & presagii mirabili della sua sanctita. Cap. I.

FV NELLA Cipta di Siena uno homo; di cui el nome era Iacobo Benincasa, di conditione populare: di arte, tentore di lane: circa le sub stantie tẽporali mediocremente dotato. Et era homo semplice, & iusto, & nutrito nel timore di Dio: & sopra laltre uirtu, admirabile nella dolceza & mansuetudine di cuore. A questo ta le huomo cõgiunse la buona sorte in uinculo di matrimonio una donna domãdata Lapa: dõna ueramente di molta industria nel la cura familiare, & di pudichi costumi ornatissima. Benedisse Dio al seme loro: p li frequẽti fructi che rẽdeuono sopra la terra: Peroche per ciaschuno anno aggiugneuano nella chiesa di Dio una creatura rationale: & piu uolte, anchora due: quãdo maschi & quando femine. Piacq finalmẽte alla diuina sapiẽtia: che elegge le cose basse & inferme, per cõfondere le alte, & le piu forti: Piacq dico che la fecõda Lapa facta grauida, parturisse per ultimo piu degno fructo del suo uentre, due feminelle, Luna fu domãdata Giouãna, laqle doppo pochi giorni dalla riceuuta gratia del baptesmo, lassando el corpo alla terra, cõ la sua gratia fu raccolta in cielo. Laltra fu qsta nostra Catherina, laquale tanto fu piu caramẽte amata dalla madre: quanto lei sola intra tucti li altri figliuoli, del proprio lacte nutrita, lhaueua in qualche modo piu ricreato del suo. Et oltre a qsto la lõga & assidua cõuersatione & la cura & la fadiga che pose in alleuarla, parturirono maggiore amore: essendo naturalissimo, che qlle cose piu si amano, nelle quali maggior studio si pone, & piu fadiga si dura. Ma qllo che

sopra ognaltra cosa mioueua la madre ad singulare affectione in
uerso q̄sta figluola / era una singulare & marauigliosa gratia che ri
luceua nella gioconda presentia / negli acti / ne gesti & nelle paro/
le di epsa tenerella ĩfantina. Era apena diueza dal materno lac/
te / apena p se stessa poteua muouersi per casa / quando li parēti &
li uicini non poteuano satiarsi di uederla & odirla / tanto era nel
aspecto giocōda / & grata & suaue nelle prudenti & argute paro/
le. Onde per q̄sta cagione la chiamauano p sopranome Euphro/
sina: elqual uocabulo ĩ greca lingua significa / letitia: per la letitia
che porgeua nella presentia angelica / & nel saputo parlare pieno
di melliflua dolceza. Crescēdo donq̄ in q̄sto modo la tenera fan
ciullina / in gratia & sapientia insieme cō la eta / cōpiuti gia haue
ua cinq̄ anni / quādo con maturo cognoscimēto & pietosa diuo/
tione salutaua Maria sempre vergine cō la Angelica salutatione
repetēdola frequentemēte ad ogni hora: In tanto che salendo le
scale della casa / ad ogni scalone inginochiata / cō molta reuerētia
in q̄lle parole angeliche ladoraua / dicēdo pietosamēte. Aue Ma/
ria / gratia plena. Dominus tecū & c. Hor quanto piacesse a Dio
q̄sta singular diuotione / inuerso la sua madre sempre benedecta
ne possono rendere buon testimonio li doni excellēti & admira/
bili priuilegii che appresso in eta si tenera seguitorono: ueramēte
segni certissimi di nobile & alta electione come appresso distinc
tamente appariranno.

¶ Di una sua prima & notabile uisione: & di altri mirabili ef
fecti di amore di Dio inuerso lei / & di lei inuerso Dio.
Capitolo. II.

ENtraua gia nel anno sexto della eta sua: Et ecco che la
madre uedendola tanto saputa / li impose non so che
imbasciata ad unaltra sua figluola / gia maritata: el no/
me dellaquale era Bonauentura. Cōpiuta donq̄ lobe
dientia la vergine lla ritornaua ad casa / & descēdeua per una cor
strada che domandono Valle piatta: & era con epsa un fratellino
suo poco maggiore chiamato Stephano. In q̄l loco alzando lei
alquanto la testa / & risguardando inuerso la chiesa di sancto Do
menico: che iui quasi tucta si scuopre: Vedde apparire el signor
della gloria IESV CHRISTO / exaltato in sedia imperiale con

un richo & excelso talamo ornato di regali & splendidi ornamẽ
ti: Et lui uestito di ueste pontificali/coronato duna Mitra Papale
accõpagnato dalli pricipi delli Apostoli Pietro & Paulo & Giouanni Euãgelista: affabile & molto gratioso segli mõstraua. Cognobbe laccorta vergine la mirabil uisione / & esancti che erano
ĩ quella singularmẽte discerneua: Et pero uoltãdosi al sancto de
sancti come principale & piu bello & piu richo/con acti & taciti
gesti & cõ secrete parole/pareua che intendesse & respõdesse a tu
to q̃llo che gli pareua intendere. Pareuali intendere che el signore la eleggeua & desideraua per sposa sua: Onde ella humilmẽte
acceptãdolo/con amorosi & castissimi sguardi lo cõtẽplaua: dellaqual cosa sentiua dẽtro al cuore una nuoua & marauigliosa dol
ceza. Et egli ancora che non altro effecto desideraua se nõ rapir
in q̃sto modo tucto el core della sposa sua / quasi sorridendo con
piaceuolissimi sguardi la riguardaua. Et extendẽdo la uenerabile
dextra mano ad usanza di uero Pontifice/cõ el sancto & salutife
ro segno della Croce la benediceua. Fu di tãta efficacia q̃sto acto
nella mente & ne sensi della piccolina/che nella publica uia con
la testa alta & con li ochi fixi imobilmẽte fermossi nella contem
platione dello amato suo: Et Stephano nõ dtelo accorgẽdosi tra
passo in questo mezo molto spatio di uia/pensandosi che la sorel
la lo sequitasse: Et finalmẽte uolgendosi adietro/& uedẽdola di-
lungi / ritornandosi uerso lei con alte uoci la richiamaua: Et ac-
corto che nõ sentiua / importunamẽte accostatosi allei la prese p
la mano/& uiolentemẽte traendola / apena la disciolse dalla bea
ta contẽplatione. Onde cosi per forza cõstrecta abbassare un po
co li occhi/lamẽteuolmẽte li dixe / O se tu uedesse q̃lla bella cosa che io ueggio io nõ mi faresti cosi: Et decto q̃sto/alzando li oc
chi dinuouo per fruire piu lõgamẽte el grato cõspecto del suo Põ
tifice/nõ riuedendolo piu in alcun loco/cognobbe che era spartito
dalla sua p̃sentia: Et sdegnatasi molto/in acto puerile si uendica ua
della ingiuria con el piãgere/cõsueto remedio de fanciulli: Et do
leuasi amaramẽte di se stessa: p̃suadendosi p abbassare li occhi ha
uer meritato di perdere si giocõdo aspecto. Questo fu el fine della mirabil uisione/che la lasso cõ tanta sete & desiderio & amore
delle eterne bellezze del Re del cielo/che intrãdo fra se medesima
desiderãdo sõmamẽte piacerli/studiaua cõ ogni diligẽtia ornarsi
di uirtuosi & prudenti costumi: Et da q̃lla hora comincio in sino

grauita dimõstrarsi alli homini/& in tanta dolce efficacia di pa/
role/& in acti & gesti tanto cõposta & matura/che ad me impos/
sibile sarebbe ad exprimerlo/& difficile crederlo a molti. Quelli
bene lo sanno a cui fu dato tanto dono della angelica sua cõuer/
satione. Loro cõtinuo experimẽtauano/che non era mai alcuno
tanto fastidito/o tediato/o mesto/che alla dolceza della parola &
alla gratia della presentia nõ sgombrasse subito ogni molestia &
ogni peso della occupata mente/& non sentisse ripieno el core di
nuouo & inusitato gaudio: dalquale alcuni come inebriati diceuo
no con el glorioso apostolo Pietro. Bonũ est nos hic esse / poche
cõ spirituali occhi bẽ ricognosceuono che el dolce Iesu p mirabil
modo trãsfigurato / habitaua nel pecto di q̃sta sua electa sposa.
Onde ella ĩ humile & secreta cõfessione manifestõmi chi ĩ q̃l tẽpo
senza mai cio hauer lecto/o udito/li fu inspirata per diuina reue/
latiõe la uita & li costumi & li facti di piu sãcti padri dello Egyp
to/& singularmẽte del beatissimo padre nostro Domenico/ad exẽ
plo dequali excitãdosi & accẽdendosi/aggiogneua legna al fuoco
del diuino amore: El q̃le di continuo operãdo nel core/lauoraua
& cõponeua admirabili uirtu/ad un chiaro lume della infusa di/
uina sapiẽtia: in modo che ogni suo acto exteriore pcedeua mo/
dificato da diricta regula della uera prudentia. Da q̃sto tẽpo co/
minciò exercitarsi nel cognoscimẽto di se stessa: & cercaua solleci
tamente secreti luochi per cõfessare al suo creatore & Dio padre
omnipotẽte li peccati suoi/& la propria uita: flagellãdosi cõ una
corda che ad q̃sta opera ella stessa si haueua pcurato. Insiãmaua/
si cosi tenerella in feruẽti orationi / in meditationi frequẽti & as/
sidue / astregneuasi ad un silentio incredibile / & ad una extrema
abstinentia: & che fu marauiglioso presagio delle gratie sue singu
lari / molte delle uirgine fanciulle coetanee sue excitate dalle pa/
role & facti della gratiosa verginella/si cõgregauono di nocte tẽ
po in un certo secreto luogo della casa / flagellãdosi insieme & re
petendo non so che numero di Paternostri & Auemarie/che el/
la misteriosamẽte li assegnaua. In q̃sti tal facti comincio tanto a
piacere al suo sposo questa gloriosa vergine cosi tenerina/che sa/
lendo & descendendo le scale della casa/el piu delle uolte la facẽ/
ua portare sensibilmẽte dalli Angeli / nõ toccãdo ella cõ le piãte
alcuno delli scaloni. Forse anchora senza forse in premio di q̃lla sa/
lutatione angelica che soleua fare ad Maria. Et ella mi dixe che

q̄sto gli accadeua qua̅do industriosa me̅te fuggiua el co̅sortio delle persone & maxime delli maschi.

¶ Della animosa impresa della infante verginella / q̄do uolse assumere uita solitaria & heremitica / ad exe̅plo de sa̅cti Padri dello Egypto. Et come intese non esser cosi di uolunta di Dio per allhora. Cap. III.

CRescendo donque co̅tinuo in feruore & gratia col sposo suo / gli uene desiderio ad exemplo de sancti Padri dello Egypto andarsene in solitudine & habitare in alcuno heremo / o alpestra spelu̅cha: & iui co̅secrarsi tutta a Dio. Et una mactina intra laltre prouedendosi dun sol pane si messe in camino solecta / uerso una uia che co̅duceua ad casa di sua sorella doue era co̅sueta andare: propinqua alla porta che allhora si doma̅daua / porta di sancto Ansano: onde procedendo piu auanti & conducendosi alla decta porta: prese ancora ardire cosi solecta escir fora della Cipta: Et p̄che gia no̅ uedeua co̅tinuate habitationi / si imaginaua esser appresso ad qualche deserto / & allegra trapassando poco piu spatio di uia / uidde socto una rupe una Cauerna / c̄h troppo bene essere apta a suoi desiderii iudicaua & luogo oportuno p̄ seruire a Dio. Iui donque tucta lieta entrando / subito genuflexa posta in humile oratione / adoraua el glorioso Pontifice Saluator nostro IESV / in quel modo che si era degnato apparirli / secondo la sopranarrata uisione. Piacque al Signore la uehementia del feruore & deuotione della sposa sua: Piacq̄ la forteza del animo in tanta fragilita del sexo & tenereza di anni. Et in segno che li piacque si degno qua̅do ella in quel loco piu feruentemente oraua / eleuarla in alto fino alla cima della Speluncha: & cosi tenerla sospesa per fino ad hora nona: Ma ella sente̅dosi cosi essere eleuata gli uenne prude̅te sospecto / che cio fusse opera del inimico peruerso Sathana quasi che per q̄sto modo la uolesse impaurire & ritrarre / dalla nuoua impresa: Et p̄ questo piu constantemente cresceua in maggiore spirito: & piu bassa humilita / & in molto piu arde̅ti desiderii & orationi. Et essendo stata cosi sospesa piu spatio di tempo / finalmente in quella Hora fu deposta in terra: nellaquale el nostro Signore suo sposo / confitto gia nella Croce inclinato el capo & co̅sumata la salute nostra rende lo spirito al padre. Et ella allhora intese p̄ interiore illuminatione che no̅ era ancor te̅po di cosi affliggere el suo debile corpo.

pfectione assumere solitaria uita. Et p tanto uolẽdo obedire/ de/
scẽdendo ne proprii sentimẽti comincio seco cõsiderare doue co/
si solecta si trouasse/ & pẽsando alla longheza della uia: sentẽdo/
si tucta lassa & stancha/ quasi disperata di potere/ o sapere ritor/
nare ad casa gli uenne timore/ che el padre & la madre nõ la cer/
cassero/ & extimassero chi fusse perduta: Et cõstrecta pcio da pieto
sa tenereza/ dinuouo si pose in oratione domãdãdo adiuto sopra
cio dallo Altissimo. Et poco stecte cosi: che subito apparue una
nuuolecta: dallaquale ella compresa & eleuata in alto in poco di
hora si trouo posta alla porta della Cipta/ & dinde mouẽdosi cõ
celerita ritorno alla propria casa del padre & della madre/ liqua/
li di nulla accortosi: ma credẽdosi che ella fusse stata in casa del/
la sorella Bonauẽtura non feceno con la uergine alchuna parola
dispẽsando cosi p amore della nuoua sposa la diuina puidẽtia.

Del voto che fece accortamẽte & prudentemente sopra la sua virginita. Cap. IIII.

ASCẽdẽdo cosi la scã ṽgine di grado ĩ grado: alla pfectio
ne della uita/ ogni mõdana cosa segli psentaua come
sterco a respecto del guadagno del dolce sposo delle sa
crate vergini IESV CHRISTO. Et in questo tẽpo
quãdo gia era giõta a sepcãni/ fu interiormẽte admaestrata dalla
diuina sapiẽtia. Quãto fusse giusto & grato al Signore/ seruirli cõ
ogni purita cosi di corpo come di mẽte: poche egli e/ sõma & per
fecta purita: Et fugli reuelato come la sua purissima madre sẽpre
vergine MARIA/ fu la prima che cosi dispose in voto di virgi/
nita farsi imaculata ancilla del eterno DIO. Onde ad tãto exem
plo excitata la sauia vergine: eleggẽdo qsta optima parte/ pruden
temẽte si accorse/ che sopra cio doueua riceuẽre & p consiglio &
per adiuto ad MARIA/ come sollecita madre & uenerãda Re/
gina di tucte le vergine. Et da ql giorno comicio ad porgerli cor
dialissimi & instãtissimi preghi. Odiua & exaudiua la benignissi
ma Madõna uera madre di DIO e casti desiderii della feruẽte spo
sa del suo figluolo. Onde infiãmãdola piu di giorno ingiorno/ p
occulta inspiratione chiaramẽte li fece intendere qlla essere uolõ
ta dello Spirito Sãcto/ che nel pfecto stato di purissima virgini
ta seruisse al suo Signore/ piu psto che soctoposta a lhuomo ĩ uin
culo di mõdane noze/ si ichinasse ad uita piu uile di miseri coma

ti & secolari exercitii. Onde ella cosi tucta accesa & innamorata della celeste uita p potere piu liberamẽte pregare. Elesse un certo luogo piu secreto & abscosto dalla pſẽtia delli homini: Et qui inclinãdo le ginochie del corpo & dello spirito piu deuote & humi li supplicationi li porgeua in q̃sto modo. O Beatissima, o sacratissima sempre vergine Madre di IESV CHRISTO MARIA, a cui piacq̃ tãto el thesoro della purita & della cõtinẽtia, che ĩ anni piu teneri, prima di tucte le dõne sẽza exẽplo: la ptiosa virginita tua cõsecrasti al aeterno padre, A cui ti rẽdesti tanto grata & gratiosa chẽ meritasti esser facta madre dello vnigenito suo figluolo: Io supplico la tua ineffabil pieta che nõ attesi e meriti miei: ne cõsiderata la mia basseza, ti degni ĩpetrarmi tãta gratia cõ q̃l sacratissimo figluol di Dio & tuo, che da q̃sta hora mi sia lecito tenerlo p legyptimo & dilectissimo sposo della anima mia: Et io pmecto & allui & ad te chẽ altro spõso giamai nõ capira nel mio core: ma allui solo mi cõseruero cõ la sua potẽte gratia, semp casta & intacta. O alteza di sapiẽtia & prudẽtia, in eta si tenera: & sexo tãto fragile. Intẽdeua la sauia vgine la miglior parte & piu lodata dalla bocca della uerita ad Magdalena, esser la uita celeste della cõtẽplatione q̃lla che nõ perisce ne si parte mai. Et po q̃lla cõ tãta uehemẽtia elegge & desidera. Sapeua che ogni dono pfecto pcede dal padre de lumi: Et po ricognosce che p sua uirtu o meriti, nõ la potrebbe acq̃stare. Cognosceua esser tãta la magnificẽtia & largheza della mano di Dio, chẽ non li e graue donare a q̃lunche domanda deuotamente & con fede: Anchora chẽ domãdi excellẽti doni, anzi (che p dir cosi) si dilecta & rallegra come signor liberalissimo & clemẽtissimo esser pgato & domãdato, Anzi lui ci inuita dolcemẽte mõstrãdoci la mano piena di richi doni adomãdarli arditamẽte & ĩportunamẽte come cõ la parola & p exẽplo della Cananea ne ha ĩsegnato. Et po ella sollecitamẽte, feruẽtemẽte, ĩstãtemẽte, ĩportunamẽte, humilmẽte pgaua & domãdaua. Pareuali ben grã cosa trapassare ĩmediate alla faccia di Dio sẽza pcurarsi q̃lche mezo oportuno, sapẽdo ancora chẽ q̃sto ordine ha posto ĩ terra & ĩ cielo el sapiẽtissimo Signore, poichẽ uuole che e suoi piu pximi & amici chẽ lui elesse coheredi del suo Regno sieno honorati secõdo e gradi de meriti loro: Pero li pcuraua idoneo mezo p ĩpetrar da Dio tãto dono. Et pche non e mezo piu idoneo cõ Dio doppo el charissimo suo figliolo che la sua dilectissima Madre MARIA, Et maxime p obtenere tãto excel

lēte dono di virginita, essēdo ella ĩ qsto singularmēte stata priui
legiata ꝑo ad MARIA sopra ognaltro delli electi cō feruēte de
uotione ricorreua. Hor nō obterra dōq la iusta vginella, deside
rādo iusta cosa & placita nel cōspecto di Dio, domādādola iusta
mēte, supplicādo dināzi alla iustitia: & per mezo della iustissima
madre dessa iustitia? Voliamo noi dire chi li occhi di Dio alliqli
e nota la sācta & matura discretione, ācora ne teneri āni dispre
zino la eta fresca & imatura? Dilectasi forse di lōgheza & grauis
ta dāni ne serui suoi el Signore & nō piu ꝑsto di purita & grauita
& discretione di mēte? laqle tāto ancor li e piu grata qto e piu ra
ra & admirabile nella aeta piu nouella. Fu dōq sēza dubio exau
dita la uera ācilla di Xpo. Fu accepto el grā sacrificio del prudēte
uoto. Fu riceuuta ꝑ imaculata sposa dalli imaculato agnello. La
qlcosa intēdēdo ella ꝑ iterna ispiratione, ripiena di timor sācto
studiaua ꝑinuamte guarsi casta alsuo nuouo sposo. Et bēchi nō se
tisse alcū stimulo di carne, i si ipfecta aeta, nōdimeno ꝓuedēdo sa
uiamēte pel tēpo aduenire, comīcio a domarla cō digiuni & ui
gilie & abstinētie icredibili: priuādosi iprima singularmte del ci
bo della carne: Onde qdo pur tal uolta ad mēsa glienera ꝓsenta
ta, o abscosamte la buttaua socto la tauola alli gacti, o la daua al
fratel suo Stephano elqle soleua sedergli acāto & uolētieri la ricē
ueua. Aggiogneua freqūti orationi, & sop el tenero cōpo assidue
& acerbe discipline, qdo sola & qdo accōpagnata cō qlle fāciulle
che socto la sua exortatiōe faceuono spiritual pfecto: come di sop
habbiā recitato. Et i qste feruēti & gloriose ope sicōseruaua & au
gumētaua marauigliosamte la gria del sposo suo dolce Xpo Iesu.

Del zelo & desiderio di qsta scā circa la salute delle anime, & qto ꝑ qsto si fece affectionata al gloriosissimo Patriarca Domenico & alli figlioli & al ordine suo: Et della deuotiōe & sapiētia admirabile di qsta vergine. Cap. V.

IN Questo caldo damore affinādosi lardēte inamora
ta di IESV, Mirabil cosa e a dire: si sētiua tucta den
tro ifiāmare, duno nuouo & ardente zelo della salute
delle anime: ꝑ laql cagione singulare affectione gene
raua uerso qlli sācti che sapeua hauer singularmēte fatigato ꝑ la
salute del ꝓximo. Et itēdēdo ꝑ diuina ispiratione qto i qsto fusse
stato excellēte, el beatissimo padre nostro Domenico, & solo ꝑ
qsto zelo hauer fōdato tāto glorioso ordine de Predicatori: creb
be iuerso li frati di decto ordine i tāta reuerētia, chi qdo passauano

p la uia dalla casa sua notaua diligẽtemẽte doue qlli ponessero le piãte: & dopo ch erono gia trapassati accostãdo ĩ qlli loci la boc/ca, humilmte li baciaua. Et nacqueli nel core uno intẽso deside/rio di entrare in decto ordine: Et uedẽdo che el sexo repugnaua, pẽsaua dilõgarsi ĩ parti lõtane, doue mutate le ueste fusse receuu/ta p maschio al seruitio di Dio. Et qsto pẽsaua da se stessa nõ po sẽ/za exẽplo: poch si ricordaua della beata Euphrosina (ilcui nome forse in psagio di qsto tucto alla piccolecta fu ĩposto, come diso/pra e, decto) Laqle ĩ habito uirile cõuerso sãctamẽte nel mona/sterio delli monachi. Ma pche come dice la scriptura: Nõ uoliate credere a ogni spirito: ma puate prima se pcede da Dio: Cõ lhu/milita & pseuerãtia del orationi intese, ch ancor nõ piaceua al Si/gnore qsto, bẽche animoso & feruẽte desiderio & cõsiglio. Acca/de ĩ qsto tẽpo che la madre sua uolẽdo far celebrare una messa in honore di sãcto Antonio, Chiamo ad se Catherina & dixe. Va figluola alla chiesa del padre nostro Parrochiano, & p parte mia lo pgarai ch facci celebrare una messa ad honor di scõ Antonio: & porgerai la elemosyna di denari & candele sopra laltare. Ella adõq p obedire sollecitamente, riceuuti e denari ando alla decta chiesa, & exequi qto la madre li haueua ĩposto: Et oltre a qsto si pose cõstrecta da deuotione ad udire quella messa: Et tirata dalla dolceza delle diuine lode, rimase nella chiesa fino a tãto che furo/no finite tucte le hore dello officio diuino: Et cosi ritornata ad casa parẽdo alla madre ch fusse tardata troppo: p farla uergogna/re, secõdo el costume che usono qdo uogliono rinfacciare alli fã/ciulli la lõga dimorãza di tornar ad casa, ad uso di puerbio li dis/se. Maledecte sieno le male lingue che diceuono che tu nõ torna/resti mai, tu sei pur tornata. Udite qste parole la timorosa vgine prẽdẽdone horrore poi ch p poco spatio di tẽpo fu stata sop di se, trahẽdo la sua madre da parte li dixe humilmte qste parole. Ma/dre mia honorãda qdo uoi uedete che io mãcoi o trasgredisco in alcuna parte euostri comãdamẽti, castigatemi & flagellatemi qto ui pare: poche cosi e, iusto & ragioneuole: che io patisca p emiei difecti. Ma nõ e gia cõueneuole che p cio relaxiate la lingua uo/stra p maledire alcuna cosa, o buona, o mala ch sia: Et alla uostra eta si disdice maggiormẽte qsto costume: & ad me ne segta troppo grãde afflictione. Alhora la madre insestessa rẽduta tucta cõfusa & nõ menõ stupida dalla accorta prudẽtia & sapiẽtia della figlio/la, uolẽdo dissimular el pprio error: frequẽtãdo accusarla li dixe.

Perche dõq̃ se tu tardata tãto? A cui ella rispose. Io mi fermai ad udir q̃lla messa & loffitio diuino ĩ chiesa: & subito poi sẽza altro ꝓcurare menetornai. Il che odẽdo la Madre molto piu edificata referi al marito suo Iacobo tucto el successo della figluola: Elq̃le seco medesimo tacitamẽte cõsiderata la cosa, ne argumẽtaua certo segno di molta gratia & electione di Dio inuerso la sãcta ṽginea Laq̃le digiorno ĩgiorno accrescẽdo piena di amore & di timore dello omnipotente padre æterno, seqtaua in simile opẽ sãcte la uita sua fino che uẽne alla æta di anni. xii. q̃do gia era facta matura alle noze carnali: leq̃li cõ nõ piccolo desiderio expectaua la madre & el padre suo..

Di una poca intermissione dalli spirituali exercitii, p ĩportunita della madre & della sorella, ch̃ la sforzorno attẽder ad pcurare & ornare la ꝑsona sua. Et della tenera cõsciẽtia & molta penitẽtia di q̃sto peccato: Et della ꝑpetua ĩnocentia & purita della foelice anima sua. Cap. VI.

IN q̃sto tẽpo dõq̃ el padre & la madre, per mezo della saputa figliola, sperauono & cõ diligẽtia cercauono alla fãciulla nuouo sposo, & ad se nuouo genero. Et percio uolẽdo la madre secõdo la uetuperabile usãza delle dõne, aggiognẽr alla forma naturale, cõposita & artificiosa bellezza, cõ assidua istãtia la sollecitaua: a lauarsi spesso la faccia, pettinar la chioma, nutrirla & cõponerla piu studiosamẽte, radẽr ẽpeli del uiso & del collo, & altre cure certamẽte piu uane ad farle & a recordarle piu bructe: Ma ella a cui era sẽp ꝑsente lo sposo suo: & la tenera memoria del scõ uoto, cõstãtemẽte recusaua le sopranarrate uanita & abominatiõi. Per laq̃l cosa la troppo ĩportuna madre ꝑsuase allaltra sua figliola maritata, che cõ lusinghe & cõ ꝓghi & cõ exẽplo di se stessa, iducesse la ṽgine a simili uitiosi exercitii. Et p q̃sto mezo fece tãto ch̃ la sposa di Xpo uẽta dalla molta ĩportunita della sorella sicõdusse ad q̃lche poca cura di ornarsi & cõponersi, cõtra la ꝓpria uolũta. Piu uolte ella stessa ricordãdomelo ĩ cõfessione nõ poteua finire di piãgẽr & lamẽtarsi di q̃sto peccato, iudicãdosi degna per cio della æterna morte. Et io allhora marauigliato: bẽch̃ sapesse esser segno di timorata & bẽ disposta mẽte, lui ancora temere la colpa oue nõ e, colpa: nõdimeno parẽdomi strano che cosi si ꝑsuadesse, nõ ui cognoscẽdo io colpa alcuna mortale, la domãdauo: se mai fu di sua intẽtione uenire cõtro el uoto. Et rispõdẽdo ch̃ ad cio nõ pẽso mai, Soggiogne,

no: se ella hebbe alcũ pẽsiero di uanita pẽsãdosi ĩ ql modo piu or
nata piu cõpiacere alli homini / gloriãdosi forse in se stessa essere
reputata bella & formosa. Risposemi che una delle sue altissime
afflictioni era / q̃do p alcuna necessita era cõstrecta uedere / o esser
ueduta da homo del mõdo / liq̃li nõ altremẽti soleua fuggire ch̃ se
fussero stati Serpẽti: Et ch̃ p q̃sto mai si posaua / o ad fenestra / o ad
porta della casa. Aggiognevo se q̃llo ornato era molto dishone
sto & fuore della cõsuetudine comune troppo excessiuo: Et ĩtẽdẽ
do ch̃ ĩ ṽo nõ era cosa notabile: dixi alhora pch̃ cagiõe dũq; meri
ta pena aeterna q̃sta poca di colpa! Et ella / cõ lamẽti cordiali & su
suspiri di molto dolorosa poenitẽtia diceua. Perch̃ io ho piu p̃sto
cõpiaciuto ad le creature del mõdo ch̃ allo Dio mio / & p nõ cõtri
star̃ le creature carnali ho offeso lo sposo del aĩa mia aeterno Dio
& Signor̃. Et nõ potẽdo cessare di tormẽtarsi & prãgere q̃do di cio
si ricordaua: Et uolẽdo io cõfortarla / replicãdoli che nõ era offe
sa tãto graue q̃to ella stimaua: Alhora leuãdo li occhi al cielo &
alzãdo la uoce a Dio cosi parlaua. Ah Signor mio Dio mio / che
padre spirituale ho io p̃so che excusa e miei peccati! Et uoltãdosi
ad me diceua cõtra se stessa. Ehi padre / hor doueua mai q̃sta uilis
sima creatura / ch̃ sẽza meriti suoi tãte gratie haueua riceuute dal
creatore suo: occupare el tẽpo tãto caro & p̃tioso ĩ q̃lle uanita &
ponerẽ alcuna cura ad ornare q̃sta puzolẽte carne / onde tãto facil
mẽte poteua nascere molti scãdali & peccati! Doueua mai cõpia
cere alla creatura / sapẽdo certo: ch̃ era dispiacimẽto del creatore!
Come dũq; potete uoi affermare ch̃ q̃sto peccato nõ meriti aeter
na pena & morte! Et io ui dico ch̃ se la bõta diuina ĩfinita nõ ha
uesse meco piu clemẽtemẽte dispẽsato / lo ĩferno tucto nõ basteria
ad essermi cõ degno supplitio. A q̃ste parole cosi ĩfiãmate di amõ
diuino nõ potẽdo rispõdere / ero cõstrecto tacere. Et nõ dimanco
io rendo testimonio dinãzi a Dio & alla chiesa sua scã & catho
lica / che hauẽdo io piu uolte aduertito alle frequẽti sue cõfessioni
generali di tucto el tẽpo della uita sua nõ cognobbi mai ĩ lei ma
cula di peccato mortale: se gia nõ era q̃sto (come ella p abũdãtia
di charita si psuadeua). Il che nõ credo che alcũ docto & discre
to theologo comunemẽte potesse iudicare. Testifico ancora ch̃ cir
ca ueniali fu tãto mõda q̃to serebbe ĩcredibile a ciascuno che nõ
hauesse singular noticia della uita sua: del silẽtio admirabile / del
orationi assidue / & meditatiõi / & contẽplationi ardue & excelse /
della breuita del sõno / della parcita del cibo / della conuersatione

mãsuetissima & dolcissima cõ li familliari/delle frequẽti calde & ĩferuorate exhortatiõi & altre ope chẽ cõtinuamẽte exercitaua p la salute del pximo: come ordinatamẽte alli suoi lochi referiremo se cõdo la gratia dello Spirito Sancto. Che peccati donq poteuo-no essere doue abundauono tãte & si cõtinue opere di abũdeuole charita & di humilita pfunda / & uil disprezo di se stessa/& tan-to timor di Dio che lui faceua colpa doue non era.

Della recuperata liberta di seruire a Dio: & della nuoua cõci liatione cõ el suo Sposo & reintegratione di maggior amore. Et come non solo le persecutioni domestiche non li noceuo-no: ma sõmamente li giouauano. Cap. VII.

STando dõq la obtenebrata fãciulla psuasua dalla sorel-la/ĩ simili ope feminili: comincio nõ poco intepidire nel le orationi & cõsuete meditationi: La qĺ cosa nõ dubito che pmesse el benigno Dio p maggior sua pfectione: se-cõdo lapostolica sententia che dice. Alli amãti di Dio ogni cosa coopa & torna ĩ bene. Et p qsto nõ sostẽne troppo tẽpo el Signo re qsta tepidita della ancilla sua: Ma aduẽne chẽ p diuina iustitia & uẽdecta della sua sposa/la sollecitatrice sorella ad qsto male/fi ni di corto la uita sua ĩ parto. Et referimi la sacra ṽgine ĩ secreto come la uidde ĩ grauissime poene ĩ purgatorio p si facto peccato & piu lõghe ancora sẽza dubio serebbeno state/se p le oratiõi sue finalmẽte nõ fusse stata liberata. Prẽdino hora exẽplo qlli che cer-cono ĩpedire esãcti ppositi de serui di Dio: elq le ha giurato uẽdi care ogni scãdalo chẽ se ra posto alli suoi minimi & pusilli. Restã-dõ dõq libera Catherina dalli assidui stimuli della sorella/ comĩ cio piu chiaramẽte accorgersi della colpa sua/& ricognoscere le ua nita delle põpe del mõdo. Onde cõ sauio cognoscimẽto di se stes sa/& cõ fiducia della misericordia diuina / ṽgognosamẽte pstrata ĩ terra dietro alli piedi del Signore/ĩ abũdãtia di lachryme quasi una nnoua Magdalena/nõ cessaua domãdare pdono & clemẽtia alla diuina dolce bõta del suo Sposo: Fin che merito odire dẽtro nel cor suo. Dõna siẽti rimessi etuoi peccati. Et da qlla hora ella special deuotione & affectione comincio a portare alla gloriosa Magdalena. Nõ si potrebbe scriuere le lachryme/esingulti/esospi ri/& la amarissima passione che haueua ogni uolta che qsto pec-cato gli tornaua ĩ memoria. Et solo sigettaua nella forte cõfidẽtia chẽ haueua nella ĩfinita misericordia di Dio rẽdẽdosi certa chẽ da lõgo supaua & extigueua ogni peccato chẽ puo far lhomo: Et di q nasceua piu strecta cōciliatione & piu forte pace & indissolubile nodo di amore intra IESV & la cara sposa sua: accadēdo q̄l medesimo nello amore spirituale, ch̄ suole nel carnale aduenire: cioe che lire & li sdegni delli amanti sono reintegratione & causa di piu salda cōiūctione di amore. Hor uedēdo q̄sto linuidioso antiquo serpente, penso nuoue astutie, & nuouo seme di zizania. Et imprima poneua nel core del padre & della madre, de fratelli & de propinqui q̄to fusse utile & honore a conciliarsi nuouo parentado per mezo di Catherina, maxime essēdo morta laltra sorella: Et cosi induceua tucti che piu instantemēte ne sollecitassero la sacra vergine. Ma ella aduertendo chiaramente le diaboliche insidie, fuggiua alle assidue orationi: augumētaua le austerita sopra el corpo: schifaua come abominatiōe la cōuersatione delli homini: & manifestaua apertamente a tucti che nō era p uolere altro sposo sopra la terra, che q̄llo che era Re del cielo, da cui era stata electa ad miglior sorte. Laqual cosa odēdo cō dolore & indignatione el padre & la madre, tētorno p mezo dun frate del ordine nostro, distorla dal sancto proposito. Venne donque el frate a tentarla per ogni uerso. Et proponeuali lausterita della uita: La difficulta della perseuerantia: linganni del Diauolo: le lusinghe e lacci del mondo: li stimoli & la fragilita della carne: el feruore della giouentu: la uergogna el pericolo di chi mette la mano al larato, & poi uolge el capo adietro. A tucte queste cose rispose la sancta vrgine con tanta sapientia che quello che era uenuto p cōuertirla, rimase cōuertito lui: Et mutato in tucto, le dixe. Figliuola se tu hai posto el fondamento nella salda pietra CHRISTO IESV (come mipsuadi) & lui ti guida, seguita felicemēte: optima e, la parte che tu hai electo. Et se uuoi fare ad mio senno, tagliati cotesti capelli: & cosi tagliarai ancora forse alloro ogni speranza di noze: & tanta faccenda che si pigliano nel nutrirli. Fu alla sposa questa parola come uno oraculo uenuto da cielo. Et subito corse alle forpici & reciseli dalle radici. Et con nuoui uelli coperse la rasa testa, & la indecentia che nella donna porta el mācamēto della chioma. Bē saccorse la madre del facto. Et pche ella ne ardiua cōfessarlo p riuerētia & timore: ne ancora negarlo p nō dir bugia: accostossi cō impetuoso sdegno: Et grappādoli e ueli del capo, uedēdolo ī q̄l modo toso, tocca da dolor cordiale, cō alte uoci gridaua. Ahi figluola ch̄ hai tu facto? Et ella tacita parēdosi & uelandosi la testa dinuouo/ lassolsa nel suo dolore. Corse el padre & i fratelli alle grida / & saputo el facto fortemēte si turborno cōtra la vergine: Et psequitādola apertamēte & cō parole & con facti uillaneggiādola & minacciādola/ crudamente diceuano. Vilissima femina / credi tu esser scāpata per qsta tua malitia/ dalle nostre mani? Se ti crepasse el core tu nō harai mai pace finche tu nō accōsenti a maritarti: li capelli in ogni modo ti crescerāno/ & non anderai ad prete p penitētia di tanta presumptione. Et da qlla hora gli tolseno ogni loco & faculta exterior di oratione: occupādola quasi tucto el tēpo in piu uili exercitii & seruitii della casa: Et principalmēte la destinorno alla cucina cōtinuamēte iproperādola & iniuriādola cō dispectose parole: accioche per tedio alla fine si rendesse patiente alla lor uolūta. Et per dar cōpimento ad ogni battaglia in ql tempo haueuono per le mani un giouene/ elquale a tucti della casa singularmēte piaceua: & se allei fusse piaciuto / facilmente sarebbe concluso parentado. Ma ella sorda facta ad ogni persuasione: & muta ad ogni accusa / & īmobile ad ogni percossa / si fermaua con la forteza dello Spirito Sancto ogni giorno piu salda nel sancto uoto. Et nō pmette giamai el signore fedele/ che alcuno de fedeli serui suoi sieno tentati sopra le forze loro: anzi con lo augumēto delle tentationi li raddoppia prudētia & forteza: & produce fructo copioso di victoria & giocondo triūpho dogni battaglia/ come citestifica el glorioso apostolo Paulo. Hor ecco admirabil cōsiglio che fu inspirato alla vergine. Subito che ella fu priua della camera sua & de luoghi suoi secreti delibero fabricarsi una secreta iterior cella nella mēte sua / doue tucta rinchiusa dicōtinuo quasi in un secreto cōclaui si dilectasse col sposo suo. Peroche bene intēdeua qllo chi dixe la prima dolce uerita. Regnū Dei itra uos est. El Regno di Dio e/ dētro (se uoliamo) nel nostro core: elqle e/ uero tēpio suo doue si dilecta habitare/ nō facto per mani dhuomo: ma fabricato nella fucina dello Spirito Sancto/ che e/ el cognoscimēto di Dio & di sestesso: cō la calcina uiua che e/ la charita diuina/ con pietre dure & candidi marmi/ che sono e sancti & forti & imaculati desiderii: cō martelli di frequenti orationi & meditationi / & aspra patientia: chiuso da ogni banda con la sicurissima & fermissima chiaue del timore di Dio. Questa era la nuoua cella di Catherina/ ueramēte foelice cella doue si degnaua spetialmēte habitare el gratiosissimo suo sposo Iesu Christo / & p cio tucte le percosse di parole & di facti che riceueua pareua che nõ toccasseno allei: po che si chiudeua in qsta cella doue ĩ altissime letitie delitiosamẽte si giolua cõ el suo sposo dilectissimo dolce Iesu: pẽsando cõtinuo che e segno di grande electione / quãdo Dio dispone sopra le spalle nostre in qsto mondo la croce / & la uia delle tribulationi. Et p tanto come bene admaestrata dal uero maestro / & facta maestra essendo io alcuna uolta in excessiue occupationi exteriori mi diceua fateui uoi stesso la cella nella mẽte & nõ uoliate escirne mai Io confesso che da principio nõ poteuo penetrare la uirtu di qste parole come accadeua ancora alli discipuli di Christo dequali e scripto spesse uolte nello Euangelio / che non poteuono capire da principio le mysteriose parole del Saluatore: & cħ erono abscose dallintellecto loro / come nõ ancor perfectamẽte spirituales & pero fu decto a Pietro che nõ gustaua e cõsigli altissimi di Dio. Cosi e interuenuto ad me circa li molti efficaci precepti di questa sãcta & particularmẽte di qsto fabricarsi la cella & non escirne: Ma certamente ho inteso dipoi di qto ualor sia qsta cella mentale sẽza laqle non uale altra cella di mura: & qsta ben uale senza qlla: ho ben cõpreso qto poco guadagno fece el peruerso Sathana anzi ad qta pdita & iactura si expose / facẽdoli torre el uso della cella terrena poi cħ cosi li pcuro tãto fructo della cella celeste. Odi ogni homo la idustria della sacra vergine. Dixemi ella cõ la sua bocca / che in ql tempo seruẽdo in qlli uilissimi exercitii a tucta la casa / si haueua figurato nella psona di suo padre el Saluatore nostro Iesu Christo / & in qlla della madre la gloriosa sempre vergine Maria: & ĩ qlla de fratelli & altri famuliari cõsideraua li sacri apostoli & discipuli di Iesu. Et in qsto modo la cucina segli presẽtaua sancta sanctorũ / doue si cuoceno e maggiori holocausti: & la mensa gli diuentaua un paradiso / & exclamaua con exultatione incredibile. O beata me che ho cominciato a seruire allo sposo mio amãtissimo / alla uenerãda mia suocera & madre Maria gloriosa / & alli sanctissimi apostoli & discipuli del mio saluatore. O ueramẽte felici li habitatori nello adiutorio dellaltissimo & nella protectione di Dio del cielo: peroche a costoro ogni battaglia gli diuenta triõpho / ogni feccia segli conuerte in oro & gẽme pretiose / ogni tẽpesta & procella di Mare li apparisce trãquillo & iocundo porto. Queste cose gia nõ puo intendere el mõdo / cioe qlli

che ogni lor fine & bene & pensiero pōgono nelle mondane felicita: ma solo qlli che spiccati dalle cose temporali cercando siti-
bundi le eterne possono cantare cō el glorioso Paulo la nostra cōuersatione e/ in cielo.

¶ Della perseuerantia della vergine nel principiato feruore:
& come el padre uidde sopra la sua testa una colōba: & dello affecto che portaua a lhabito di sancto Domenico & come per una chiara uisione gli fu demostrato che era exaudita / & della victoria riceuuta contra tucti della casa sua che
impediuono esuoi sancti uoti. Cap. VIII.

TRapassando alcun piccol tempo in qsto modo la uita
sua in molto silentio & sperāza: & cresciendo tāto piu
in amore & forteza di spirito qto piu cresceuano le p-
secutioni/ nō poteuono tucti nō marauigliarsi di tanta
cōstantia/ & confessauono apertamente dicendo/ questa fanciulla
ci ha uenti. Ma el padre che era manco nocente contra la sancta
vergine/ cōsideraua piu diligentemēte nel suo core che le uie della figluola / piu di Dio che sua / nō procedeuono da leggereza alcuna o da dureza di core: ma da saldo cōseglio dello Spirito Sācto / & da diuina charita. Et ueramente cosi era/ poche ella conti-
nuamēte cercaua el sposo suo/ & el sposo lei: & ciascuno staua alla porta & batteua. Soleua lei cō la gloriosa Cecilia spesso ītona-
re ql uersetto del ppheta. Fiat dñe cor meū & corpus meū īma-
culatū in iustificationib⁹ tuis ut nō cōfundar. Et pche pur tal uolta desideraua solecta trouarsi col suo signore/ per poter molte cose fare che usono li deuoti serui di Iesu Christo per excitatione di
feruore: come e/ giognere le palme al cielo / percuotere el pecto /
far croce delle braccia/ genuflectere/ prostendersi humilmente in
terra: & altri simili acti & gesti che non serebbeno in ogni luogo
oportuni / o decori: ma segni piu psto di hypocriti che di ueri deuoti. Pero ella cō una sancta industria furādo occultamēte oportuni tēpi usaua una camera di Stephano suo fratello/ cosi el giorno quādo era fuor di casa/ come la nocte qdo dormiua. Et piacq;
al signore che una uolta el padre entrasse in qlla camera & mētre
ch ella ī uno angulo genuflexa feruētemēte oraua la / sopragiognes-
se/ & subito risguardādola uedesse apertamente sopra la testa sua
riposarsi una cādidissima colomba. Onde egli tucto stupido domando che

mando che colomba q̃lla fusse : a cui ella rispose cħ nulla sapeua ne di colōba ne dalctro ucello in tucto q̃l giorno. Et egli restando con nō piccola admiratione/cōseruua q̃sta con le altre notabil co se della figluola: tacitamēte nel suo core. In q̃sto tēpo comincio renouarsi nello animo suo la calda uolunta di uestirsi del habito sancto de frati Predicatori: porgendo sopra q̃sto nocte & giorno humili supplicationi allo eterno padre: El q̃le per infinita sua bō ta si inclino per una chiara & aperta uisione ad mōstrarli cħ era exaudita. Dormiua lancilla di IESV / quādo p angelico mini sterio dināzi alli occhi della mēte gli apparsero piu sancti Padri fōdatori di Religioni: intra li q̃li ella facilmēte cognobbe el glo rioso Domenico. Et poi che tucti gli domādorono quale di q̃lle Religioni per suo maggior merito uolesse eleggere: & per seruire piu gratamēte allo sposo della anima sua: Ella uolgēdo li occhi inuerso Domenico/& uerso lui dirizādosi: uedde imediate el be nigno padre occorrerli incōtro/& portarli nella altra mano lhabi to delle suore della Penitētia / che allhora in Siena/in abūdante numero fioriua. Et accostādosi a lei laconforto con q̃ste dolci pa role dicendo. Sta di forte animo dilectissima figluola ne dubita re di impedimēto alcuno pche certamente tu serai uestita di q̃sto habito da me ordinato in penitentia de peccati/& ad victoria cō tra emaligni demonii & membri loro. La q̃l cosa ella cō molta le titia intendēdo non senza lachryme che p gaudio nō poteua cō tenere rese deuote gratie allo altissimo: & allo inclito suo capita no padre nostro Domenico. Et confortata tucta p si facta uisio ne/cō allegreza & ardire nel medesimo giorno/p̃sente el padre & la madre & li fratelli/cō molta gratia parlaua ī q̃sto tenore. Lō go tēpo e/ che da uoi ho sostenuto molte molestie di sposo carna le & mortale/ne ho mai pienamēte manifestato lhorrore che ho sempre hauuto di tal cosa. Et q̃sto ho facto p la reuerentia che io ui ho portata secondo li comādamēti di Dio. Hora ueggo cħ nō e/ piu tēpo di tacere. Et p tāto siate certificati che dalla mia infan tia p manifesta uolunta & spiratione di Dio / pmessi al Saluator del mōdo & nostro Signor IESV CHRISTO / Et alla sua glo riosissima madre sempre vergine MARIA ppetua virginita: & non mai inclinare lanimo ad altro sposo che lui. Questo ho pro messo/q̃sto uoglio obseruare per ogni modo. Peroche ī q̃sto caso nō debbo ricognoscere ne padre / ne madre / ne fratelli: pche lui

solo mi sera ĩ luogo di padre/& di madre/& di fratello/& de ogni
cosa: essendo el mio Dio & Signore & Sposo del anima mia. Et
ognuno si psuadi di poter prima admollire le dure pietre/ che re/
uocare el cor mio da q̃sto ꝑposito. Se in casa uostra mi uolete te/
nere come ancilla & schiaua uostra/io nõ fuggiro fadiga: & iuxta
al potere & sapere mio son parata obedirui. Se pensate forse im/
paurirmi p cacciarmi di casa / & cosi in q̃sto modo uincermi: io
ui significo che non p q̃sto mi separarete dal Sposo mio: Al quale
non mãchera modo puedermi di casa & di cio ch̃ bisognera alla
ancilla sua: poi ch̃ lui e/ tãto buono & potẽte che puede & ad uoi
& a tucto el mõdo. Sich̃ deliberate sop di me q̃to ui pare honesto
& secondo la uolũta del nostro Signore. Non senza molta abũ/
dantia di lachryme & cordial tenereza odiuano tucti q̃ste paro/
le tãto uiue & efficaci: Et accortosi della terribil cõstantia/& del/
la molta prudẽtia & efficacia del suo sermone/rimasti attoniti &
confusi piu psto poteuono piãgere che contradire / o in altro mo
do rispondere. Vero e/ che el padre poi che p q̃lche spatio di tẽ/
po pote rihauere la faculta della lingua: ricordatosi della colom/
ba che sopra la testa della ṽgine haueua ueduta/& di molti altri se
gni / testimonii della gratia di Dio abũdãte sopra la sua figliola :
cõmosso da core rispose ĩ q̃sta forma. Dio ne guardi dilectissima
figluola / che giamai siamo arditi contradire/alla diuina disposi/
tione: dalla q̃le ben sappiamo ch̃ pcede q̃sto sancto ꝑposito tuo.
La longa tua patiẽtia & cõstãtia ci ha bene demostro che q̃sta nõ
e/ opera di uolũta puerile: ma piu psto dello Spirito Sãcto. Siche
da hora ĩnanzi: non uolẽdo io ne potendo resistere/al sancto de
siderio tuo: sieti lecito prẽdere che uia piu ti piace. Adempie libe/
ramente & pfectamẽte el laudabile uoto tuo. Guiditi & admae/
striti la diuina sapientia. Io non resisto: ma uolentieri mi accor/
do con la uolũta del Signore. Nissuno piu ti sera molesto ne per/
turbaratti nelle tue uie. Sequita uirilmẽte & felicemẽte: Et prega
lo Sposo tuo che in tanta tenereza dãni p sua gratia ti ha electa /
che ci facci degni nel nostro fine delle sue pmesse. Et uoltãdosi al
la donna & alli figlioli/dixe. Non sia alcun di uoi piu molesto al
la dolcissima mia figliola ne ardisca impedirla in alcũ modo dal
li suoi sancti exercitii. Serui con ogni liberta allo sposo suo: pero
che q̃sto e/ molto piu nobile & fructuoso parẽtado / che q̃llo che
noi cercauamo. Iniusta & stolta querela serebbe lamentarsi / se

in luogo duno homo mortale (& Dio sa q̃le serebbe stato) hab/biamo acquistato uno homo & Dio ĩmortale, creatore & Salua/tore del uniuerso. Et decto q̃sto la sancta & victoriosa Sposa rin gratiãdo cordialmẽte Dio, & el padre & la madre tucta allegra non altro giorno & nocte pẽsaua, che destinare tucta la uita sua con debito ordine al beato seruitio di IESV CHRISTO.

¶ Della mirabile abstinẽtia della sacra ṽgine circa el cibo. Capitolo. IX.

DAndo donque cõmodita ciascuno alla Sposa di seruir/re a Dio quãto uoleua: hebbe ĩ casa una piccola cella & doue con q̃ta austera rigidita tractasse el suo corpo: & con q̃ta sollecitudine cercasse la faccia del Signore, nõ e, pẽna sufficiente a scriuere. Quiui sirinouauono le antiche ope/re de sancti Padri dello Egypto: Et tãto piu mirabili q̃to senza exẽplo, sẽza doctrina di homo, & in sexo piu fragile, & in eta piu tenera: & non in selue, o spelũche, o solitarii luoghi, non in cõ/uenti di monachi, o monache: ma in casa seculare & paterna le exercitaua. Imprima adõque delibero in tucto priuarsi del cibo della carne: & tanto li uenne in odio che solo ellodore non pote/ua sostenere senza manifesta lesione corporale. Era uenuta tan/to macilenta & defuncta per tal sorte di abstinentia: che uedendo io che nõ prendeua cibo di alcuna substantia: & suadendo al/la ministra cħ mectesse un poco di zuchero nellacqua fredda cħ beueua: Subito odẽdo q̃sto la ṽgine, con molto terrore piena di afflictione mi dixe q̃ste parole. Io ueggo che uoi cercate al tucto di extinguere q̃sto poco di uita che mi resta. Et in uero io cognob/bi poi che diceua la uerita: poche era tãto la consuetudine che ha/ueua facto con li cibi forti & amari: che li dolci li erono diuenta/ti al tucto inimici della cõplexione sua: & notabile nocumento ne riceueua. El beuere suo da principio era un poco dacqua tinta in superficie di uino: in tãto che ne sapore, ne odore alcuno ui re/staua. Et doppo la eta di ãni. xv. beueua acqua pura. Et cosi apo/co apoco comincio priuarsi in tucto di ogni cibo cocto: & solo pane & herbe crude erano esuoi conuiti maggiori. Finalmente per superabũdantia di spirito nel tẽpo che meritai hauere la con/uersatione sua, trouai che longo tẽpo senza ponto mangiare, o beuere nelle infinite fadighe, & incredibili ĩfirmita & cruciati del corpo / sempre allegramente / in miracolo continuo & manifesto sosteneua la uita. Dico ancor piu oltre / che lo stomaco haueua ꝑduto in tucto loffitio della digestione: & nōdimeno ne lhumido radicale si cōsumaua ne le forzi del fragil corpo erono in alcuna parte minori. Stolta cosa e / di molti che attribuiscono q̄sto a uirtu naturale: o a costellatione del cielo: o a forza di consuetudine: o ad altra sinixtra causa: Et nō piu ꝓsto a singular dono di Dio factore di tucta la natura: & libero dispensatore con chi li piace del ordine di q̄lla. Li ueri fedeli / che intendono q̄lla sententiosa parola di IESV contra el tentatore. Non solo di Pane uiue lhomo: ma dogni uerbo che ꝓcede dalla bocca di Dio / facilmēte si posson ꝑsuadere che el cibo dello eterno uerbo: cioe IESV Xp̄o che esce della gran bocca / cioe della mente eterna & imensa di Dio Padre: confortaua si lo spirito della ṽgine che redūdādo nel debil corpo / indicibilmēte lo sosteneua. Dixi che li fedeli cosi si posson ꝑsuadere: ma molto piu facilmente q̄lli che sono experti: come nō dubito in q̄lche parte aduenire ad buon numero de deuoti serui di Dio: e q̄li nō mācho in uirtu di spirito che di cibo corporale in fadighe intollerabili lietamēte ꝑducono la uita loro.

¶ Della austera penitentia / circa el uestito: & del cilitio & cathena di ferro che portaua sopra le tenere carni. Cap. X.

LE Veste erano tucte di lana. Qualche tēpo uso aspro cilitio alle tenere carni: uero e / (ꝑche molto amaua la imūditia del corpo & q̄llo li generaua fastidio) che in luogo del cilitio si cingeua cō una cathena di ferro / tanto strectamēte: che corrosa la sūmita della carne dolorosamēte penetraua fino allossa: come bē sanno alcune delle sorelle sue spirituali / che q̄lche uolta uiddero tanto miserādo spectaculo: essendo necessario uederlo ꝑ alcuni bisogni della uergine nelle sue frequentissime infirmita. Onde io cōmosso da pieta in uirtu della sancta obedientia gli comandai che ꝑ ogni modo lassasse q̄lla cathena. La q̄l cosa (bēche con sua graue pena) nō ꝑtermisse di exequire: essendo uera figliola di obedientia. E / ben uero che sarebbe non piccol dubio q̄sto: Qual pœna fusse maggiore: o q̄lla che nel corpo patiua dalla cathena portādola: o q̄lla del animo quando si uedde esser cōstrecta lassarla: Certo cosi haueua disposto la diuina sapientia circa la Sposa sua / che tucta la uita sua nō

fusse altro che afflictione & croce: per rēderla ī q̄sto modo piu cō
forme allo Sposo/suo ueramente Diuina sapientia.

¶ Del abstinētia del somno: Et della sorte del lecto doue si/
posaua: Et del dolore della madre p q̄sto. Cap XI.

LE Vigilie furno admirabili: perche apoco apoco tāto
uinse el sōno/che ī due giorni naturali solamēte una
meza hora dormiua: ne q̄sto anchora si p̄mectena/se
non alcuna uolta q̄do uinta dalle molte corporali af/
flictioni era cōstrecta cessare: El lecto suo erano dure tauole: do/
ue spesso ancor sedendo meditaua/o uero prostrata adoraua lo
Sposo suo: & per guanciale socto la testa un duro legno teneua.
La q̄l cosa uedēdo la madre cōmosse le uiscer̄ di misericordia uer
so la carne sua/cō molti preghi difficilmēte obtēne che p alquāto
di tēpo lassasse el duro lecto delle mal cōposte tauole: & seco nel
suo lecto/se dormir non uoleua/o nō poteua/almeno siquietasse
ū poco. Ma lei ponēdosi ī una delle spōde doppo le lōghe medi/
tationi/attendēdo q̄do la madre dormisse: cō industrioso silētio
pianamēte sileuaua alli cōsueti officii & exercitii suoi. Ma la so/
spectosa madre p̄sto si accorse di q̄sto ingāno: del ch̄ lamētādosi
con lei oltra modo/& ella desiderādo nō piu cōtristarla/piu pie
tosa uerso della madre ch̄ in se stessa penso nuouo remedio & in
gāno: p el q̄le & la madre siquietasse/& lei nō meno patisse che
soleua. Prese donq̄ secretamēte due legni/& abscosegli nella spō
da del lecto doue iaceua socto le lēzuola: & sopra q̄lli posaua le
fadigate & cōquassate mēbra sue. Ne q̄sto ancor pote longo tem
po celare dalli troppo gelosi & curiosi occhi materni. Onde ue/
dēdo la tenace deliberatione della figluola: gia chiamādosi uinta
& rauedēdosi ī tucto: cō nō piccol dolore rimesse ogni cura a lei
che a suo senno uiuesse/o morisse come uoleua. Nō ci da tacere ī
q̄sto loco/q̄to dilecto haueua del ragionare delle cose di Dio. Rē
domi certo che serebbe stata cento giorni & cēto nocti/senza al
cun tedio/o molestia: senza cibo & senza dormire īmobilmēte:
anzi dico che di q̄sti ragionamenti sensibilmēte sene nutriua re/
creaua & cōfortaua. Et cosi per cōtrario/q̄do non li era lecito tal
ragionamēto: allhora si indebiliua/si cōsumaua/& manifestamē
te siuedeua diuentare tucta arida & consumpta di corpo. Misero
me: son cōstrecto ad gloria di Dio & loda della sua Sposa/cōfes/

sare le uergogne mie. Nõ potẽdo io alcuna uolta sostenere el suo lõgo ragionare delle cose di Dio: uinto frequentemẽte dal sõno nella graueza del corpo: & ella absorta tucta ĩ Dio sequitãdo exponere li alti cõcepti: accorgendosi finalmẽte del mio gia ꝓfõdo sõno: mi destaua cõ q̃ste parole. Parlo io le parole di Dio, al muro, o ad uoi? Deh come potete perdere per un poco di sõno tanto proficto della anima uostra?

¶ Delli flagelli & baptiture che ella stessa imponeua nel corpo suo. Cap. XII.

AD Singulare imitatione del glorioso padre suo Domenico longo tẽpo ꝑseuero ꝑcuotersi ogni giorno tre uolte cõ una cathena di ferro. La prima ꝑ se stessa. La secõda ꝑ li uiui. La terza ꝑ li morti. Vero e, che alla fine ꝑ le molte sue infirmita fu cõstrecta cessare da tale oꝑa. Et come seppi da lei: una hora & mezo ꝑ uolta duraua di battersi: ne prima hauerebbe finito che hauesse sentito el sangue correre dalle spalle ĩsino alli piedi: rẽdẽdo ĩ q̃sto modo al Sposo suo sãgue ꝑ sãgue. Erano tãto crudeli & horrẽde q̃lle bapiture: che la madre facilmẽte sentẽdole: come se lei ꝓpria riceuesse le ꝑcosse (che ueramẽte parte della sua carne le riceueua) cõmossa dalle interiora leuaua ĩ pianto cordialissimo, & alte & miserabili uoci inuerso la figluola ĩ q̃sta forma. Figliola figliola che fai tu mai? Io mi ueggio morta inãzi. Sẽza dubio figliola, tu serai crudelissima homicida di te stessa. Oyme chi mi ha tolta la mia figliola? chi mi ha procurato tãti mali dinãzi alli occhi mei? Che hai tu mai facto? che hai meritato figliola che tu medesima habbi ad exercitare sẽza alchuna misericordia tanto spietata uẽdecta contra te stessa? Aggiogneua ad q̃ste, altre simili lamenteuoli parole: Alle parole piu dirocti piãti: & a pianti altissime strida: & alle strida acti piu presto furiosi che ragioneuoli. Laniauasi le guance: percoteuasi el pecto: strappauasi e capelli, come se morta segli presẽtasse auãti al improuiso. Et a questi furori spesso si cõmoueua tucto el uicinato. Et cõcorriuano le uicine dõne ad ueder & cõsolare lafflicta madre: In tanto che era difficile cognoscere, qual piu delle due meritasse compassione, o la madre carnalmente pietosa per lo atroce spectaculo della figluola, o uero la figluola superabũdantemente iusta, per la terribile uendecta che de peccati daltri faceua sopra el corpo suo.

¶ Del molto desiderio suo del habito della poenitētia: & come la madre cō industriosa malicia la meno seco alli bagni. Et de terribili tormenti che la Sposa con sancta astutia occultamente sipigliaua. Cap. XIII.

IN Questo tēpo ricordandosi la vergine della pmessa del suo Padre Domenico: circa ellhabito suo sancto, nō cessaua cō orationi instantissime di cōtinuo domādarlo. Et sopra cio stimularne el padre & la madre chī presto neli procurassero. Ma la madre a cui tal cosa fu semp molesta (parte p differire, parte ancora interponere alcuna quiete alle dure īprese di penitētia: & non māco pche nascesse cagione ad rimouerla da q̄sto desiderio) Delibero andare alli bagni, & seco menar la figliola: acciochè nelle feste & sollazi del corpo, & nelle uagationi & distractioni di mente, sintepidisse, dal cōcepto feruore. Ma come nō māca a ueri & perfecti serui di CHRISTO, nelle tribulationi quiete & delitie mētali: cosi nelle molte cōmodita corporali sanno ben trouar modo, nō solo nō riceuerne piacere: ma ācora oltre a q̄sto affliggersi & lamētarsi. Hor ecco dōq; che la sagace ancilla di CHRISTO, īnamorata delle poene & tormēti, essendo gionta alli bagni, & uedēdo doue el canale mesceua le sulfuree acque, essere calde & feruēti da cuocere ogni dura carne. Dixe alla madre che uoleua bagnarsi: & che p piu pfectamēte bagnarsi & lauarsi, uoleua esser sola: & doppo che tucte le altre hauessero finito la sua bagnatura. Nō pensaua la madre allastutia della figliola: ma sēplicemente cōcedēdoli el domādato solitario tēpo, & ella alhora accostādosi al canale: onde le caldissime acque ne procedeuono: riceuēdole sopra el corpo sosteneua una extrema passione. Ne q̄sto ancora fu lōgo tēpo abscoso alla madre: p laq̄l cosa uedēdosi in tucto superata: & che ogni effecto chī expectaua dalla vgine gli succedeua p cōtrario: delibero ritornare cō epsa uerso la Cipta: nō cessando po mormorare & lamētarsi di tanta aspreza di uita. Io mi ricordo narrādomi q̄sto caso la madre in sua presentia: la domandai, come poteua sopportar molto tēpo tāto caldo senza graue picolo & extremo dāno della psona. Rispósemi. Io in q̄l tēpo pēsauo assiduamēte & cō uehemētia di spirito, alle pene dellīferno & del purgatorio: & pgauo el mio Creatore chī tāto haueuo offeso, chī si degnasse ogni supplitio chī io haueuo meritato cōmutarmelo p sua infinita misericordia in q̄lle pene cħ alhora patiuo ꝑ amor ſuo. Il che credēdo fermamēte īpetrare dalla diuina bōta miſi rēdeua facile & dol-ce a ſoſtenere ogni tormento. Et ſo bene certa che Dio ꝑ īmenſa ſua bonta opaua miracoloſamēte/che da q̄lla paſſione/ſi ſeparaſ-ſe el nocumēto & leſione del corpo & picolo della uita nelq̄le al-trimenti ſerei incorſa / ſe Dio nō haueſſe coſi operato. Et cō q̄ſta riſpoſta ſatiſfece alla mia domanda.

¶ Dello habito ſancto che victorioſamēte riceuette la ſācta vergine: Et come lei fu la prima ṽgine che di tale habito ſi-ueſtiſſe. Cap. XIIII.

HOR Per tornare al noſtro propoſito tornata lei dalli bagni/nō ceſſaua nuouamēte & dicōtinuo ſtimulare la madre che li ꝓcuraſſe con le ſuore della penitētia q̄llo habito ſancto che tāto deſideraua: Laq̄l uinta da tāta īportunita comincio tētare le ſuore. Et loro riſpoſero che nō ha-ueuono in cōſuetudine riceuere fanciulle ṽgini: ma ſolo uedoue & mature dōne: che per ſe ſteſſe ſapeſſero reggerſi & cuſtodirſi: concioſia che non haueuono luogo alcuno comune ne clauſura: ma ciaſcuna uiueua ꝑ ſe ſteſſa ī ꝓpria caſa. Et certo coſi era nella origine di tale congregatione: come ne ſono particulari hyſtorie nel ordine noſtro. Sapēdo donq̄ Catherina la poco grata riſpo-ſta: nō ꝑo ſidiſpera: ma dinuouo ꝑſuade alla madre che cō mag-giore inſtātia ridomādi. Ridomāda adonq̄ dinuouo. Et pur por-ta la medeſima riſpoſta. Ne ꝑ cio ſicōfunde la ṽgine: ma ricorda-ſi della ꝓmeſſa del Padre ſuo Domenico/che nō poteua mētire. In q̄ſto tēpo fu aſſalita la ſācta Spoſa di IESV / da una īfirmita quaſi comune a tucti li homini: cħ domādono uaiolo: dalq̄le co-perta tucto el corpo / & inſieme da una cocente febre afflictamo-ueua la madre cōpaſſioneuole ad molta pieta. Accorſeſi di cio la prudēte ṽgine: & cognobbe che q̄ſto era apto tēpo a ſollecitar la faccēda ſua. Et ꝑ cio ſpeſſo la ſtimolaua cō ſimili parole. Dilec-tiſſima madre ſe uoi mi uolete uedere ſana & allegra & gagliar-da/fate che io habbi lhabito che io deſidero: altrimēti dubito cħ Dio & ſācto Domenico fara tal coſa cħ uoi nō mi hauerete piu ne in q̄ſto/ne ī altro habito. Alleq̄l parole ſpauētata la madre cō molto maggiore inſtātia & preghi domādaua el benedecto habi-to: tāto che uinte le ſuore da cōtinua importunita / finalmēte ri-ſpoſeno. Se nō e/ molto formoſa q̄ſta uoſtra figliola/ꝑ tāto deſi-derio ſuo che uoi ci referite / finalmēte ci inclinaremo riceuerla:

altrimẽti uoi bẽ sapete la malitia & corruptela cħ oggi e, nel mõdo. Alleq̃li rispose la madre. Venite, & uedete, & giudicate uoi
stesse. Furno electe q̃ttro piu pratiche & discrete matrone, che an
dassero & uedessero & referissero: ãdorno & ueddero & parlorno
cõ la benedecta ṽgine: & uĩte dalla sapiẽtia & dolcezza delle paro
le: cognoscẽdo el feruore dello spirito cħ era in lei: nõ curãdo piu
se era, o bella, o bructa (il che nõ poteuono facilmẽte p causa del
male ricognoscere) piene di letitia & di marauiglia ritornorno.
Et narrorno nõ sẽza altissime lode della ṽgine, q̃llo che haueuo
no udito da lei & cognosciuto. Per laq̃l cosa ꝓsto ↄgregrate tucte
di comune cõcordia senza discrepãtia la riceuerno. Il che intẽdẽ
do la ṽgine ancor cħ solesse gloriarsi nelle infirmita: nõdimeno
p riceuere el desiderato habito piu ꝓsto: instãtemẽte comincio a
pregare lo Sposo suo p la salute del corpo: ordinãdo q̃sta & ogni
sua uolũta & ꝓgo ad honor dellaltissimo. Nõ e, dõq; marauiglia
se obteneua q̃to uoleua. Riceuuta donq; ꝓsto la sanita del corpo
riceuette ancora q̃l habito: elq̃le p la singular purita, & p la mortificatione & excellẽte penitẽtia sua: lõgo tẽpo ĩnãzi p gratia del-
sposo suo haueua meritato: Et fu degna desser la prima ṽgine cħ
di tal habito siuestisse. Capo & principio ĩ q̃llo ordine di tucte le
tenere ṽgini, che dipoi ad sua imitatione Dio ha electe & elegge
ra a proficto spirituale delle anime.

¶ De sancti uoti & ꝓpositi & exercitii della ṽgine & efficaci
exhortationi a se stessa, poi che hebbe uestito lhabito sãcto.

Capitolo. XV.

RIceuuto adõque q̃llo habito: bẽche in tal ordine non
fusse cõsuetudine far solẽne, o publica ꝓfessione: Nõ di
meno cõ tucto el cor̃ sidispose cõ Dio ad extrema po
uerta, & piu strecta obediẽtia: dellaq̃l uirtu fu tãto rigi-
da obseruatrice, che nel passar di q̃sta uita al suo Sposo, ardi dire:
che mai siricordaua in alcuna cosa bẽ minima hauer mãcato, da
comãdamẽti de superiori. La pouerta fu in lei tãto ꝓfecta, che nõ
solo p se stessa uso, o desidero mai alcuna cosa sup̃flua: ma anco
ra cordialmẽte ꝓgaua el Signore, che al padre & li fratelli suoi di-
minuisse lo stato delle faculta loro: acciochè leuate le molte occa-
sioni del peccare: cħ subministra labũdãtia dalle cose terrene: fusser cõstrecti p necessita ricordarsi & ricorrer̃ al Signore: & seruirli ĩ pouerta di mõdo, cõ sperãza della richeza del thesoro del cie
lo. Et gia e, cosa manifesta, cħ ancora ĩ q̃sta petitione fu exaudita

poche p casi mirabili sēza alcūa colpa loro puenero li suoi ad extrema miseria. Cosi dōq̄ inamorata della pfectiōe della uita spirituale / mirabilmēte se stessa cō uiue parole instigaua & ifiāmaua ad maggior pfecto/& piu alti gͣdi di uita/cosi a sestessa dicēdo. Ecco Catherina gia tu hai obtenuto lo stato della Religiōe. Horamai bisogna mutar modo di uiuer̄/ nō come tu hai facto fino ad q̄sta hora. La uita secular̄ sia passata/uēga la nuoua della scā Religione. Ad te e/ necessario porti freno. Nō consideri tu el colore del habito pso/& la bella significatione? Guarda la tonica iteriore tucta biāca. Questo uuol dire / che bisogna esser biāca dētro di purita scā / & simplicita di anima & di corpo. Cōsidera el negro disop̄ che ti circūda. Questo uuol dire/che tu debbi esser mortificata della carne cō nuoue pœnitētie/nuoue uigilie/nuoui tormēti. Bisogna gagliardamēte cōbatter: & admazare la ribellāte carne: morire al mōdo / & uiuere solo allo Sposo tuo. Procura dōq̄ bene ql che hai da fare / & nō qllo ch̄ fanno molti: tu hai psa la uia strecta/che cōduce alla uita. Ti bisogna dōq̄ ristregnerti & passar uirilmēte p qlla. Questa e/ uia de pochi/dice lo Sposo tuo. Et po nō bisogna guardare a molti: ma a pochi. Larga e/ la uia de molti/& qsta cōduce ad pditione. Cō simili parole anzi acutissimi stimuli speronādosi/p obseruar meglio la purita sua/si ppose seruar̄ un rigoroso silētio: In tāto che tre āni cōtinuii passorono/che non mai parlo cō humana creatura: excepto che cō el padre cōfessore/ & solamēte nella ɔfessione & nō i altro modo. Di cella nō partiua mai/se nō qͣdo andaua alla chiesa p odire messa & le laude diuine. Et pche comīcio alhora nō māgiar̄ se nō pane & herbe crude/nō li era bisogno p puisione daltro cibo escirne fuor̄. Propose nō andare mai a prēdere refectione alcuna corporale/sēza molto piāto: come se q̄sto oportuno antipasto fusse ad excitare el gusto. Ecco che cosi seppe trouare el deserto nel mezo della Cipta: & la solitudine nella frequētia delli homini: Indusse amicitia ītra el cibo & le lachryme: ītra le fadighe & la uigilia: le meditationi & li flagelli: tāto ella uegliaua la nocte ī orationi & meditationi cōtinue qͣto staua ad sonare el secōdo segno del matutino alli frati pdicatori. Et allora si andaua a posare ū poco: dicēdo al Signore q̄ste parole. Ecco Signore/ īfino a q̄sta hora si son posati eserui tuoi & fratelli mei/& io ho facto la guardia per loro dināzi ad te Pastore/che li seruasse da e mali & īsidie dello inimico: Hora loro si leuono ad laudarti/tu ancora conseruali/& io mi posaro un poco. Et cosi facēdo sop̄ le nude tauole/reclinaua lassaticata testa sop̄ ql legno cħ come habbiā decto/p̄ suo guāciale haueua electo

¶ Della frequētia delle uisioni & uisitationi: āzi piu p̄sto della familiare cōuersatione che era ītra IESV Xp̄o/& la gloriosa Sposa sua: & della doctrina da lui riceuuta spiritualmēte circa le uere & false visioni. Cap. XVI.

Reuelōmi la ṽgine ī secreta cōfessione cħ da ql tēpo cħ ella comīcio recludersi ī cella comīcio ancora lo Sposo suo uisibilmēte uisitarla & admaestrarla p̄ se stesso/di q̄to li era utile & necessario alla salute sua. Et dixemi. State certissimo padr̄ mio/cħ ne homo ne dōna alcūa giamai mi ha insegnato la regola della uita spirituale: Ma solo lo Sposo & Signor del aīa mia IESV Xp̄o/o p̄ īteriore illuminatione/o uero p̄ chiara & apta apparitiōe: parlādomi affaccia affaccia come so io hora cō uoi. Et aggiōse che da pricipio el piu delle uolte erono uisioni imaginarie: ma dipoi comīciorno essere ancor sēsibili alli organi exteriori del corpo: ī modo che odiua el suono della uoce cō le p̄prie orechie. Dixemi ancora che da pricipio comīcio dubitare di diabolicħ illusioni/p̄ la radice del scō timore: sapēdo cħ lo aduersario (come dice Lapostolo) si trāsfigura ī angelo di luce: El q̄l timore molto piacq̄ a Dio. Onde cōmēdādola di cio spetialmēte ladmaestraua/dicēdo. Ogni uiatore debbe esser semp̄ timoroso/allegādo la sacra scriptura che dice. Beatus homo qui semp est pauidus. Et domādogli se uoleua īparare li ueri segni p̄ discernere le uere sue uisioni da q̄lle del inimico. Et ella cō grāde īstātia p̄gādolo: fu degna riceuerne manifesta doctrina dal uero doctore ī q̄ste parole. Facil cosa mi sarebbe figliola/p̄ interiore illuminatione īformare laīa tua ī tal modo/che sēza errore discernerebbe/le uere dalle fallaci uisioni: ma p̄che gioui ancora alli altri/mi piace īsegnarti. Mediāte la parola & la doctrina p̄ mezo della q̄le io ho ordinato che lhomo uniuersalmēte īpari. Dicono certi doctori (& e/ uero: p̄che io neli īsegnai) cħ la mia uisione comīcia da terrore/& nel p̄cesso porta cōtinuo piu fiducia: comīcia cō q̄lche amaritudine/& seguita sēp̄ crescēdo dolceza. Ma q̄lla del maligno p̄ cōtrario: Pare che da principio adduchi securita. & cōsolatione/& nel p̄gresso timore & amaritudine: cħ di continuo cresce. Ne e/ q̄sto sēza causa: p̄che q̄sta p̄cipua differētia hāno le mie uie/dalle sue. Le mie uie sono lobseruātia de comādamēti nella p̄fectione delle uirtu: che conducono ad me. Et q̄lle come

nel principio appareno aspre & difficili: cosi nel ꝓcesso continuo
piu si allenifcono & addolcifcono. Ma le uie dello inimico/sono
la trasgressione de ꝓcepti/nella liberta della carne & di ogni opa
uitiosa: q̄ste nel principio simōstrano delectabili & giocōde: ma
q̄to piu si ꝓcede i lōgo/tāto piu appareno spinose/picolose & tra-
uagliose. Prēde ancor q̄sto segno piu ĩfallibile & certo. Cōsidera
che io son uerita: & ꝑ q̄sto dalle mie uisioni sēp̄ neresulta nel aīa
maggior cognitione di uerita. Et sia certa che nō cosa tāto necessaria alla creatura rationale/q̄to e/ la cognitione della uerita circa me & se: dallaq̄le cognitione ne segta subito nel aīa che q̄sto
cognosce lhonore ĩuerso me: & disp̄zo ĩuerso se stessa: il che e/ officio ꝓprio della humilita. Et ꝑ q̄sto dalle visioni mie laīa ripor-
tādo uerita: q̄to alla notitia di se stessa neguadagna subito la uirtu della humilita: reputādosi uile come ueramēte e/ & subiugādo-
si a Dio/come debbe: & ꝑ amor di Dio ad ogni creatura. Tucto
ꝑ cōtrario accade dalle visioni dello ĩgānatore: Peroche essēdo
egli padre della bugia: & Re sop̄ tucti li figluoli della supbia: &
nō potēdo dare se nō q̄llo che ha: e/ necessario ch̄ dalle sue visioni neresulti nel aīa ignorātia di sestesso & error: & di q̄ nasca una
ꝓpria reputatione & p̄sūptiōe: acto ꝓprio di supbia: & cosi resta
gōfiata & piena di uēto. Da q̄sti fructi dōq̄ cōsidera figliola le radici delle tue visioni: poch̄ la uerita e/radice del humilta: & la bugia e/ madre della supbia. Cosi la ĩstruiua el Maestro. Et ella come prudēte discipula/fixe bene nella memoria ꝑ nostra ĩstructio-
ne la salutifera doctrina. Et doppo q̄sto/tanto multiplicauano le
celeste visioni/ch̄ come e/ ad me chiarissimo/difficil cosa serebbe
trouar due homini tāto amici ĩtra liq̄li fusse si freq̄ēte ꝯuersatio-
ne come era ĩtra la Sposa/& el suo Signore & Saluator Iesu xp̄o
dalq̄le/o orādo/o meditādo/o leggēdo/o uegliādo/o dormēdo i
q̄lūche loco & tēpo era uisitata & cōsolata. Et che e/ piu mirabil-
le/tal uolta parlaua la sācta ṽgine cō la lĩgua ꝓpria alli homini:
& cō la angelica/o mētale parlaua cō Dio. Vero e/ ch̄ q̄sto duraua poco/poche laīa doppo piccol spatio di tēpo era cōstrecta/a
ĩmergersi & unirsi con Dio: che non poteua non abbandonare
quasi in tucto/el corpo & tucti li organi corporali abbandonarsi
in questo modo da ogni senso.

¶ Di una utile & fedele doctrina del Saluatore degna desser piā-
tata nel core di ciascuno che desidera la spirituale pfectione.
Capitolo. XVII.

IN Tra le molte altissime doctrine che riceuette la glo riosa discipula dal Maestro, una fu qsta. Oraua, & appareuli el Signore & dixe. Sai tu figliola chi cosa sei tu, Et chi cosa so io? Beata ad te se qsta notitia di qste due cōclusioni sera nella anima tua. Veramēte scāperai da tucti el lacci & li inganni dello inimico: ne giamai consentirai a peccato cōtra e precepti miei: facilmēte acquisterai ogni gratia, ogni charita, ogni uirtu. Breue e, qsta doctrina p laqle sēza moltitudine di libri, & senza le subtili inuestigationi de phylosophi: qstioni, articuli, argumēti, sophistarie: lhomo si po rēdere beato & cōgiugnersi cō Dio. Bene intese qsto el glorioso mio discipulo Augustino qdo dixe. Signore, quādo io cognoscero te, & qdo io cognoscero me, allhora hauero obtenuto el fructo di ogni oratione. Pochissimi donq sono li homini che cio intendono, cō uera & perfecta intelligentia. Et po attende tu, & renderti docile & capace a tāta doctrina. Tu sei qlla che non se. Hor nō e, uero qsto? Nō sei tu qlla chi fusti facta di nulla? poche ogni creatura e, creata: & cosi nō essendo p se stessa in alcū modo alcuna cosa, comincio a essere, per infinita uirtu mia: & cosi essendo, e, per mia & nō p sua uirtu. Et di qui pcede, che p se stessa sempre tender & corre ad esser niēte. Et se pure un piccol momēto, io ritrahesse la mano della cōseruatione, senza indugio tornarebbe a quel che era per se: cioe ad nulla: & annihilarebbesi. Et pche ancora el peccato e, difecto, & e, nulla: po lhomo senza la man di Dio cōseruatrice nel bene, sempre tenderebbe p se stesso in peccato: & in ogni sorte di difecto. Questo dixi alli discipuli mei, qdo dixi senza me nō potete far cosa alcuna. Et p la bocca di Paulo: chi si reputa esser qlche cosa cōciosia che sia niēte e, seductore di se stesso. Et altroue. Nō potiamo pensare alcuna cosa da noi, come da noi: ma ogni nostra sufficiētia e, da Dio. Sia donq certa, che p creatione & p cōseruatione: nella qle in ogni momento posso dire di ricrearui: sete tucto qllo che sete: & per uoi stessi come sete nulla, cosi sempre tēdete in nulla. Chi si psuade adonq qsta uerita, cioe di esser nulla: come puo esser supbo? come sara glorioso nelli occhi suoi, di alcuna opa sua: se sapra che nō e, sua: ma solo el difecto & peccato e, suo? Come si exaltera sopra li altri, qllo che pfundamēte intendera che p se stesso e, eqle a tucti? come potra donq dispre zare alcuno, o portarli inuidia, se cō purgata luce uede che ogni

cosa buona e/da Dio/& da uoi e/ogni male! Et chi sera mai (pur
che intēdi ben q̄sto) che ponga el fine & la sperāza sua / o in ho
mo / o in cosa terrena: o che ardischi dire in uerita . Questa cosa
e/ mia. Se uede che el uero Signore e/ q̄llo che lha creata:& non
lui che e/ nulla! Nissuno puo dare ad altri q̄llo che non ha . Chi
non ha esser per sestesso/ma lha mendicato: nō po darlo ad altri.
Et p̄o la creatura che q̄sto cognosce si iudica uile & misera & pie/
na di difecti & mancamenti in ogni parte. Et cosi si inuilisce per
se stessa & disprezasi / & nō ama nulla di se che ueda suo : perche
non ci uede suo se non el peccato. Ma p̄che stando in q̄sto modo
ella mancarebbe & miserabilmente sidispererebbe : p̄che io pur
li ho dato lo appetito di essere: & di bene essere: pero li e/ necessa/
ria laltra parte di q̄sta doctrina : cioe/intendere che io sono q̄llo
che sono: come fu decto a Moyse nella uisione del Rouo ardēte
che non si cōsumaua . Cosi e/ la uerita/che q̄llo in uerita e/ che p̄
se stesso e/ : & q̄llo e/ p̄ se stesso / el cui essere nō depende da altri/
ne ha causa superiore: laq̄l cosa e/ solo Dio. Tucte le altre crea/
ture sono da Dio: p̄che da lui p̄cedono/& p̄ lui si cōseruono. So/
lo lui e/ īmutabile īcorruptibile & possessore della propria īmor
talita. Quella creatura donq̄ che q̄sto uede appetēdo essere & be
ne & beato essere / disperata di se stessa / & di ogni altra creatura
doue non truoua bene: si uolta a Dio cō humile & deuota mēte :
& cōtēplādolo creatore & cōseruatore & augumentatore dogni
cosa/fōte peremne & uiuo di ogni essere/dogni uerita/ & di ogni
bene/dōde ogni creatura si po trarre la sete de suoi naturali desi/
derii / comincia a suspirare uerso lui: & cognoscēdolo liberalissi/
mo & magnificētissimo donatore /comincia amarlo: & tāto piu
li cresce amore/q̄to piu cognosce chi di tucti e doni grādi che abū/
dantemente riceuiamo niente allui neritorna: p̄che lui e/ sōmo
bene & a se stesso sufficiētissimo. Et passando la creatura di noti/
tia in noticia / intende bene che come lui e/ q̄llo che dona & exe
tolle / cosi e/ q̄llo che tolle & abbassa: & come uiuifica/cosi occi/
de. Et di qui ne acquista un timor sancto custodia del anima/che
non lassa passar cosa dal core che possi offendere la dolcissima &
larghissima sua bonta : nellaq̄le considerādo non si turbera mai
di alcuna cosa aduersa : sapēdo certo che p̄ sua salute/o doctrina
o custodia / o maggior merito & finalmēte / o p̄ iusta misericor/
dia / o per misericordiosa iustitia lo p̄mette la diuina p̄uidentia.

Et oltre accio considera che non e, fadiga, nõ e, angustia, nõ e, passione in q̃sto mondo tanto graue, che sia cõdegna alla futura gloria chĩ uede nella larghissima mano di Dio. Et p̃o lanima di-sperata di se stessa, in Dio solo quietãdosi per q̃sta doctrina rice-ue nella certeza della sperãza & nella dolceza dello amore una arra della uita eterna. Dicendo lapostolo che la sperãza non cõ-funde: essendo la diuina charita diffusa nelli nostri cori per dono dello Spirito Sãcto. Questa fu la prima doctrina del uero Mae-stro. Laquale ella come prudente discipula acceptãdola, la ripose intra piu ricchi thesori che nel goffano della memoria sipossino riceuere. Questa fu el saldo & securo fondamẽto posto dal gran-de architecto nello intellecto della Sposa, doue fu posto el beato & bello spirituale edifitio della pfectione della uita.

¶ Di unaltra beatifica doctrina, laq̃le purifica lhomo, & fallo de-gno (essẽdo ĩ terra) della cõuersatione del cielo & beatissima familiarita di Dio. Et dun miracolo che ad cõfirmatione ope-ro el Signore p la sancta sua. Cap. XVIII.

Ixe unaltra uolta nella memoria della sua discipula el Maestro ĩ altre dolci parole, una altra salutifera doc-trina. Le parole furon q̃ste. Figluola pẽsa di me: & io pensaro di te. Leq̃l parole un giorno piu altamente di-chiarandomi la ṽgine mi diceua. Admaestrõmi el Signore in q̃l le parole, che io misgombrasse ogni altro pensiero dal core, ogni sollecitudine del mõdo, & dogni cosa q̃tũche alla uita necessaria: & solo attẽdesse ad cõsiderare sopra la bonta sua infinita. Et po dixe. Et io pensero di te: quasi dicẽdo. Ben sera congruo quando tu p amore mio porrai tucto el tuo pensiero in me contẽplando la mia excellentia & rimettendoti tucta nella pdidentia mia: ar-dendo damore inuerso la mia belleza: che io allhora pensi di te puedendoti in ogni tuo bisogno, che per amor mio haueraĩ ne-glecto & posposto: eleggẽdo piu presto innamorata di me atten-dere ad me, che ad te stessa. Grande aduiso fu q̃sto & utile molto a chi po esser fedele. Peroche la uolũta di Dio uerso noi e, la no-stra sanctificatione: che consiste nella coniunctione che faciamo con lui per el uinculo della gratia & della charita pfecta. Laqual coniunctione non si po fare per q̃llo homo, che si sollecita nelle cose terrene: Essendo Dio tãta cosa che e, degno di ingõbrare & possedere tucto el core. Onde distrahẽdosi ad piu cure el cor no stro/non puo pfectamēte esser intento allui. Et perche lhomo ha pur molte necessita per causa della carne aggrauāte lanima biso gnosa di assiduo ristoro & cōseruatione / pero q̄to piu per quella si sollecita / tanto piu sidislega & separa da Dio. Et pche son pur cose alla uita necessarie: po se Dio non puedesse serebbe necessa rio a suoi amici / o mācar di uiuere / o p sostener la uita sollicitar uisi con ogni cura: & cosi necessario serebbe o dilongarsi da Dio / o uero nō perfectamēte coniungersi con lui. Ma perche lui ama & uuole q̄sta coniunctione con esuoi amici: po puedēdoli dogni cosa che fa a lor bisogni con cura spetiale gli tolle ogni sollecitu dine. Et po dixe. Et io pensero di te. Questo dixe a discipuli: q̄do confortandoli nella puidentia sua senza laq̄le nō si moue foglia & risguarda puedendo ad ogni uil creatura. Gli phibiua dal ani mo ogni sollecitudine circa le cose necessarie. Peroche se puede alli ucelli & minimi uermi della terra/se ueste con tanto ordine tucte le piante & arbori & uirgulti: q̄tō maggiormēte lhomo piu degno: facto ad imagin sua/& creato īmediate ad fruir la sua bel leza: & per elq̄le tucte laltre cose son facte/quasi dicesse che con occhio & puidentia piu particulare sopra tucte le altre cose lo ri sguarda & li puede! Ma la dureza del cor nostro & tardita nel credere: la pigritia / el grauamēto di q̄sto corpo ci tolle tanto be ne di potere intendere & exprimentare tāto chiara & utile ueri ta. Di q argumītaua la docta Discipula/che essendo noi destinati & dati a Dio nel sacro baptesmo & nella sancta religione/o cle ricale / o monachale: nō douerremo essere mai ī alcuna cosa sol leciti di noi stessi: ma solo di Dio: & in lui gittare ogni pensiero. Perochē lui puo/& uuole/& sa bene nutrir li serui & li amici suoi. Ogni nostra sollecitudine debbe esser in cercar modo di piacerli non principalmente per alcuno altro premio / che per unirci con epso in uinculo di pfecto amore: elq̄le tāto e/ piu strecto/q̄to piu li siamo grati: poche ellultimo premio ancora che lui ci ha ppo sto non e/ desiderabile principalmēte p altro / se nō pche con pe fecto modo unisce noi al nostro pfecto principio. Nō si potreb be scriuere q̄ta fiducia q̄sta ꝟgine pose in Dio p q̄lla amorosa pa rola. Et io pēsero di te. Et q̄ta pfūda doctrina riceuecte circa la bysso della sua puidētia: che mai sipoteua satiare di parlarne. Et pero ne cōpose uno tractato di marauiglioso fructo / come ben posson sapere q̄lli che lo leggono: o piu presto per dir meglio lo

penetrano

penetrano & gustano. Soleua ancor dire spesso cõtra me & molti altri de suoi familiari q̃do ciuedeua p q̃lunche si fusse instãte tribulatione pturbati & anxii. Lassate fare a Dio: chẽ hauete uoi piu affare di uoi stessi? Questo tanto sollecitarui e un uoler tollere a Dio q̃llo che li hauete una uolta dato: come se lui non sapesse: o nõ uolesse: o nõ potesse prouederli. Hor nõ pẽsate uoi che lui ha piu cura di uoi che uoi medesimi? & che lui solo ui puo guardare da ogni male? Erauamo cõ lei una uolta ĩ Mare: & gia facta meza nocte el nochiere p esser mãcato el uẽto ppitio comincio fortemẽte a dubitare: dicẽdo: che se el uẽto collaterale sileuaua: era necessario esser trãsportati ad insule extranee & remote parti. Il che odendo io tucto doloroso mi lamẽtauo. Et dixi a lei. O Madre: uedete in che pericolo noi siamo. Et ella subito mi rispose. Che hauete uoi affare di uoi stesso? alle q̃l parole io tacqui & p̃si fiducia. Et poco stecte chẽ uẽne el uẽto cõtrario. Et el nochiere dixe che era cõstrecto tornare adietro. Et io lo nũctai alla ṽgine. La q̃l dixe. Giri la Naue nel nome del Signore: & uada secondo el uento che dara Dio. Volto donq; la naue el Nochiere: & essẽdo cõtrario el uẽto ritornauamo adietro. Et in q̃sto la sancta ṽgine inclinaua la testa: & pregaua el Signore. Appena era pceduta la naue q̃to potea una balestra: chẽ ecco el ppitio uẽto ritorna & cõdussecti salui nel porto desiderato con admiratione & allegreza mirabile di tucti: cãtando noi con alte uoci. Te Deũ laudamus te dominum confitemur.

❡ Di piu admirabili sentẽtie ad exercitare alla pfectione della charita: Cibo ueramẽte sodo: & di q̃lli che hãno exercitato e sensi nella pfectione della uita xpiana. Cap. XIX.

Ricordomi piu uolte che q̃do conferiua meco: circa le cõditiõi della anima la q̃le ĩ pfecta charita ama el suo creatore: diceua q̃sta sentẽtia. Lanima ĩnamorata perfectamẽte di Dio nulla creatura uede ne ama: ne sente altri & di nulla si ricorda fuor di Dio. Et dichiarãdo cio piu apertamente diceua. Questa tale anima gia ha ueduto se esser nulla. Et ogni suo bene essere solo Dio: & in Dio. Et p experiẽtia in lui & nõ in altri lo troua. Et po abandonãdo in tucto se stessa accesa damore tucta in lui si profunda: & ordina ogni sua operatione & uirtu sua ad lui: secõdo la regola che ĩ lui cognosce. Et fuor di lui non uuole escire doue gia ha trouato la belleza & dolceza dogni bene & la trãquillita dogni pace. Et di qui si augumẽta giorno p giorno la unione cõ Dio: & tãto cresce, che quasi sitrassforma mirabilmẽte in lui. Onde nõ puo altro pẽsare, nõ intẽdere, nõ amare, nõ daltro ricordarsi che di lui. Ognaltra creatura cognosce & ama & cõsidera ĩ lui: nõ altrimẽti chi colui che nuota socto lacqua elqle nõ uede ne tocca cosa che nõ sia acqua, o uero cõtenuta socto lacqua: ne qllo che e fuor dellacqua uede se nõ mediante le similitudini che resultano nellacqua: & in qto sono nellacqua, & non altremẽti. Et qsta e la uera & ordinata charita di se & delle creature, della qle parla la scriptura: & nella qle caminãdo nõ si po errare: essendo regolata da diuina regola ĩfallibile: & nõ senza ragione, pche nõ ui si desidera altro che Dio, & cioche si uede essere in Dio: poi che solo in Dio nasce, & si augumenta, & si exercita. Nõ so se io ho explicato bene qllo che epsa tãto piu chiaramẽte intẽdeua, qto piu cõ li facti adẽpiua: & senza dubio (come testifica Dionysio di hieroteo) patẽdo le diuine impressioni lo riceueua, coniũcta cõ maggior uinculo cõ Dio. Et inferiua dalla sopradicta sẽtẽtia unaltra doctrina: laqle nõ cessaua replicare ogni giorno. Lanima, diceua ella, ueramẽte absorta nel amor di Dio: qto amore ha a Dio, tanto odio sancto porta a se stessa, cioe alla propria sensualita: oue e lorigine & somẽto dogni colpa: & donde uede nascere la separatione dal suo bene & ultima pfectione. Del che accorgẽdosi lanima inferma, ne concepisce un tale amaro dispiacimẽto, che parturisce qllo odio sãcto cõtra e proprii sentimẽti: & fassi desiderosa daniazare la radice di qlli: che e lamor proprio: con ogni industria. Et uedẽdola tanto forte barbata, che nõ puo fare chi qlche uigor nõ li resti: si empie cõtinuo piu di qsto odio: onde ne nasce si fructuoso disprezo di se stessa, che p forza della diuina charita superatrice dogni deiectione & confusione: con maggior desiderio & sperãza tucta accesa si leua, & si rinalza uerso Dio: eleggẽdo p amor suo p extinguer la colpa ogni inferno & ogni pena. Et in qsta humile subiectione per interior lume infuso, ricognosce la diuina misericordia che gliele pdona: & nõ uuol morte del peccatore: ma cõuersione & uita. Et dinuouo si infuoca & siprofunda in amore inuerso tãta clemẽtia chiaramente cognosciuta: onde ne acquista maggior gratia & forteza & plenitudine di pace: acceptãdo humilmẽte la clemẽtia: & tãto piu accendẽdosi in piu pfecta & gagliarda charita, infin che piace al Sig gnore in tucto tirarla ad se, & quasi maturo pomo reciderlo di qsto arbore damaritudine: & trasferirlo in se stesso arbore di dol- ceeza & di sẽpiterna uita. A qsto modo dunq3 tale odio sancto e, uero custode dellanima, & fortificatore, & fabricatore della sua se cura sperãza & quiete. Questo intẽdeua Paulo qdo dixe. Quãdo io minfermo tanto son piu forte: pche el Signor li haueua decto che la uirtu sifa pfecta nella infirmita. Et po lui diceua. Volẽtie- ri mi gloriaro nelle infirmita mie, accioche habiti in me la uirtu di CHRISTO. Non era altro la infirmita sua che qsto odio di se stesso che pcedeua dalla noticia della radice dogni cõcupiscen- tia & debileza & ĩsufficiẽtia ad ogni bona opa che sentiua essere ĩ lui. La ql cosa ricognoscẽdo lanima si infermaua: cioe sidispera ua di se stessa cõfessando che nõ poteua alcuna cosa: & cõ molta humilita si arrendeua al Signore, & creatore dogni bene: Et al- lhora el benigno & magnifico donatore dogni uirtu Dio excel- so poneua la sua uirtu & forteza ĩ qlla anima cosi inferma & hu- miliata p laqle si innalzaua & restaua potente. Et soggiogneua in exultatione di spirito la innamorata Sposa di IESV. O ma- rauigliosa eterna bonta di Dio, che hai tu facto? Dalla colpa fai nascere la uirtu: dalla infirmita forteza: dalle offese placamẽto: dal displacimẽto, cõplacimẽto incredibile. Hauitate figliuoli qsto odio sancto, diceua, in uoi medesimi. Da elql ne nascera uera man- suetudine & humilita di core: Et repucterete ogni cosa & opera uo- stra, uanita & fumo: solo glorificãdo Dio. Questo odio ui fara tẽ- perati nelli psperi successi: & patiẽti nelli aduersi: cõposti & mo desti in ogni honesta di costumi: In gratia & amor di Dio & del- li homini. Et aggiogneua piu uolte dicẽdo. Guai ad qlla anima, guai, nellaqle nõ alberga qsto odio sãcto: poche e necessario che lui regni el proprio amore: radice, balia & sentina dogni iniqua cõcupiscẽtia. Et qdo uedeua alcuna colpa, o uitio di qlunche, cõ- mossa tucta nelle uiscere lamẽtauasi in qste parole. Questo e el fructo del proprio amore, principio dogni supbia & dogni male. Deh qte uolte mi dixe. Ponete ogni uostro studio & sforzo ĩ ex- tirpare dal uostro core qsto proprio amore: & piãtarui odio scõ: pche qsta e, infallibile & regia uia nellaqle senza alcuno ingãno si corregge ogni difecto: & si ua salẽdo al mõte delle uirtu in sõ- ma pfectiõe. Questo uedde el glorioso Augustino qdo descripse qlle due Cipta. Luna fondata dal pprio amore: che pui che fino al dispregio di Dio. Laltra fabricata dallo amor di Dio: chaggiogne fino al dispregio di se stesso. Io cõfesso che p mia ingratitudine, & defecto di qsto sancto odio: nõ ho mai ne allhora ne hora potuto ben cõprehẽdere la pfundita delle pdecte sententie. Forse cosi un poco dalla longa ho guardatole: ma nõ dimãco mi rallegro che p aduẽtura qlchuno p me inutile istrumẽto, piu amãdo & po piu dẽtro cõsiderãdole, ne riportara con maggior intelligẽtia maggior fructo. Il che piaccia alla sõma benignita di Dio.

¶ Delle stupẽde battaglie diaboliche, & gloriosa victoria della sacra vergine contra quelle, nella armadura sancta delle diuine uirtu. Capitolo. XX.

Doppo le date doctrine: chĕ molte furõ: oltra alle soprade cte, Piacq̃ alla Diuina Sapiẽtia (che piu pfecto trahe de serui suoi nella guerra loro chĕ nella pace) introdurre ĩtra el supbo Sathana & lhumile ãcilla sua nuoua battaglia. Et pche uoleua che ella uencesse, uoleua ancora oltra q̃lle che li haueua dato, che hauesse speciale arme della forteza cõtra li insulti dello inimico. Et pche Dio si diletta esser pregato cõcedẽdo piu uolẽtieri & piu giustamente alli preghi e suoi doni: po piu giorni ĩnanzi alle battaglie, inspiro nella mente della Sposa che li domãdasse le uirtu della forteza: il chĕ lei instantemẽte facẽdo: inclino la Diuina clemẽtia ad ĩformarla cõ nuoua doctrina, cosi dolcemẽte admonẽdola. Figluola se tu uuoi acqstare forteza tibisogna attendere ad guardarmi & imitarmi. Potevo io senza difficulta con molte uie uincere le potesta delli inimici demoni, o ãnichilandoli, o cõprimẽdoli, o phibẽdo ogni lor guerra: ma uolẽdo uincere come homo cõ acti humani secondo li decẽti pche ero uero huomo: & come huomo doueuo cõbattere ad merito mio: & p utilita & exẽplo uostro: elessi la uia della croce: doue ogni homo potesse leggere quasi in un libro scripto & stãpato cõ littere grandi & legibili a tucti li occhi. lui si truoua la doctrina molto piu efficace che nõ e, solo di parole, come e in molti: ma e di facti. Chi abbraccera q̃sta Croce non solo con patiẽtia: ma in luogo di refrigerio, senza dubio in conspecto suo annichilera le diaboliche potesta: tãto piu simile facto ad me: q̃to piu impeti & insulti hauera sostenuto: & pero tãto piu conforme ad me sera nella gloria & ne premii honoreuoli de triomphi: come scripse el uase della mia electione. Abbraccia dōq; figliuola mia labbrac cia la Croce: & riceue le cose dolci per amare, & le amare p dolci: Et non dubitare poi che alcuna forza o potesta, o diabolica, o humana ti abbatta. Ma cosi uencerai in ogni guerra. Nō fu sorda alla doctrina la ualente discipula: ma in confessione secreta mi dixe: Che tanto tenacemēte scolpi nella memoria queste parole del Signore: che daltro non prendeua conforto, o piacere che di tribulationi & angustie: senza lequali impatiētissimamēte lanima serebbe stata nel corpo: doue per quelle staua ben uolentieri: sapēdo certo che cosi si affinaua, & redeuasi piu simile allo Sposo suo: & quāto erono piu longhe & piu intese, tanto piu gloria & corona nella uita futura si acquistaua. Vedēdo adunq; Dio cōperata la Sposa di q̄sta secura armie: gli parue tēpo apritre ogni uia al inimicos & pmecterli che cō tucto el suo sforzo uenisse contra darmata duchessa: come pmesse contro el suo patientissimo serui Job. Hor ecco tucto sdegnato & sitibūdo di sāgue: pieno di odio & inuidia cōtra la sācta vgine el puerso Sathana. Vedeua cō tor beto ochio el pfecto suo manifesto: el gagliardo salire al mōte dogni perfectione: Attendeua alla eta nouella: al sexo fragile: onde tanto maggior confusione & sdegno nericeueua. Cōsideraua gia lopinione & la gloria che acq̄staua tra li homini. Temeua p cau sa sua pder molte anime che manifestamēte uedemo poi p mezo di questa vgine esserli tracte delle branche. Vedeua dico q̄ste cose & crepaua, & sfauillaua tucto ueneno. Et poi che li fu pmesso cominciò cō li suoi seguaci assaltare q̄sta forte Rocha cō uarii modi & ordini. Furno li primi assalti, terribili tētationi di carne: hora formādo nella fantasia in vigilia & in sōno, illusioni & sogni lasciui & dishonesti: hora in aperte visioni appariuano, pigliando corpi aerei & formādo uoci lasciue piene di spurcitia, & acti impudici, & insostentabili pure a odirli. Leq̄l cose odēdo & uedendo con grāde horrore & timore la gagliarda vgine, correua secōdo la riceuuta doctrina alla cathena di ferro: macerando crudelmente la carne, & largamente effundēdo el sangue. Aggiognaua alle vigilie tāto: che quasi nissuna requie cōcedeua piu al corpo. Ma quanto piu ella cosi faceua, tanto piu ancora moltiplicauono le diaboliche percosse: & appariuongli manifestamente in maggior numero: & tal uolta mōstrandosi cōpassioneuoli, quasi che fossero tocchi da misericordia delle sue angustie, diceuono. Mi sera ad te che pensiero e, el tuo dassliggerti tanto in uano! come credi poter cosi durare longo tempo! che guadagno ne speri di amazarti & essere homicida di te stessa! Quanto meglio ti sereb be lassare questa stultitia inanzi che tu manchi in tucto! Ancor sei giouene, & el tempo de piaceri non e passato: ne e manchata la natura in modo, che tu non possi recoperare le forze del cor po, & la forma da comparire con laltre donne, & lassare al mõ do qualche fructo ad augumẽto della humana generatione. Nõ si puo cosi nel matrimonio piacere a Dio come in questa inutile sterilita! Non hai tu inteso di Sarra, di Rebecha, di Lya, Ra chele, & tãte altre egregie donne nella uia del matrimonio! Chi tha inducto a questa tua uia singulare da non potere perseuerar ui, ma caderne in ogni modo senza alcun fructo! Odiua la an gustiata vergine le maligne sentẽtie: & cognosceua sotto qlla fal sa pieta che mõstrauano nelle parole, crudelissimo & mortifero ueneno essere abscoso. Et stando in continua oratione poneua custodia alla bocca sua: ne respondeua parola a tentatori, excep to quando la uoleuono condurre a desperatione & diffidentia di perseuerantia. Et allhora diceua. Io confido nel nostro Signo re IESV CHRISTO, & non in me. Et non poterno hauer mai altra parola. Et pero ci soleua admaestrare, che nelle dia boliche tentationi non stessimo mai a disputare, o respondere: perche lui molto siconfida nelle sue malitie & sophistiche subti lita: & un poco che gli inclini la uolũta del homo facilmẽte ad duce lo intellecto in errore. Et pero lhomo cõtra lui debbe usar quel modo, che si appartiene alla casta donna usare con lo adul tero tentatore: a cui non debbe concedere pure una parola, ne guardarlo in faccia: ma uoltarsi subito con li occhi della mente allo Sposo suo, cõseruandoli ogni fidelita & amore. Cosi dõq debbe far lanima uera & fidele Sposa di CHRISTO. In que sto modo ella sauiamente riportaua victoria contra Sisara inimi co suo, perforando le sue orecchie con el chiodo delle gagliarde & fedeli orationi. Et pero uedendosi in questo primo assalto fa cilmẽte superato el maligno, mosse unaltra spetie di guerra mol to piu dura & horribile.

¶ Del rinforzamẽto della battaglia crudele cõtra la sãcta vgine data dalla moltitudine delli exerciti ĩfernali: & della gloriosa victoria sua nella uirtu del Signore. Cap. XXI.

PRendeuãno li imondi ſpiriti uarie figure di homini ,
& di donne & nel conſpecto della ſancta exercitaua-
no bructiſſimi acti carnali : dicendo parole ſporciſſi-
me , efficaci incitamenti , ad ogni immonditia . Hor
quanto dolore fuſſe queſto alla caſta vergine , quanto intollera-
bil moleſtia , quelli lo poſſono conſiderare che ſanno quanto ſia
bel theſoro & grato nel conſpecto di Dio la ſancta virginita: Et
coſi quãto ſia graue uederſi in pericolo di perderlo a quelli che lo
cognoſcono & ſõmamẽte lo amano. Aggiogneua mirabil amaritu-
ta & afflictione alla afflicta Spoſa , che lo Spoſo ſuo & Signor
IESV CHRISTO , elqual ſoleua per adietro frequentemente
uiſitarla & conſolarla , quaſi come ſe in tucto lhaueſſe abandonata non pareua che in queſti biſogni ſuoi la uoleſſe piu ſoccor-
rere , o conſolare in tante anguſtie per alchuna ſua uiſitatione :
anchora che ella continuo picchiaſſe alla porta chiamãdolo con
aſſidue orationi & lachryme & con forctiſſime battiture ſopra el
ſuo corpo. Et uedendo che non riſpõdeua penſo una nuoua cautela , non pero ſenza occulta inſpiratione di Dio , per uincere in
tucto el ſuo nimico. Queſta fu , che reflectendoſi ſopra ſe ſteſſa
& cõtra a ſuoi peccati & conceputone conſueto & debito ſdegno ,
ſi commoueua in queſte parole . Ahi uiliſſima femina , ſe tu degna di conſolatione alchuna ! Pareti che tuoi peccati la meritino
ingrata che tu ſe! Hor nõ e/ aſſai ſe tu ſon perdonate le pene del
inferno ! Nõ e/ guadagno grande , ſe la Diuina miſericordia te
le cõmuta in queſte tenebre preſenti ? ſe ben duraſſero per tucto
el tempo della uita tua ? Debbi tu per queſto inuilirti , o intepidir-
ti dalle ſolite mortificationi & flagelli e ſe ſcampando in queſto
modo di eterni ſupplicii ſerai doppo un poco di ſpatio conſolata
con CHRISTO ſenza fine . Queſta e/ uera proua ſe tu hai electo
ne a Dio ſeruirli per el premio di queſte temporali conſolationi
& uiſitationi piu preſto che per le celeſti & eterne beatitudine. Sue-
gliati donque , reprende lanimo & le forze , combatte uirilmen-
te & expecta el Signore. Hora e/ tempo di accreſcere pene & fa-
tighe ad te ſteſſa & lode & gloria al ſuo ſancto nome. Non ſi potrebbe ſcriuere quanto di fortezza per queſto modo lei acquiſtaua
nel animo : & quanta confuſione & uilta ne riceueua el ſuperbiſ-
ſimo Re della ſuperbia . Et confeſſo hauer lei che in quella ſua car-
neratione era tanta la moltitudine de Demoni , & tanti li ine[illegible]

ad spurcitie che non si porebbbero credere. Onde ella per questa
causa molto piu che lusanza faceua piu longa dimora in chiesa:
benche anchora in quello loco sacro non cessassero in tucto gli
stimuli infernali: ma non gia tanto fortemēte, quanto nella cel
la doue poi che era ritornata tanta turba di Diauoli lassaltaua in
forme tanto uarie: componendo tanti nuoui & strani acti di Lu
xuria: con tanta importunita: che miracolo e come potesse so
stenere. Ma ella prostrata subito nel oratione: tanto gridaua & do
mandaua misericordia al Signore che alquanto mitigasse le
molestie infernali. Et durando in cosi facti laberinthi molti gior
ni, poi che una uolta tornata dalla chiesa & prostrata in oratio
ne domandaua feruentemente aiuto. Li apparue un certo razo
dello Spirito Sancto, & redusseli ad memoria qllo che el Mae
stro li haueua insegnato quando ella lo pregaua per el dono della
la forteza. Subito la uergine intese el mysterio delle Diabolice
tentationi. Et facta di cio tucta lieta, propose nel animo suo al
legramente sopportare ogni molestia, quanto fusse di piacere al
suo Signore. Allhora uno di quei Demonii forse piu audace &
maligno delli altri, in questo modo di nuouo la percoteua. Mi
sera [illegible] che farai hora? che uita sara la tua? poi che non un pon
to di refrigerio ci sara concesso da [illegible] continue tribulationi [illegible]
che tu non consenti alla nostra uolunta? A cui ella [illegible] sic
curta di mente, subito rispose. Io ho electo le pene per mio re
frigerio. Et ad me e facto molto dilectabile patir queste & de
lectare per el nome del mio Sposo & Saluatore, quanto alluj sera
di piacere. Da questa parola [illegible] che [illegible]
sagitta percosse & exterminate tutte quelle furie infernali [illegible]
pito & fremito grande si partirono. Et allhora apparse una luce
da cielo illustrando tucta quella [illegible]. Et in quella [illegible]
manifestamente si mostraua el Saluatore, in ql proprio modo che
staua quando crucifixo & tucto sanguinoso pēdeua nel legno [illegible]
con el proprio sangue entrando in Sancta Sanctorum acquistasse
si la gloria del cielo: quasi anchora come a uero figliolo gli [illegible]
[illegible] di uera ragione. Egli dunque [illegible] chiamaua la [illegible]
[illegible] Sposa & dicendo. [illegible] figliola Catherina quanto io [illegible]
[illegible] per te. Non ti sia graue dunque patire per me. Et subito [illegible]
[illegible] per consolarla molto dolcemente cōstrīgendola al
longo ragionare con lei. Et lei come gia disse Antonio [illegible]

Doue eri tu Signor mio dolce: quando el mio cuore era ripieno di tante tenebre & tanta bructura? Et egli, non altrimenti respõdẽdo che ad Antonio, dixe. Nel cor tuo ero figluola. Allhora con admirabil securta rispondendoli, dixe. Salua sia sempre la tua uerita, & ogni debita reuerentia alla Maiesta tua: come posso io credere che tu habitasse nel mio core doue erono poste tante spurcitie? Habiti tu donque in luoghi tali, cosi spurchi? Et el Signore allei. Dimmi quelle tue cogitationi bructe del cuore causauano tristitia o piacere? amaritudine o dilecto? Et ella, somma amaritudine & tristitia. Et egli. Chi era quello che poneua quella tanta tristitia & amaritudine nel tuo core, se nõ io che stauo abscoso dẽtro nel mezo della anima tua? Crede figluola che se io non fusse stato presente: quelle cogitationi che stauano intorno alla uolunta, ne poteuono expugnarla, senza dubio lhauerebbeno expugnata & serebbeno intrate dentro, & acceptate non senza piacere dal libero arbitrio: & cosi hauerebbeno dato morte allanima. Ma perche io ero dẽtro induceuo quel dispiacere & quella resistentia nel cuor tuo: p laquale egli lerecusaua quãto poteua: & non potendo quanto uoleua, parturiua maggior dispiacere, & odio contra quelle & contra se stesso. Io figluola che ero dentro per gratia nel anima tua causauo tucto questo effecto che molto mi piaceua, uedendo lamor mio & el timor mio & el zelo della fede datami, in te figluola & Sposa mia. Et cosi quando mi parue tempo (che fu, quando tu perfectamente con laiuto mio uincesti, la superba insolentia delli nimici) Mandai fuore e mei razi exteriori, che mettessero ĩ fuga tucte quelle tenebre, & subito disparirno. Io con la mia luce ti mõstrauo ultimamente che quelle pene erano el merito & el guadagno tuo, & augumento della uirtu della forteza. Et perche tu lacceptasti allegramente prẽdendole per refrigerio secondo la mia doctrina & cosi uẽcesti li aduersarii, pero io nõ uolsi piu sopportare che loro piu durassero dinanzi a si prompta uolunta: Et apparsi allhora, chiaramente: & loro alla mia apparente luce come uere tenebre furno exterminate. Non mi dilecto io figluola delle pene: ma si bene della buona & forte uolunta & prompteza danimo delli uer[illegible] patienti: Et perche quella si acquista & dimõstra nelle pene, pero permecto le pene. Piglia questa similitudine dal corpo mio. Nissuno hauerebbe mai pensato che quando si duramente patiua nella Croce, & quando exanime iaceua in terra, non dimanco ui fusse congiunta la uita: laquale in uerita iui era abscosa per indiuisibile unione: Et qual uita? quella, che uiuifica ogni morte: sola la mia, sempre benedecta Madre, intendeua questo. Tucti li altri, anchor li Apostoli mei con equali tāto tempo haueuo conuersato, non poteuono pur pensarlo. Era iui donque nel corpo mio la uita & senza render uita, nō meno che quādo poi al tempo determinato li piacque non star piu abscosa: ma per manifesta uirtu rendergli el separato spirito & per quel mezo uiuificarla in miglior uita con pieneza di marauigliose doti, lequali imprima non haueua: poche la uirtu che poteua darle (benche nel corpo medesimo fusse) non si allargaua per allhora a diffunderle. Cosi spesso mi truouo io nelle anime delli serui mei in simili opere, quando abscosto, & quando manifesto, per exercitio & maggior merito loro. Et perche tu in questo tale exercitio hai uinto per mia uirtu: hai meritato che nō gia piu abscosamēte: ma in manifesto habiti nel tuo core: & piu frequentemente ti uisiti, & mostriti me stesso. Et ī questa parola fini la beata uisione. Hora in quanta tranquillita & pace lassasse la consolata uergine stolto io se mi persuadesse poter con penna perfectamente descriuere. Dixemi lei che el colmo della dolceza fu in quelle parole nellequali si degnaua el suo Sposo chiamarla dicendo. Figluola mia Catherina. Et per questo pregaua el confessore suo che cosi sempre la chiamasse. Figluola mia Catherina: accioche suscitandoli la gioconda memoria della benignita del suo Sposo insieme gli suscitasse quella suprema dolceza che gusto per si dolce parola, quādo dalla sua propria bocca fu degna di odirla.

¶ Delle frequenti uisitationi del Signore insieme con alcuni sancti del cielo, & come miracolosamente gli insegno a leggere. Cap. XXII.

GRande era per certo la familiarita di IESV doppo la narrata victoria, con la Sposa sua & tanto grande che bene potrebbe parere incredibile & troppo singulare ad chi non considerasse le singulari battaglie sopradecte nellequali singularmēte resto uencitrice la Sposa: & nō pensasse alla superabūdante benignita di Dio che rende per uno cento, & mille, & cento milia: Visitandola donque spesso menaua alchuna uolta la sua dilectissima Madre sempre Vergine

MARIA / tal uolta el Beato Padre Domenico hor solo / hor con la Madre sua. Menaua & Maria Magdalena / Giouãni Euãgelista / lo Apostolo Paulo & altri sancti del cielo / quando tucti insieme o parte / & quando alcun di loro. Molto piu spesso ueniua solo & conferiua con lei come suol fare uno amico con laltro: In tanto che molte uolte passeggiando per quella chamera diceuono lofficio & li psalmi come sogliono spesso due Religiosi / o Clerici dire insieme lhore Canoniche. Raro dono questo & priuilegio singulare: elquale non crederranno molti: Et non dimeno sa ogni huomo familiare a questa vergine / che lei non imparo mai di lectere / ne pure a leggere: & non dimanco interpretaua altissimamente la Sacra Scriptura: & leggeua expeditissimamente quanto leggerebbe q̃lunche ben docto & exercitato nelli studii / di quanto si uuol buon occhio & lingua ueloce & expedita. Dixemi / che el Signore si degno insegnarli in un puncto quello che non haueua potuto fare in longo tempo per humana doctrina. Era ella troppo uolonterosa dire lofficio del Signore. Et uolẽdo imparare ad leggere si fe mostrare lalfabeto da una sua cõpagna: doue fatigãdo piu septimane ĩ uano / parẽdoli pdere el tẽpo (poche p tãta cõsideratione che actualmẽte haueua quasi ĩ ogni momẽto alle cose alte del cielo / nõ poteua (anchor uolendo) attendere a q̃lle minute cose) delibero intermettere tale studio / & darsi tucta alle cõsuete meditationi. Et una mactina prostrata in terra orando dixe. Signore se non ti piace che io sappi leggere / uolentieri mi rimango per amor tuo nella mia ignorãtia & nelle mie semplici meditationi / che tu mi concedi. Ma se ti degnasse anchora far tanto che io potesse leggere & cantare li Diuini uersi del tuo psalmista molto ancor piu grato p tuo amore mi serebbe. Cosa marauigliosa a dire / appena fini la breue oratione / che si trouo in modo informata lanima / circa la scientia del leggere / che senza cognoscere le lettere / o saperle nominare & senza cõpitare con admirabile celerita leggeua. Doppo elqual miraculo si prouedde di un breuiario: diligentemẽte notãdo / & ponẽdosi quei uersetti nel core / & singularmẽte q̃llo che si repetisce ad ogni hora. Deus ĩ adiutoriũ meũ intẽde &c. frequẽtemẽte repetiua nella sua lingua materna.

¶ Dello augumẽto delle beate contemplationi / & celesti rapti. Et del felicissimo Spõsaltio celebrato intra IESV & la Spoſa: al ſuono di pſalterio ſonato per le mani dello egregio pſalmiſta Dauid: preſente MARIA, Giouanni Euangeliſta, Paulo Apoſtolo, & Domenico Patriarcha.

Capitolo. XXIII.

CReſcendo digiorno ingiorno le contemplationi della mente: & frequentando erapti & li aſſidui exceſſi che patiua, fu neceſſario laſſare ogni uocale oratione: ne poteua finire pure un Paternoſtro ſenza abſtractione & extaſi, in piu felici & ſuaui coniunctioni con lo Spoſo. Onde deſideroſa ſalire in piu perfecto grado di charita: non riguardãdo adietro: ma extendendoſi piu auanti, gli uenne acceſo deſiderio di aggiognere a tanta excellentia di uita & abundantia di amor diuino, che confirmata in gratia & in fede li ſeruiſſe immutabilmente tucto el reſto de giorni ſuoi: caminando ſecura per tucto quello che li reſtaua della uia: Et pero domandando con nuoui feruori accreſcimẽto di lume di fede per reſiſtere duramẽte con ogni ſecurita ad ogni forza del aduerſario, hebbe dal Signore queſta beata riſpoſta. Io ti faro mia Spoſa nella fede. Et quãto piu ardentemente multiplicaua la vergine la petitione ſua tãto piu chiaramẽte odiua cõfermare & replicare al ſuo Signore la medeſima ſentẽtia. Io ti faro mia Spoſa nella fede. Era el giorno nelquale li huomini del mondo p diaboliche ſuaſioni exercitano li bachanali: & fannoſi lecito ogni libidinoſo exceſſo di gola & di luxuria: & domandaſi uulgarmente Carnouale: Quãdo tucta raccolta & rinchiuſa in ſe ſteſſa la prudente vergine, cõ induſtrioſe orationi, rigoroſo digiuno, aſſidua uigilia ricercaua humilmente & con molta inſtantia la obſeruanza delle pmeſſe. Et orando con grande feruore diceua: O Signore ſancto che ti dilecti ſanctificare le creature tue. O mõdatore dogni ſeme immondo: elqual Alleproſo humiliato: che ti pregaua. Signore ſe tu uuoi mi puoi mondare: tanto dolcemente riſpõdeſti. Voglio. Sia mõdato. Degnati per abundante lume di fede purgãr & mõdare lanima mia: acciocche coſi fortificata imobilmẽte ti ſerua: Degnati in queſto giorno qdo tucto lo inferno: cioe Lucifero cõ li ſuoi infelici ſoldati fortifica nel male li mẽbri ſuoi & nelle opere della carne: fortificare me (inutile ancilla & indegno membro tuo) nelle opere dello ſpirito: acciocche ogni coſa mõdana a comparatione tua mi torni loto & feccia. Finita ſimile oratione.

Placq̄ a Dio el desiderio & la domāda: placq̄ el tēpo electo pru/
dentemēte dalla ūgine. Et in segno che li placq̄ apparse manife/
stamēte: & dixe. Perche tu figliola hai disprezato le mōdane ua/
nita: & cercato me eterno & sōmo bene: & in luogo delle carnali
delectationi: hai spontaneamēte assumpto le mortificationi & le
pene: & q̄sto hai facto q̄do tucti li altri p abusione & errore: disp̄
giādo ogni mio seruitio si cōuertono a i dilecti carnali & bruttissi
mi exercitii di indicibile uoracita, o luxuria: o uero s'rallegrono
nelle feste mōdane & allegreze di noze & cōiūctiōi della carne:
p tucte q̄ste cagioni, io ho deliberato solēnemente celebrare teco
q̄sto giorno una nuoua & piu giocōda festa delli nostri spōsalitii,
sposandomiti īmobilmente nella fede. Parlaua ancora: & ecco la
ūgine delle ūgini Madre MARIA, cō el dilecto discipulo Gio/
uāni suo figluolo: & cō el glorioso apostolo Paulo: Ecco insieme
el padre Domenico, & appresso sequitaua ellegregio Psalmista
Dauid: cō uno musico psalterio in mano: & ueniua sonādo rēdē/
do alle orechie della nuoua Sposa una suauissima melodia. Et al
lhora MARIA cō la sua sempre benedecta mano: p̄se la dextra
della Sposa: & distendēdo le dita: cō inenarrabil gratia richiede/
ua el suo dolcissimo figluolo: ch̄ si degnasse sposarsela nella fede.
Et egli gratiosissimamēte īclinādosi, cō la ppria sua sacratissima
dextra p̄se la dextra di Catherina: & hauendo uno anello di oro
ornato nel suo circulo di q̄ttro p̄tiosissime p̄le, & dun richissimo
diamāte: lo messe nel felice dito anular̄ della ūgine. Dicēdo q̄ste
parole. Ecco che io ti sposo ad me Creatore & Saluatore tuo nel
la fede: laq̄le durera ī te da q̄sta hora sēp̄ imutabile: fin ch̄ nel glo
rioso talamo del cielo: nella pfecta cōiūctione delle mie bellezze,
in noze sempiterne, affaccia affaccia ti sara lecito uedermi tucto
& fruirmi. Resta hora donq̄ che tu uirilmēte cōbacti, & in uirtu
della forteza della fede che io tho fixa nel core: uinca ogni lusin/
ga: o angoscia di mōdo: ogni stimulo di carne, ogni tētatione del
inimico. Et decto q̄sto dispari la visione: lassando la ūgine in tā/
ta letitia & dolceza che nō e possibile exprimere cō ogni huma/
na facundia. Habbinsi hora li homini carnali le feste loro odiose
a Dio & alli Angeli suoi: & spesso a lor medesimi tediose: piene el
piu delle uolte di fructi mortiferi: & semp̄ uani. Et godino li serui
del Signore nelle lor feste senza cōparatione piu gioconde: piene
di fructo di uita & di letitia sempiterna sopra le teste loro. Et fac

cia q̄ſto Dio che el preſēte admirabile exēplo tocchi el cuore ad qualchuno ad ricognoſcere & ſequitar la uerita di IESV Xp̄o: acciochè experimētandola & riceuendone fructo di uita gli rēdi gratie ſempiterne ne ſempiterni Regni / in leticia & exultatione ſempiterna. Amen.

¶ Delli admirabili teſtimonii circa la uerita della ſtrecta amicitia del Signore cō la ſua Spoſa. Cap. XXIIII.

NON Mi marauiglierei ſe alcuni circa li ſopradecti rari & admirabili priuilegii nō mi preſtaſſero indubitata fede. Et come ragioneuolm̄te potrei marauigliarmi / ſe io che cōtinuo li uedeuo & palpauo cō mano nō di meno nō poteuo ꝑ la grādeza delle coſe nō dubitarne! Et certo ꝑmeſſe q̄ſto el Signor̄ ꝑ piu chiareza della uerita. Attēdi dōq̄ chi nō uuol creder̄ a lei ī laude ſua / credi almāco ad me ī uitupio mio bēche ſia cōgiūto cō la ſua laude. Sa Dio che io ſon certo che la ſua gloria / o de ſerui ſuoi nō ha biſogno di noſtre bugie: & bē ſtolto ſerei ſe ꝑ altrui gloria fingeſſe le mie cōfuſioni: Le q̄li io cōfeſſo al cielo & alla terra / Io dico che io cōfeſſo che nel prīcipio della familiarita mia cō q̄lla ſancta ī molti modi dubitauo ſopra tāto ſtupende coſe / ne poteuo nel animo chiaramēte cōcludere ſe da Dio / o dallo aduerſario ꝓcedeſſero: o ſe erano uere / o ſimulate. Occōreuami la terza beſtia della pelle del Leopardo ꝑ la q̄le nello Apocalipſi ci ſono ſignificati li hypocriti. Tornauami in memoria quaſi īnumerabili deceptioni ch̄ haueuo trouato maxime nelle dōne. Soccorriuami molte ragioni che mi inclinauono a eſſer difficile a credere ſimili viſioni. Et ꝑ q̄ſto ſtauo in nō piccola anxieta: & come uoleua Dio / mi creſceua deſiderio eſſer certificato di tal dubio da q̄l ſolo el q̄le nō puo ne īgānare ne eſſere īgānato. Et trauagliando in q̄sti pēſieri ſubito mi uēne nella mente ch̄ ſe ꝑ mezo delle orationi ſue io īpetraſſe una uera & inſolita contritione de miei peccati con dolore di cuore ſatiſfactiuo nel conſpecto di Dio: & che q̄ſto ſēſibilmēte mi accadeſſe: aſſai certo ſegno mi darebbe della perfecta amicitia ſua con Dio. Piacquemi q̄ſto cōſiglio / ꝑche el diauolo nō puo eſſere authore di uera cōtritione: ne potēdo uorrebbe mai: ne ī forza di creatura e / poſto mouere el core dello homo doue uuole: ma ſolo in Dio: come proua la ſancta ſcriptura. Andai donq̄ con q̄ſto penſiero alla ſacra ꝟgine. Et ſenza ſcoprirli e miei dubii dixi ſimplicemēte / che uoleſ tio una gratia da lei. Et ella domãdando quale: Risposi/che si degnasse operar tãto col Sposo suo che si inclinasse ad perdonarmi e miei peccati. Rispose cõ lieta faccia: come se certissima fusse di ogni effecto che lo farebbe. Et io soggiõsi/ Vedete figliola se questo mio desiderio nõ hauesse requie io non reputarei che uoi hauesse facto nulla. Et domãdõmi che requie haueua ad esser q̃sta: Dixi io uorrei che di questa indulgentia mi impetrasse una bolla ad uso della corte Romana: Sorrise allhora alle parole dolcemẽte. Et domando che bolla che io uoleuo. Allhora io li dichiarai che la bolla che io cercauo serebbe se mi sẽtisse fuor del usato una p̄fonda & p̄fecta cõtritione delli mei peccati. Paruemi che allhora risguardãdomi allegramẽte cognoscesse & penetrasse in ogni secreto del mio core: & dixemi. Et ancor la bolla harete. Et cosi mi parti da lei che era quasi fornito el giorno. La sequẽte mattina mi assalirno certe mie cõsuete debileze: assai graui pero/intãto che mi fu bisogno entrar nel lecto. Era astante mio/frate Nicholao da Pisa deuotissimo Religioso & ad me dilectissimo. El loco doue posauo/che era ũ monasterio delle suore del nostro ordine/era assai propinquo alhabitatione della ṽgine: laq̃le troppo bene uedde ĩ spirito/el caso mio: & dixe alla cõpagna. Andiamo ad uisitare el padre frate Raimondo che sta male. A cui rispose: Peggio state uoi & nõ bisogna che ui pigliate q̃sta cura. Allhora ella ponẽdosi in uia cõ nuoua & incõsueta celerita & sequitãdola la cõpagna mi sopragiõse nel lecto dicẽdomi subito. Che hauete uoi? Fu q̃sto tãto allimprouiso che nõ potei aduisare el cõpagno di cosa alcuna come hauerei uoluto: & appena li risposi dicẽdo. Perche sete uoi uenuta qua con tanta graueza uostra/che peggio state uoi che io? Subito ella secondo che soleua comincio parlare delle alte cose di Dio: de beneficii suoi: della igratitudine nostra & del offese cõtra tanto clemẽte Signore & benefactore. Sentiuomi tucto attrarre alla uirtu delle parole: & riceueuo nõ piccol conforto. Et sforzami p̱ piu honesta leuare del lecto: & posimi a sedere ĩ uno altro lectícello piu propinquo allei. Sequitaua el cominciato sermone: & io nulla mi ricordauo della hexterna petitione mia della bolla. Ma tracto dalla efficacia delle uiue parole sentiuo penetrarmi da q̃lle come da acute saette. Onde sopraueñẽdomi fuor dogni usanza piu ĩterne cõsiderationi de miei peccati/mi si presẽtaua p̱ apertissimo modo & chiarissima visione el

terribil Tribunale di CHRISTO, doue io representato ricognoscendo emiei peccati: & risguardando la sua iustitia: odiuo la
sentētia sopra me della eterna morte: dellaq̄le facilmēte mi rico-
gnosceuo debitore. Et nō altrimēti odiuo publicamēte leggere le
cōdēnationi & uedeuo lo apparechio della executione, cħ sogli
aduenire alli publici mal factori cōfessi & cōuinti & destinati alla presente pena delle forche. E ben uero che doppo che alquāto
di tēpo fui stato ī q̄lla horribile & spauēteuole ussione: mi apparse el medesimo iudice cōuerso in una tāta benignita & clementia
che nō solo intendeuo che misericordiosamēte mi liberaua dalla meritata morte: ma ancora essendo io nudo pietosamēte cō le
proprie sue ueste mi ricopriua: & menādomi ī casa sua & lui por
gendomi abūdātemēte dolce cibo & māsuetamēte mitigādomi
& acceptandomi ad suo seruitio mutaua la sentētia della morte
eterna: ī dono di uita eterna. Leq̄l cose uedēdole io, p̄ parlar pro
priamēte in chiarissime visioni, furno troppo bastanti a rōpere le
catharatte del durissimo mio core. Onde ne p̄cedeuono efonti
delle acq̄, poche erono reuelati efōdamēti delle mie colpe: & ueni in tanto fremito & rugito, in tante lachryme & singulti che mi
uergogno pure a dirlo. Ma ella prudētissima che p̄ cio era uenuta
uedēdo loperatione della medicina, comicio a tacere: & lassōmi
p̄ alq̄to spatio satiare di cōputiuo & nō mai cosi consueto piāto
parēdogli che io douesse finire in q̄l modo di leggere & ben cōsiderare tucta la bolla: laq̄le tornādomi finalmente ad memoria
& uoltādomi allei dixi. Madre serebbe mai q̄sto q̄lla bolla cħ io
hieri a sera uidomādauo? Questa ei epsa Rispose. Et cosi decto
se io nō mi īgāno, sorizo & toccōmi lespalle & dixemi. Ricōdate
ti de beneficii di Dio: & subito siparti. Vnaltro segno della sua
excellētia & sāctita, bēche ī maggior cōfusione della tardita mia
nel credere, reputo debito manifestare. Era īferma la v̄gine & per
molte cagioni aggrauata iaceua nelle sue tauole. Doue ripiena di
reuelationi p̄ referirmele mi fe domandare. Et subito che arriuai
comincio secondo el costume suo a far sermoni & parole di Dio
& recitarmi q̄lle cose che nel giorno el Signiore si era degnato re-
uelarli: leq̄li odēdo io & cōsiderando lalteza loro a cōparatione
di q̄lle che delli altri sancti haueuo lecto: Ingrato troppo & sme-
morato del passato testimonio: diceuo intra me stesso. Credi pero che sia uero tucto q̄llo che costei dice? Et cō q̄sto pēsiero atte-
dendo nella

dendo nella faccia sua fixamente, subito la uiddi trasformata in
una faccia di uno homo barbato elq̃le con occhi fixi riguardādo
mi mi spauento cō un graue terrore. Era q̃lla faccia di buona lon
gheza, di eta mezana, la barba nō troppa lunga di colore triti-
ceo, laspecto era reuerēdo & pieno di maiesta. Et p un poco nō
potendo uedere altro che q̃sta faccia tucto tremito & arricciato
alzando le mani sopra le spalle gridādo dixi. Oh chi e q̃llo che
cosi mi risguarda? Risposemi la Vgine. E colui che e: Et decto
questo mi torno nella sua propria figura. Queste cose affermo di
nāzi a Dio con certeza allo ipso Dio & padre del nostro Signore
IESV. CHRISTO sa che io non mento: & che lui se appartiene
chiaro q̃sti miracoli per cōfermarmi nelle sue uerita; acioche io
cognoscesse della sua mirabile sapientia come egli elegge le cose
inferme & debile p cōfondere le forti & superbe. Aggiongo ancora
che oltra q̃lla visione exteriore senti nella mēte tāta interiore il
luminatione sopra le cose che mi parlaua (Parlauami allhora del
la misericordia di Dio cose che per al presente penso tacerle) che
ueramēte mi parue experimētare q̃llo che el Signore diceua alli
Discipuli prometēdoli lo Spirito Sancto, Et ānuntiaraui q̃lle cose che hanno aduenire. Io nō dubito ancora che si trouera incredu
li chi reputarāno q̃ste cose stultitie, o cose di malinconia, o uero si
mulate come ācora stimano molti del sācto Euāgelio di IESV
CHRISTO. Nō pero mincresce hauer facto q̃sto testimonio
almeno per alchuni altri cq̃li se nō sidegnano credere a Magdalena si sono almē cōstrecti credere a Thomaso. Io sō Thomaso el
q̃le nō uolēdo credere ad Magdalena che era lei: ne alli altri Discipuli di IESV che erono molti deuoti di q̃sta sācta cq̃li senza
alcū dubio credeuono. Tētai el Signore & ueddi cū li mei occhi
in lei el Saluatore elquale mi dixe palpa & nō uolere essere incre
dulo ma fedele. Et pero come lo stupefacto Thomaso palpādo
exclamo El Signor mio: & lo Dio mio: Cosi palpando io excla
mai. Vera e la Sposa del Signor mio & dello Dio mio.

Qui finisce el Primo Libro.

Incomincia el Secondo.

¶ Libro Secōdo della uita miracolosa della dilecta Sposa & deuota ancilla di IESV CHRISTO Catherina da Siena.

¶ Come el Signore / constrinse la Sposa : a escire in publico. Et del mirabile cōsiglio & iudicio cōtra esaui del mōdo: qlli a cui si apperterrebbe piu cognoscere & glorificare el suo Dio: Chi ha orechie da intendere lo intenda. Capitolo. I.

POI Che nel beato Sponsalitio fu confirmata la sancta
Sposa nella solidita della pietra imobile CHRISTO
IESV: Et poi che qsto granello di grano assai era sta
to socto terra morto : essēdo tempo gia di pullulare &
apparire pie di fructo nel cōspecto delli homini : & di spandere
el lume di qsta ardente lucerna posta nel candelliere grāde : che e
lui: a render luce a tucti chi albergō nella casa del Signore. Piacq
a Dio che ogni cosa suauemēte dispone : inducere la ugine apo
co apoco alla cōuersatiōe cō li homini. Onde qual che uolta poi
che molto lhaueua infiāmata damore ragionādoli molti secre
ti del Regno del Cielo / & seco ancor psalmeggiato: la exhorta
ua che andasse ad mensa cō li altri : et poi ritornasse allui: La ql
cosa odendo ella: disubito in angosciosi pianti & singulti amara
mēte si risolueua. Et diceua cō molta pieta pstrata in terra. O dol
cissimo Signore / & Sposo mio amātissimo: pche mi scacci da
te? Se io ho offeso la Maiesta tua: ecco qua el corpo miserabile pu
nito qto ti piace! Et uolētier anchora lo aiutero ad punirlo: ma nō
pmetter Signore che lanima habbi tāto tormēto dessere priuata del
la tua casa pfenda: Che ho a fare io cō la mensa loro ad cōpla
cerli? Io ho cibo da māgiare che loro nō sanno. Deh Signor ad
che mi comādi che io uadi a māgiare cō loro? hor nō uiue lhuomo
solamēte di pane? & nō molto meglio della parola che esce del
la bocca tua? Non sei stato tu Signore che mi hai facto lassare le
cōuersatiōi del homo p meglio poter meritare la cōuersatiō tua?
Et hora che p tua gratia et possego : lassaro io mai tāto thesoro:
p tornare alle tele delli homini & laberinchi mōdani? acciochè di
nuouo si accreschino la mia ignorātia del nome tuo?
Deh Signor mio buono / & Dio mio dolce / cessi p gratia tua qsta
indegnatione cōtra la tua ancilla. Queste & simili parole diceua

piu con diroctio pianto: che cõ boce distincta ala dolci sua vergine.
Ma el Signore piatosamente cõsolãdola rispõdeua. Lassa figliuola
la cura ad me di te stessa: cosa decente è: cõ tu adẽpii ogni iustitia ?
Il che farai q̃do tu sarai fructuosa nõ solo adite: ma ãcora alli altri. Nõ pensar figliuola che io vogli separarmi da te: piu p̃sto uoglio unirmi cõ el tuo core piu pfectamẽte. Non sai tu che io dissi
che tucta la legge & li pphetí sono ad fine de due pcepti? Luno e q̃l-
lo amore di Dio: laltro e lamore del prximo. Et pò io voglio ch̃ p
tedenti pfecta: rẽsta ti exercitii nel amor del proximo tuo: cõ meglio
cõpassione & misericordia: accioche cõ due piedi: & cõ due ali
ne uẽghi uolãdo nel Regno del Padre mio. Nõ ti ricordi del zelo della salute delle anime: che io accesi da principio nel tuo core: q̃do tu uoleui come maschio entrar ne monasterii delli homini & spetialmẽte de Frati Predicatori? Nõ hai tu nella mente che
q̃sto habito che tu porti: q̃sto habito del tuo Padre Domenico e
q̃llo habito trouato & dato ad uoi singularmẽte dalla mia dolce
Madre MARIA: & su cõcesso p q̃sto: & per q̃llo singulare amo
re che tu portasti a Domenico padre tuo: p hauer lui tãto fadiga-
to p la salute delle anime? Ecco dunq̃ che io ti preparo & dispon
go a q̃llo che tu nella infãtia tua p mia sancta inspiratione tãto
gia desideraui. Dispõgoti a q̃llo a ch̃ mi dispose el padre mio in
terra: & io disposi li Discipuli miei: p piu merito & corona tua.
A q̃ste parole cõformata la sancta Sposa: chinãdo humilmẽte la
testa disse: Non la mia Signore: ma la tua uolũta in tucte le cose
sia facta. Tu sei luce: & io tenebre. Tu sei q̃llo che sola e: Io q̃lla
che nõ sono. Ma dimmi Signor mio: se nõ so troppo psumptuosa:
come potra essere q̃lla che tu dici ch'io misera & fragile femina possi far cosa utile nelle anime tue? & come insegnera una dõna alli homini molto piu docti & sapiẽti? & quale honesta com-
portera che cõuersi cõ loro? A cui el Signore. Chi e q̃llo ch̃ creo
lhomo & distinse el maschio dalla femina? Et q̃l legge puo obligare el factor de suoi lauori: ch̃ nõ li facci come li piace: o nõ li ha
costrecto cõ la sua uolũta? Sarebbe mai forse limitata la mia potentia o uolũta da maschio: o femina: nobile: o plebeio? Stolto
errore e di chi cosi crede. Nissuno e nel mio cõspecto: Egradi so
no tutti uoi posti dalla mia uolũta: secõdo che mi piace exaltare
o deprimere le creature mie. Posso exaltare chi mi piace: & quanto mi piace. Posso ancor deprimere: ma nõ voglio giamai depri-

[illegible] alcuno senza causa & senza el peccato. Et pero e scripto di
me: che io feci tucte q̃lle cose che io uolsi fare: & nientedimeno al tri
sto io nõ do in eterno tribulatione. Questo non feci giamai, ne
mai faro. In uano domandi figluola: come potra essere che una
dõna sia utile p doctrina & p exẽplo del huomo: peroche nõ e
ĩpossibile appresso di me ogni cosa che puo capir nello intellecto
cosi mi fu facile creare uno angelo, & tucti e cieli come una for
mica. Nõ dixe el mio caro amico Giouãni, ch puo Dio delle du
re pietre suscitar figluoli di Abraã? Hor manchara ad me modi
di far uenire ogni effecto che io uoglio? Io so bene che in te nõ e
difecto di fede, circa la potẽtia mia: Et che solo p uirtu di humi
lita ti e paruto impossibile, dalla parte tua, & non dalla mia: Et
po uoglio che tu sappi el secreto mio. Sappi figluola che hoggi e
abundata tanto la supbia nel mõdo (in q̃lli maxime che si repu
tono docti & saui) che la mia iustitia nõ puo piu sostenerli. Ma
pche la misericordia mia e sopra tucte le ope mie: Io li ho pro
ueduto di uno salutifero remedio se lo acceptarãno humilmẽte.
La propria medicina & pena della supbia e la confusione & hu
miliatione: Et pero io uoglio che q̃sti saui nelli occhi loro sieno
humiliati & cõfusi: q̃do uedrãno uili creature inferme p sua natu
ra di forze, & senza alcuna sciẽtia naturale: fragili feminelle, &
inexpte nel mõdo: senza studio alcuno: o humana industria: ma
solo p infusa sapiẽtia dal donatore dogni dono: Intẽdere la doc
trina mia: & la sciẽtia uera de sãcti, & li secreti mysterii del mio
Padre: & spãderla nel mõdo cõ uirtu della parola & exẽplo del
la uita: & cõfirmarli miracolosamẽte con segni & prodigii sopra
ogni potestà di natura. Cosi faro hora, come io feci q̃do io era nel
mõdo: che mãdai huomini grossi, idioti, & pescatori: ma ripie
ni di sciẽtia & di forteza dallo Spirito Sãcto. Io uoglio mãdare
te, & altre ignorãti femine & mascki illitterati ad loro cõfusione.
Et q̃l cõfusione se riceuerãno humiliãdosi ad me, & cõfessandosi
mia essere la sapiẽtia & ogni uirtu: riceuẽdo cõ reuerẽtia la doc
trina mia diffusa nel mõdo p uasi fragili & infermi: gustarãno
la bũdãtia della mia misericordia: & sera gli q̃lla cõfusione medi
cina & salute. Ma se cosi cõfusi nella solita supbia nõ uorrãno cõ
fessare el nome mio: ma sequiterãno dispregiarmi ne miei serui
dispregiãdo loro: & negãdoli, & tribulãdoli come sogliono li su
perbi: Io ho giurato nella iustitia mia, che gli cõdurro in [illegible]

cōfusioni: cħ da tucte le creature serāno cōculcati & spregiati. Et rimanēdo nella superbia loro sēpiterna/ riceuerāno ancor sempi terna pena di cōfusioni: Et uedrānosi con dispiacimēto di cuore amarissimo & penitētia sēza fructo tāto depressi & humiliati an cora socto se stessi: quāto serāno stati desiderosi di eleuarsi sopra se. Apparecchiati dunq̄ tu ad escire in publico: pche io saro sem/ pre tecos uisitādoti & dirizādoti ī ogni opera che p me ti sera im posta. Fini insieme cō la visione el parlare del Signore. A cui in/ clinādo la testa cō molta reuerētia la sacta ṽgine: per empire el co mādamēto suo/ partissi subito della cella: & cō molta modestia & piaceuoleza apparse cō li altri domestici/ come uno/ uero An/ gelo di Dio. Et poneuasi alla Mensa comune: māgiando molto piu del pane di Dio (che e/ la parola sua/ sopra laq̄le di cōtinuo meditaua) che del comune pane/ cibo del corpo: uero e/ cħ ogni cosa che uedeua/ o odiua circa le cure seculari: portādoli graue fa/ stidio & tedio īcredibile: presto ꝑsto la faceua schifare el cōspecto delli homini & tornare alla cella: doue cō piu ardente sete cerca/ ua/ & con maggior pace trouaua lo amante & lo amato del ani/ ma sua. Et da q̄lla hora gli crebbe quasi un infinito desiderio del altissimo Sacramēto: desiderādo non solo cōgiugnersi cō Dio in unione di spirito: ma ancora in q̄lche modo corporalmēte rice/ uere in se stessa el uero & uenerabil corpo suo: elquale ueramēte (bēche inuisibilmēte) in q̄l sācto Sacramēto sēsibile si riceue.

¶ Della sācta & humile cōuersatione della ṽgine cō tucti li ho/ mini: Delli uili exercitii: Delle publiche visitationi del Signo re: Et delli frequēti excessi & extasi marauigliose in conspecto & nella frequentia delli homini. Cap. II.

ESsendoli p comandamēto di Dio facto necessario cō/ uersare cō li homini: si propose sopra tucte laltre/ exer citare due uirtu piu necessarie nel humana cōuersatio ne. Luna era una ꝓfūda & sincera humilita: laltra una icēsa & cordial charita. Onde comincio ī casa a darsi tucta ad esercitii uili & seruili/ & q̄lli cħ appartēgono alle uilissime fāti. Far la cu/ cina: lauar le scodelle: spazar la casa: & simili exercitii ancor piu abiecti & humili. Et pcħ Dio uoleua q̄sto: lassaua spesso īferma/ re la fāte della casa: p laq̄l cosa era necessario/ cħ tucto el peso fus se della Sposa. Et oltre a q̄sto cō singulare diligētia seruiua anco ra la fāte ne suoi bisogni. Et che e/ piu mirabile/ nō pdeua p q̄sto cōsueti abbracciamēti spirituali col Sposo suo. El qle ĩ manifesto miraculo q̄do ella corporalmēte seruiua nelle occurrētie dlla casa mētalmēte uisitandola ĩ marauiglioso modo si uniua cō lei. Questo e noto a tutti li suoi familiari come: p dir cosi: ĩnumerabil uolte eleuādosi ĩ extasi era rapita ĩ aere: & staua pēdulo el corpo sēza alcū sostētamēto: nō altrimēti tracta, che se ella fusse stata ferro ad una finissima Calamita. Et come naturalmēte el fuoco tēde a luoghi supiori: cosi allei: chē era tutto fuoco di amore: era facto cō naturale eleuarsi ĩ alto. v̄so lo Sposo suo: come ad pprio suo luogo. Vedeuamo noi nel tēpo chē ĩ ql modo era rapita: chē qlla aīa scā sēsibilmēte si retraheua da corporei sensi: abādonandoli ĩ tal modo: chē le mani & li piedi si stechiuano. Et se p caso a qlche cosa si fussero attachati: si tenacemēte ui restauano: che p nissuna forza si serebbeno leuati: se prima nō fussero spezati: o cōtriti. Vedeuamo chiuderli li occhi: el collo inrigidirsi come ū uetro. Et nō era piccol pīcolo ĩ ql tēpo: pur toccarlo bē leggiermēte. Tēto una uolta la madrē: q̄do ella staua ĩ qsti excessi: parēdoli hōribile spectaculo: dirizzarli el collo: pche li pareua che stesse ū poco torto. Et dixe poi la v̄gine: che ū poco piu di forza chē ui hauesse messo: sēza dubio lhauerebbe ropto. Et facto lhauerebbe: se la cōpagnia dlla v̄gine di cio accorta cō alte uoci nō lhauesse admonita del grā pericolo. Che pur cosi soauemēte tocca: q̄do poi ritorno lanima nelli suoi mēbri: senti tāto dolore nel collo quāto se lui hauesse riceuute molte & terribili bapititure.

¶ Di un miracoloso excesso, in mētre che arrostiua la carne per la famiglia: & come cadde nel fuoco: & lui stecte ĩmobile piu tempo senza lesione alcuna, o pur segno minimo che mosso fusse stato. Capitolo. III.

VNaltra uolta uolgeua al fuoco la carne p arrosto della famiglia: q̄do uenuta ĩ extasi: nō meno si arrostiua lanima sua nel fuoco della diuina charita (gratissima uiuanda alla bocca dello Spirito Sācto) che facesse qlla carne nel fuoco corporale. Et pl tāto fu cōstrecta abādonare lo offitio del uolgere lo spedone. Vedde cio Lisa moglie del suo fratello. Et prese lei qlla cura. Tāto che qlla carne si cosse: Et cocta fu apparechiata per cena: & la cena agiatamēte fu finita: Et ancora la v̄gine era in ql modo tucta absorta in Dio. Tornasi dūq3 Lisa al fuoco, & uede ancor durare questo spectaculo: poche la cena del Signore Sposo cõ la sua Sposa era molto piu lõga che le loro cene. Luno si mãgiaua laltro co idẽti di desiderio & damor & nõ si cõsumauono, peroche tale amore nõ solo nõ cõsuma: ma nutrisce poche trãsforma & cõuerte lhuomo in Dio. Et stãdosi & dilectãdosi ecari Sposi in questo modo: uiene lhora del dormire. Et ecco che Lisa fece tucti li obsequii cõsucti al marito & a figlioli: & postoli nel lecto torna al fuoco, ad ueder lo exito della uergine. Et truoua che ancor nõ era disciolta dal Signore. Finalmẽte aggarata come piacq a Dio di uederne el fine: delibero stare tui tãto che la ritornasse ne sensi suoi: Ma in ql mentre pcurãdo la meglio: la uidde posta con tucto el corpo nel mezo del fuoco di carboni accesi & feruenti. Et spauẽtata tucta cõ uoci alte & dolorose, gridaua. Oyme Catherina e, bruciata: & accostãdosi per trarla fuor del fuoco con stupor grãde, uedde patẽtemẽte che ne lei ne pur li panni haueuono patito alcuna lesione. Nõ un minimo odore si sentiua di abrustimẽto de panni, come sogliono fare sẽpre nel fuoco. Anzi che ne pur dalla cenere erano in alcuna parte tocchi. Et pure el fuoco era grãde: pchẽ qlla casa spetialmẽte usauono ardere molte legna p respecto del arte loro: che erono tentori, come e, decto disopra. Et oltre ad questo si fece cõputo che piu hore era stata sopra li accesi carboni la sãcta Sposa di IESV CHRISTO. Ecco hora rinouato el miracolo delli tre serui di Dio Anania, Azaria, & Misahel. Et nõ solo accadde tal cosa: una uolta: ma piu & piu ancora.

¶ Di piu miracoli simili: Et della potesta pmessa alli demonii contra la forte Sposa di IESV. Cap. IIII.

ORaua un giorno in Siena nella chiesa di sãcto Donienico appsso una colõna, sopra laqle era posta una cãdela accesa ad honor di nõ so che sãcto lui dipẽto, reclino la testa ad qlla colõna la vgine piena di abstractione & cõgitũta col Sposo suo: Et cadde qlla cãdela sopra el uelo del capo suo: Et cosi accesa sẽza una minima lesione pur di un pelo nõ cesso mai ardere & rẽdere el lume suo, fin che tucta fu cõsumata: Et ĩ ql ponto ritorno ella ne sensi suoi, partẽdosi ad tẽpo dal uero lume col qle in beatissime cõtẽplationi staua cõgiũta. Ma chi diremo de giudicii di Dio ueramẽte profundissimo abysso! Molte uolte fu ueduta la sãcta Sposa (nõ sẽza grãde horrore & spauẽto di tucti che uedeuono) essere uiolẽ temẽte buttata nel mezo del fuoco: onde da principio tocchi da pieta & misericordia li deuoti suoi figluoli/o figluole generati in CHRISTO: pẽsãdo al picolo euidẽte nelli occhi loro: alzaua no le grida: & corrẽdo p aiutarla & trarla del fuoco la uedeuono subito cõ lieta faccia sẽza lesione pur dũ filo de pãni escirne fuore p se stessa. Et ella ridẽdo diceua. Nõ uoliate hauer paura pche glie Malatascha: & p Malatascha intendeua el demonio: a cui el Signore pmetteua q̃lla podesta sop̃ el corpo della ṽgine. Et q̃sto maximamẽte q̃do ella haueua facto q̃lche opa singulare ad fructo & salute del pximo. Onde unaltra uolta riposãdosi lei nel suo lecticello/cõ tãto ĩpeto la bucto sopra un focolare di terra piẽ di carboni accesi/el q̃le era lui p̃sso/ch pcorẽdoui terribilmẽte cõ la testa lo spezo ĩ molte parti: & nõdimeno nõ si uedeua pur ũ minimo segno/o nella carne/o ne pãni: ãzi nõ pur torto ũ capello: come se tal cosa nõ fusse mai stata. Et ella ridẽdo & accogẽdosi del maligno / spesso replicaua. Malatasca/Malatasca. Parẽti furno a molti & ĩ molti luoghi q̃sti miracoli: ne sono ĩcredibili poich altre uolte si leggono esser̃ accaduti nelle uite de sãcti Padri: & spetialmẽte di sãcta Euphrasia. Ma ch diremo del nostro Signore el q̃le come scriueno li sacratissimi Euãgelisti nõ si cõfuse a lassarsi portare dal puerso demonio nel pĩnaculo del tẽpio & sop̃ lo excelso mõte? Nõ e adũq maraueglia se la Discipula & ancilla nõ fu maggiore del Maestro & Signore suo.

Della abũdante charita della ancilla di CHRISTO inuerso li poueri. Et dun caso molto piaceuole occorso alla ṽgine exercitando tal charita. Cap. V.

EXperimẽtãdo la gloriosa sancta tãto rẽdersi piu grata a Dio/q̃to piu al pximo si rẽdeua clemẽte & obsequiosa in ogni bisogno/o cõmodita sua: gli sopuẽne ũ desiderio feruente di sobuenirlo ancora de beni tẽporali. Ma nõ hauẽdo ella el modo p se stessa supplicaua porgẽdo gratiosissimi pghi al padre suo/che li cõcedesse delle sue faculta arbitrio di dispẽsare elemosine a pouerelli secõdo la sua discretione. Et egli tãto uolẽtieri cõsenti alla figluola/q̃to era gia certificato p molti segni della sanctita sua. Per laq̃l cosa comãdo strectamẽte a tucti e domestici che nissuno fusse ardito ĩpedirla se bẽ uedesse che donasse cioche era ĩ casa. Hor ecco ch la pietosa ṽgine ueramẽte disperge & da a poueri: nõ po sẽza la uirtu della discre-

tione: pcurando che q̄lli a cui ella faceua elemosina fussero uera
mēte degni di receuerla come bisognosi. Et īteſe di nō ſo che fa
meglie della Cipta: leq̄li erano ī necessita grande, & p uergogna
nō ardiuano mēdicare p amor di Dio. Onde tocca nelle uiscere
della misericordia: una mattina q̄si nel aurora carico se stessa di
grano, di uino, di olio, & daltre cose necessarie: & fauorendola la
forza dello spirito, come uno asinello portaua la soma alla casa
di q̄lli pouerelli: bēche assai lōtani habitassero dalla sua habita
tione. Et trouādo p uolūta di Dio le porte apte: pianamente po
saua le robbe nel primo cortile, & ritirādo ad se la porta cō gran
pstezza se ne tornaua. Ma odi ogni homo circa q̄sto un caso mol
to piu mirabile. Era la ṽgine īferma p si facto modo chē dalla piā
ta del piede p fino alla sumita della testa era gōfiata: & impiede
star nō poteua ī alcū modo: & nel lecto cō grā dolore: q̄do gli fu
referito che una uedoua piena di figluoli, maschi & femine, ui
ueua ī sōma miseria & penuria. Per laq̄l cosa cōmossa nel cuore
suo supplicaua la nocte lo Sposo, che p poco tēpo sidegnasse rē
dergli tāta forteza di corpo, che potesse secōdo el suo costume cō
la ppria psona sobuenire alla angustiata uedoua. Et sentēdosi cō
fortata mirabilmēte, pēsādo hauer̄ obtenuta la gratia dal Signor:
poco īnanzi giorno si leuaua del lecto: & empie una sachecta di
grano: un fiasco bē grāde di uino: uno altro di olio: & altre cose
oportune al uicto. Et giudicādo īpossibile tucte īsieme portarle
alla casa della uedoua, che pure era assai ben lōtana: & le robbe
nō erano di māco peso che cento libre: comincio a fidarsi nello
aiuto del Signore: & pgādo animosamēte: parte ne pone sopra
le spalle: parte attacha alla cintola: parte cō la dextra ne prende:
parte cō la sinixtra: Et tētādo leuarle, cognobbe el manifesto aiu
to dello spirito di Dio: poche non manco facilmente le leua che
se fussero state una leggierissima paglia. Et pche īnanzi al suono
della cāpana grossa del Palazo nō era lecito ad alcuno discorre
re p la Cipta, aspecto che sonasse: & alhora cosi solecita & gōfia
ta ī tucto el corpo, si īuiaua cō la soma adosso uerso la casa del
la uedoua cō marauigliosa celerita, senza dubio piu portata che
portante. Et gia approximatasi alla porta, Ecco nuouo sollazo.
Cessa lo aiuto Diuino: & q̄l peso che era prima si leggiero gli tor
na tāto graue che fu cōstrecta posarlo in terra: facilmēte aduedē
dosi che era īpossibile piu muouerlo, se Dio nō seguitaua cō lo aiu

to suo. Onde ella nõ diffidãdosi nel Signore: che nõ comīcia opa alcuna p nõ finirla: si messe cõ tucte le forze dinuouo ad leuar la posata soma: & ācor ch cõ molta fadiga sua: pur alfine la cõdusse alla porta della uedoua: laq̄le come piacq̄ al Signore trouo non esser fidatamēte chiusa: Onde mettēdo el braccio tra luna parte & laltra: pianamēte lapse: & lui depose la soma nõ po sēza alcū piccolo strepito: ī modo che la uedoua dormēdo leggiermēte si discīolse dal sōno: Il che aduertēdo la ṽgine p nõ esser sopragiū ta ī simil opa: comīcio ad uoler fuggire. Et ī q̄l pūto gli sopraue ne tāta debileza & tāta graueza di corpo: che nõ potea crollar si p alcū modo. Onde ripiena di amaritudine: & dallaltra bāda cognoscēdo el giuoco ch lo Sposo sipigliaua della simplicita sua risoluēdosi ī affecti cõtrarii: parte senadiraua: & parte senerideua. Adirauasi cõ humile sdegno paurosa dello scādolo che temeua se fusse cosi solecta stata trouata a quella hora dalle genti. Ridevane perche si cõtentaua che lo Sposo suo sidegnasse in q̄l modo ingānarla & strasiarla. Et p tāto cõ sdegno & cõ riso: ī molta fiducia siuoltaua a lui & diceua. Deh Signor mio dolce sop ogni dolceza: pche mhai tu īgānata ad q̄sto modo? Parti pero buono che la tua ancilla sia beffata: o cõfusa dalle gēti? Eche tucti q̄sti uicini sappino le mie sciocheze & mi reputino al tucto paza? Ec co p̄sto el giorno che mi scoprira a tucti come una fātastica: o forse peggio. Deh IESV mio nõ ti scordare delle molte misericordie che tu mhai facto insino ad q̄sto pūto. Nõ patir che io riceui q̄sta confusione a torto. Et pdona alli altri peccati miei p eq̄li io merito molto peggio. Questa mia pieta che tu mhai data: essēdo tua: nõ mi par ch douesse riceuerne tal guidardone. Deh IESV donami forza tāto che io torni a casa & poi mi rēdi q̄ta ifirmita ti piace. Et ī q̄sto modo dicēdo sisperonaua & sforzaua mouere el corpo cosi carponi andādo cõ le mani & co piedi. Et cōtra lui q̄si sdegnata diceua. Se tu douesse morire ti bisognera andare: o possi tu o nõ possi tu āderai. Poco era discostata dalla porta della uedoua: che in q̄l mētre essendosi ella leuata & uestita & uenuta abbasso: uedde q̄lle robbe: & uolēdo sapere chi le hauesse portate escēdo fuor della porta nella strada: ricognobbe la ṽgine al lhabito sācto: & non uedēdo altri cōprese tucto el successo della cosa: & maxime essendoli nota p la chiara fama della abūdante charita sua. Allhora piacq̄ allo Sposo restituire alla ancilla sua tāta forteza, che īnāzi cħ uenisse la piena chiareza del giorno si cōdusse a casa, & recreata di mēte ritornasse nella infirmita del corpo come era prima p̄ maggior merito & gloria sua.

¶ Di uno altro caso & exēplo notabile, circa la uirtu sancta della elemosina. Cap. VI.

STaua unaltra uolta la vgine nella chiesa di scō Domenico: Et passādoli dināzi uno pouerello secōdo che sogliano, li domādo q̃lche elemosina p̄ lamor di Dio. Et nō essendo di sua cōsuetudine portar denari ne altro, gratiosamēte li dixe: che nō haueua p̄ allhora alcuna cosa p̄ darli: ma se hauesse tāta patiētia cħ lei andasse alla casa riceuerebbe di q̃llo che ella potesse sufficiēte elimosina. Rispose el pouero cħ nō poteua aspectare: ma se ī q̃l loco gli poteua dar q̃lcħ cosa cħ gliela desse, altrimēti nō era p̄ andare altroue. Allhora īcrescēdo alla vgine lassare el pouero cosi scōsolato, piena daffāno pēsaua se hauesse q̃lche cosa da donarli: & ricordossi che tra suoi paternostri era infilzata una Crocetta dargēto, bēche piccola fusse. Et sēza piu pēsarui, ruppe subito el filo: & allegramēte trahēdola, la donò al pouero: se pur era pouero & nō piu p̄sto el uero ricco: elq̃le tucto lieto si parti nō domādando piu da altri elemosina alcuna come se solamēte fusse uenuto p̄ q̃lla crocetta. Vēne la sequēte nocte & apparse el Sposo alla vgine cō q̃lla p̄pria croce ī mano: ma ornata di molte pietre p̄tiose, & dixeli. Ricognosci tu figliuola q̃sta croce? Signor si: dixe ella. Ma ricognosco ācora che nelle mie mani nō era cosi ornata come hor la ueggio. A cui el Signore. Perche hieri me la donasti cō tāto amore, po la uedi hora ornata di q̃ste gēme. Et p̄ tāto io ti p̄mecto cħ p̄sēte tucti li Angeli & li beati, ī q̃l giono cħ io cātero al padre mio la misericōdia & el iudicio, q̄do sara giudicato tucto el mōdo. Io la p̄sētaro testificādo q̃sta op̄a tua ad laude & gl'ia tua sēpiterna. Et decto q̃sto disparse, lassando la Sposa tucta occupata ī uolere rēderli humili & infinite gratie. Nō sāno q̃ste cose li richi & auari delle richeze terrene: li cupidi mercāti: & li gōfiati & īgrassati & dilatati delli thesori acq̃stati nella Croce di IESV Xp̄o & de sācti martyri. Et po dispreʒato Xp̄o nelli poueri suoi raccogliono & spēdono iniquamēte li beni iniustamēte acq̃stati: nelle iniq̃ta loro & pōpe & lasciuie. Et cosi uāno thesaurizādo ira di Dio nel giorno della ira & del iusto iudicio suo: elq̃le come nō uogliono ueder cosi lo sētirāno terribile & īsopportabile p̄sto p̄sto.

¶ Di uno altro marauiglioso exēplo circa la medesima uirtu &
Capitolo. VII.

A Llectata cō si larghe & honorate pmesse ad maggiori
ope di misericordia la scā Sposa, Vnaltro giorno nel
la medesima chiesa doppo lhora di terza era stata so
la cō una cōpagna ī ū loco posto apiedi della chiesa, quasi separ
rato da epsa, alq̄to piu eminēte dello spazo del resto della chie
sa: luogo pprio destinato a simili Religiose. Hor mētre che de
scendeua per tornarsene a casa disciolta dalle solite abstractioni
& contemplationi sue: ecco un giouene nel aspecto peregrino &
pouero di q̄si. xxxii. o. xxxiii. anni: & affrōtandola li domādaua
uestimēti per ricoprirsi: & lei subito. Aspecta quiui uri poco disse
fin chi entri in questa cappella & torni. Entrata dūq nella decta
cappella cō honesta cautela sitrasse di dosso una tonica che haue
ua socto senza maniche, & donolla cō molta letitia al peregri
no. Elquale acceptandola dixe. Deh poi che mi hauete proue
duto della ueste di lana: puedetemi anchora duna camicia di li
no. Molto uolentieri dixe la ūgine: uienne meco ad casa & con
tēterotti. Et cosi inuiandosi el pouero la sequitaua. Giūta dunq
che fu ī casa cercādo p e goffani del padre & de fratelli trouo una
camicia & uri paro di mutāde: ꝑfele & gratiosamte donolle al po
uero. Elq̄le soggiōse. Et ch debbo io fare di q̄sta tonica sēza ma
niche: & come mi hauete pueduto per coprir le braccia, se uolete
fare la opa pfecta: fatela intera mente. Tu hai ragione dixe la ūgine:
Aspecta che ancor le maniche harai. Et accesa ꝑ farla elemo
sina pfecta andossi aerosse p casa & accaso uedde pēder ad una
ptica come si usa alle ueste buone p farli prēder cōuenienti pieghe,
una nuoua tonica della fante di casa e dalla q̄le subito spiccate le
maniche le porto al sopdecto pouero: & lui p tētarla piu oltre (p
ch ī uerita era q̄llo ch tēto Abraā) dixe. Ecco madōna ch mi ha
uete uestito tutto. Colui p amor del q̄le lhauete facto ue ne risponda.
Ma attēdete che ancora e nello spedale ū cōpagno mio che an
cor lui ha molto bisogno esser uestito: Se uoi gli uolete far q̄lche
bene, io lo portero molto uolētieri p parte uostra. Turbo alq̄to
la nuoua domāda el cuor della ūgine come cōbattuto da piu par
te. Dal una la cōpassione & misericordia la strengneua: ad uole
re sobuenire anchora a quel pouero dello spedale pensando alla
sua necessita: dallaltra cōsideraua el mormorio di tucte le psone.

dessa casa chi si turbauano delle tāte elemosine: chella faceua: Et
ciascuno pche nō uenissero alle sue mani teneua le cose sue sotto
le chiaui rinchiuse. Oltre a q̄sto gli pareua bene assai hauer tolto
alla fante le maniche della ueste nuoua: dellaq̄le nō si era ancor
uestita. Et la discretione gli dectaua che nō era po bene spogliare
uno ī tucto p coprire altri: maxime essendo ancora q̄lla fante po
uera & bisognosa. Et p q̄sto si fermaua sopra se stessa dubitādo se
doueua spogliarsi della altra propria tonicha sua che gliera rima
sa: & argumētaua p luna & p laltra parte. Imprima segli presen
taua opera di charita uestire lo ignudo. Et anchora che spogliasse
se stessa stimaua piu ragioneuole douer cōportare ella q̄l manca
mēto che el pouero: & cosi era tucta īclinata a spogliarsi p uesti
re altri. Ma p loppos̄ito uedēdo che cosi spogliata resterebbe in
decētemēte: nō secōdo che richiedeua lhonesta duna vergine &
Religiosa: dellaq̄l cosa nō piccolo scādalo facilmēte ne poteua se
guitare nel p̄ximo. Prudētemēte cognobbe nel lume della chari
ta ordinata tanto meglio essere: non dar offensione al p̄ximo di
scādolo che fare tēperata elemosina: q̄to e meglio hauere riguar
do alla anima del p̄ximo piu presto che al corpo. Et facta la cōclu
sione dolcemēte rispose al pouero. Se mi fusse honesto charissimo
mio che io mi spogliasse ancor q̄sta tonica: troppo uolētieri la do
narei al cōpagno tuo: ma pche lhonesta nō lo cōporta: & altrimēti
nō posso puederti: pregoti che nō ti sia molesto restare in patien
tia: poi chi piu chi uolētieri ti darei potēdo cioche tu uolessi. Allho
ra q̄l pouero sorridēdo rispose. Io ueggo bē chi piu chi uolētieri mi
daresti cioche io uolessi. Resta cō Dio. Et cosi decto partissi con
un grato modo & cō certi segni che molto bene dichiaraua: chi
egli fussi: & chi era q̄l pouero dōde pcede ogni richezza. Ma lei p
humilita pfunda giudicādosi indegna dogni cōsolatione & nō re
putando alcuna opa sua degna di tāti doni si daua tucta a cōsueti
suoi exercitii: tenēdo sēpre la giocōda memoria del Sposo suo.
Onde egli la sequente nocte unaltra uolta gliapparse ī forma di
q̄l pouero peregrino tenendo in mano q̄lla tonica che haueua ri
ceuuta ornata parimēte di pretiosissime ple: & lucidissime gēme
che illustrauano tucta la camera. Et dixe. Figluola dilectissima
ricognosci tu q̄sta tonica? Ricognoscola Signore. Dixe ella. Ma
appsso di me nō era cosi ornata & lucida Dixe el Signore. Hieri
tu mi donasti q̄sta tāto gratiosamēte: & cō tāta charita uedēdomi

ignudo mi uestisti tollẽdo dal corpo mio ogni pena di freddo &
di uergogna. Hora pche nõ son ingrato ad chi mi dona in cãbio
di q̃lla tonica uoglio donarti unaltra ueste: inuisibile alli altri hó
mini: ma uisibile ad te sola & anchor palpabile: in uirtu della q̃le
nõ solo le mẽbra del corpo: ma ancora lo spirito tuo se riceuera
al tuo caldo: chẽ discacciara uia ogni nociuo gielo: Et cõ q̃sta starai
fin che con gloria & honore presenti li Angeli & li sancti del cie
lo ti riuestiro di uestimẽto molto piu honorato & glorioso. Et det
to q̃sto. Trasse subito cõ le pprie sacratissime mani una ueste dal
suo costato tutta colorata di sangue/laq̃le da ogni parte splẽdeua
razi. Et lui stesso cõ le medesime uenerabili mani la messe ĩ dos
so alla ṽgine. Dicendo. Io ti assegno q̃sta ueste con li suoi effecti
miracolosi mẽtre che uiuerai in terra in segno & arra della ueste
futura in gloria eterna: dellaq̃le al tẽpo suo serai uestita in cielo.
Et cosi finite le parole fini la visione & la sãcta Sposa si trouo ue
ramẽte uestita della nuoua mirabil ueste: & cõfessõ mi che da q̃l
ponto nõ senti mai mutamẽto alcuno nel suo corpo di piu o mẽ
no caldo/o freddo: ma sempre in una tẽperie moderatissima da o
gni tẽpo nelli freddi excessiui di uerno/o caldi uehemẽti di state/
o subiti mutamẽti di tẽpo/o giello/o nieue/o pioggie/o uẽti: & mai
li fu mai piu necessario crescere/o minuir ueste/non portãdo ella
altro che una semplice tonica sopra un simplice tonicello. Cõfer
rischino hora li homini li propositi admirabili exẽpli cõ le anti
que elemosine del glorioso Nicholao/o del beatissimo Martino
o daltri delli antiqui q̃le si uogliono: & cõfessino ingenuamẽte
& rẽdinne gratie al Signore/che li tẽpi nostri son facti nõ meno
honorabili & gloriosi de passati: per li piu rari & stupẽdi doni me
niti da cielo ĩ una fragil feminella. Ma sẽpre su q̃sto ignãno ch la sã
ctita apparisce sẽpre piu ueneranda & degna di piu lode & admi
ratione: come interuerra ãcora ad q̃sta sãcta cõ ne tẽpi aduenire se
ra molto piu cognosciuta & uenerata: laq̃l cosa si degni cõcedere
el Signor/ad gloria & exaltatiõe del benedecto suo nome. Amẽ

¶ Di due patẽti miracoli che Dio fece ad pruoua & cõmẽdatio ne delle opere di charita che cõtinuo faceua la sãcta nostra. Capitolo. VIII.

ERA Nella Cipta un pouero di uolũtaria pouerta per
amore di Dio/elq̃le sosteneua molte necessita circa el
uicto. Laq̃l cosa sapẽdo la Madre nostra tutta infiãm

mata & sollecita p sobuenirli empi una tascha di pano lino: che ad simili opere haueua puisto: di galline & di huoua & portan tole ad casa del bisognoso p la uia uedde una chiesa. Et ricordan dosi che era casa di oratione: entro dentro. Et postasi genuflexa eleuando la mete secondo el costume suo fu tracta fuor de sensi: & lo abadonato corpo sedeb inotucto in quella parte doue era la tasca piena di huoua: lequli come se fussero state di sodo marmo, si seruorno integre sostenedo tucto el peso del corpo p spatio di piu hore che ella uigiacq sopra. Et aggiogne alla marauiglia p far el miracolo piu chiaro: ch p caso tra qlle huoua era uno anello doo tone, che soghono operare le done p cucire: elqle no sostenedo el graue peso i tre parti si ruppe. Nacq ancora uno altro caso no to ad molte psone. Et tucta la famiglia che erono in numero uinti co li occhi proprii lo uedderono & testificorono. Daua la sancta (come e detto) molte elemosine non solo co la uolunta: ma anchora con letitia molta del padre. Ma accadde che el uino delqle la famiglia beuea: & ella donaua alli poueri, i pcesso di tepo tucto turbato diuene di sapore poco grato al gusto. Onde ella p far elemosine piu accepte al Signore andaua ad unaltra botte piena di buon uino: & dinde largamete ne ghaueua. Era di tal misura la botte che p tucta la fameglia trahendone di cotinuo poteua durare circa quindici, o al piu uinti giorni. Et no dimeno dadonelli a poueri in molta abundantia: & trahedosene ancor p la necessita di tucta la fameglia, passorno piu che trenta giorni: no co putado qlli heqli p addietro ne haueua prepoueri solo abundatemete dispesato. Marauigliasi di cio tucta la casa: & aggiogneua alle marauiglie che non pareua che qlla botte allerasse nulla nel uedere el uino gagliardamente, come douena fare in lugo pcesso di tepo trahedone di cotinuo: Et no maco si marauigliauono, ch p el gusto certissimamete coprehendeuono el uino hauere acquistato uno isolito molto piu soaue & grato sapore. Et ogni homo testificaua che giamai alla sua uita no haueua gustato uino di simile bonta. Ma la ugine a cui non era la causa abscosta non si marauigliaua sapedo certo che era facillimo allo abudate & dolce Signore pdurre ogni abudantia: & ogni dolceza. Et p cio ella usando la liberalita del Signore: tato piu si sollecitaua esserne liberale inuerso li poueri: qto piu ne riceueua dal Sposo suo: cercando co ogni industria li pouerelli che lo riceuessero. Et ecco che passa

el secondo mese & la bocte non pari che fosse mai stata tocca. Et
e, ben da credere che non fusse maggior la liberalita della Sposa
sollecita p trarne: che la benignita & gratia del Signore accorta
& larga p infunderne o imbottarne. Hor ecco adunq che entra
el terzo mese: Ecco che sappxima el tēpo della uēdēmia: Gia so
no luue mature: Gia ricolte nelle uine: Gia pesto & facto el mo
sto: Gia e necessario preparare le bocte p el nuouo uino: Gia tut
te le altre bocte son piene, excepto qlla che tanto tēpo & ella fa
meglia & alli poueri haueua rēduto. Et ecco che qllo che haueua
spiritual cura della nuoua ricolta comāda a garzoni che preparasi
no qlla bocte non potendo credere che ui fusse piu uino. Vanno
adunq & guardano, & ueggono che la bocte era ne medesimi ter
mini suoi: & che ancor rēdeua chiaro & optimo uino. La ql cosa
non potēdo ancora credere qllo homo incredulo: Et quasi infa
stidito della risposta, & di tal uino, stomacosamēte dinuouo li co
māda: che se ui era uino che subito lo trahessero, & adaptassero
el uaso p el nuouo che erā p guastarsi. Allhora non potēdo resi
stere a comādamēti, Moueno el uase & mētre che pcurano uo
tarlo lo trouono tāto secco come se fusse stato molti mesi uacuo
cosi di uino come di ogni altro liquore. Della qle pure allhora &
di cōtinuo p addietro: ne haueuono tracto si chiaro & si buono
non altrimēti ne con māco prōpteza del uase che qndo da prin
cipio era pieno. Vedde cō occulta fede qsto miracolo tucta la ca
sa. Sparsesi la fama p tucta la Cipta, con non piccolo stupore di
qlli che haueuono chiaramēte ueduto & aduertito del longo du
ramēto del uino della singulare & inusitata bōta della pseueran
te chiareza: & finalmēte del subito miracoloso mancamēto. Et
di tucto sia magnificato Dio che per exemplo nostro opera cose
mirabili nelli sancti suoi.

¶ Della molta charita della vgine ī curare & procurare alli in
fermi. Et di un singulare exemplo di molta patiētia & admi
rabile perseueranza. Cap. IX.

SE Opere grādi uso uerso li poueri in ardēte charita &
misericordia p souenirli: Molto maggiori obsequii
& seruitii presto alli īfermi in dolēte & cordiale com
passione, p sollevarli. Onde ancor che possino pare
re īcredibili per essere stupēdi & forse nō piu uditi: nō dimeno per
gloria di Dio, & p honor della uerita: solo p coloro che sanno a

che a Dio

che a Dio nō e/ alchuna cosa impossibile/o difficile: fedelmēte & puramēte si narrerāno. Era una dōna iferma & pouera nominata Cecha: nella Cipta di Siena/cōdocta in uno hospitale di piccole faculta & di pochi ministri: doue p q̄sto mancaua assai delli bisogni suoi/ch nella ifirmita gli sopraggiogneuono. Et cosi aggrauando di male in peggior dispositione/incorse in abomineuole lebra sparsa per tucto el corpo. Per laq̄l cosa schifādola ciascuno con horrore: nō essendo chi piu/o tāto/o q̄to uolesse ministrarli: pensauano mandarla al pprio & deputato loco de lebbrosi/fuor della Cipta quasi un miglio. Ma piacq al Signore che la pietosa vgine itēdesse el caso miserabile sopra la dōna: laq̄le subito percossa da dolorosa cōpassione: cō animosa prōpteza simosse ad uisitarla: & cō faccia allegra cōfortādola: & tractādola pietosamēte cō le sacrate mani: dolcemēte li offeriua nō solo subsidio di cose tēporali: ma anchora seruitio cōtinuo della psona sua. Odēdo q̄sto la bisognosa/non dubito accepetare ogni cosa. Hora ecco la uera ancilla di IESV CHRISTO ponēdosi al seruitio della lebrosa/mattina & sera li puedeua dogni cosa al suo uicto necessaria: & oltre ad q̄sto soggiorniādo alla cura sua cō ogni diligētia prōptitudine & allegreza & cō molta reuerētia con le pprie mani li cucinaua/li portaua/& li ministraua ogni bisogno. Fu q̄sta tāta humilita & subiectione della vgine: efficace occasione & materia/di igratitudine: & supba arrogātia/nella meschina femina facta nō manco lebrosa nella anima che si fusse nel corpo. Et uēne in tāta presūptione & altereza cōtra la humile ancilla/ch nō altremēti ne cō manco iperio/la soggiogaua & uillaneggiaua cō parole acerbe/& mordaci: che se fusse stata sua fante mille uolte da lei ricōprata. Et se bene in piccola cosa non era cosi ad punto seruita/o itesa q̄si ad un minimo cēno/ipatiētissimamēte cō grandi & ingiuriose parole la sgridaua. Accadeua ancora che la deuota vgine tal uolta soprastaua alcun poco piu che lusato nella chiesa p li cōsueti rapti: onde q̄do poi tornaua ad ministrarli: la ipatiēte & peace femina cō itolerabili & uillane parole piena di iniquo sdegno la assaliua: & i derisiōe & obrobrio della sācta formalmēte i q̄sto tenor la uituperaua. Hor bē ne uēga la signora Regina della fonte: O q̄to e/gloriosa q̄sta Regina: che tucto el di sta nella chiesa de frati. Ditemi Madōna Regina sete uoi stata per tutta q̄sta mattina co frati? Essipare bene che uoi nō ui potete satiare

di qsti frati. Queste & altre uituperose parole stomacosamēte effundeua cōtra la vgine: Alleqli la prudēte vgine redēdo singular
dolceza & benedictione, bene p male: & meglio p peggio come
ricerca la pfectione della xpiana uita: seruādoli ogni reuerētia cō
me a Madre: cosi piatosamēte la placaua & admolliua. Deh ma
dre dolcissima nō ui turbate p lamor di Dio: che se bene ho tar-
dato un poco: Io faro ben tāto psto qllo che ho da fare che serete
cōtenta. Vedrete madre mia che nō ui māchara cosa alcuna. Et
cosi dicēdo & discorrēdo p la casa cō sōma diligētia li puedeua
ogni cosa, ītāto che la uillana mormoratrice cōfusa intra se stessa
si marauigliaua nō māco della patiētia della vgine che della di
ligētia. Duro qsta cosi facta seruitu lūgo tēpo, & accresceua cō
tinuo la sācta vgine ī maggior feruore & obsequio, qto piu el ma
le ueniua cresceēdo: & qto piu p laugumēto del male, la īportuna
femina ne diuētaua piu fastidiosa & satieuole. In qsto mentre in
tese Lapa la dura īpresa della figluola: Et tucta turbata cōtra lei
& piena di stomacho diceua. Figluola tu cerchi con ogni modo
portarci a casa la lebra. Sēza dubio io ti ueggo facta lebrosa. Et
ecco eguadagni che tu ci portarai: hor credi chi io possi piu cōpor
tarti qsto! nō sara mai uero che ī uita mia tu facci piu simili abo
minationi. A qste parole, la vgine chi si quietaua tucta & cōfide
ua in Dio: niēte cōmossa, cō molta humilita & māsuetudine ri
spondeua. Non dubitate Madre charissima di lebra alcuna. Hor
credete uoi che la dolce bonta di Dio pmettesse tal cosa, poi che
tal seruitio lui medesimo si e, degnato cōcedermi & impormi p
amor suo! Et come pēsate Madre che io lo possi lassare contra el
comādamēto del mio & uostro Signore! hor nō serebbe allhora
molto piu giusta causa di temer di lebra & di peggio che lebra se
io contrafacesse alla uolūta del mio Sposo & nostro Dio! In qste
& simili dolci & efficaci parole faceua marauigliosamēte disubi
to placata la Madre. Ma el Signore, che si dilecta tētare chi puo
resistere, infino allo extremo: pmesse allo antiquo Serpēte inimi
co nostro: che nelle mani della Sposa sua ponesse nuoua cōtagio
ne di manifesta lebra: In tāto chi guardādola ciascuno nō dubita
ua che ql male hauesse cōtracto dalla inferma. Di cui el corpo di
cōtinuo sēza riguardo tractaua. Hora puo p se stesso chi uuole fa
cilmēte īdiuinare le querele, & le ingiuriose parole della madre: &
le mormorationi delle brigate: poi chi ciascuno facto sauio sopra

la sancta vgine/in opprobrio depsa diceua la sua sentētia. Chi di
ceua: ben li sta ogni male. Laltro: Io dixi ben io. Quellaltro: Et
chi nō lhauesse decto! Et cō qsto/peggio era che gia ogni homo
la schifaua p abominatiōe del male: & piu p el pericolo della cō/
tagione. In qste percosse piu dure che la ppria lebra trouādosi la
vgine fondata gia nella pietra īmobile della fede & della speran
za & amor di IESV nulla simoueua: ma piu psto come se haues
se acquistato el thesoro riceueua cō sōma allegreza la guadagna/
ta lebra insieme con le dure parole & opprobrii & abominatio/
ni delle genti. Vedēdosi facta p qsto modo piu simile allo Sposo
suo: & insieme intēdendo che lui nō era p schifarla: anzi che in
tale stato molto piu feli approximaua & cō maggiore amore. Et
cosi stādo nō pochi giorni: El dolce IESV Sposo & Signor suo
uedota la prōpteza della sua Sposa: & la forte uolūta assai mani/
festata p sua gloria: Nō pote patire che ella piu lūgo tempo/in ql
seruitio & in ql modo infecta dalla schifeuole infermita durasse.
Vēne dunq el termine della uita di Cecha: nelqle piu sollicita/
mēte operādo la vgine: hora cō sermoni exhortādola/hora adiu
tādola con orationi/di cōtinuo pcurādola circa el corpo/nō cessa
ua illuminarla nella sancta fede/eleuarla nella sperāza/ & soli/
darla nella charita: fin che si parti lo spirito dal corpo & ando al
loco suo: Et ella p finire ogni offitio con le pprie īpiagate mani
tracta li horrēdi & puzolēti mēbri. Trahe le ueste. Laua tutto el
corpo. Riuestelo cosi lauato: & decētemēte lo assecta nel cathalec/
to. Et sequitādo le exequie finito ogni offitio entra nel sepulchro
& lui cōponēdolo/cō la terra lo ricopre: Et finito che hebbe ogni
opa risguardandosi le mani: le ricognobbe cosi monde & delica
te come se mai nō fusse stata ne lebra ne alcuno altro male. An/
zi in segno Di manifesta opatione diuina/qlli lochi doue era sta
to particularmēte el male della lebra diuētorno p si facto modo
nitidi & relucēti: che rendeuano chiaro splendore alli occhi de ri
guardāti serenādo & illustrādo laere circūstante: di singular chia
reza: Imparino hora tucti qlli chē si gloriano del nome xpiano
humiliarsi ad ogni uile & schifo exercitio īuerso el pximo suo p
amor di colui che per amor nostro si fece humile & come lebroso
& opprobrioso a tucto el mōdo: poche in qsto maxime consiste
la pfectione di tucta la legge. Et qllo pfectamente la adēple che
le infermita del fratello & pximo suo/in molta misericordia se/

le pone sopra se stesso/portãdole cõ le spalle ꝓprie & spirituali & corporali in ogni sollicitudine & fadiga di mente & di corpo. Et allhora si partira ogni lebra delle nostre mani: al mãco spiritualmẽte: cioe ogni nostra passata mala opatione purgherassi & mõderassi nel conspecto di Dio: ĩ uirtu di tale opera di charita: dellaq̃le testifica la scriptura sancta: che nella ꝓsentia delli occhi del Signore ricopre la moltitudine de peccati.

¶ Di uno altro non meno stupendo exẽplo / circa el medesimo exercitio di charita nel seruire alli ĩfermi. Cap. X.

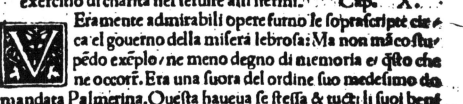

VEramente admirabili opere furno le soprascripte circa el gouerno della misera lebrosa: Ma non mãco stupẽdo exẽplo / ne meno degno di memoria e/ q̃sto che ne occorſe. Era una suora del ordine suo medesimo domandata Palmerina. Questa haueua se stessa & tucti li suoi beni accomãdati ad un pietoso luogo nella decta Cipta di Siena chiamato la casa della Misericordia. Et q̃tũq; nelle opere sue exteriori/ben paresse ad chi non penetra ne secreti del core che fusse tutta consecrata a Dio/non dimãco ĩ uerita (come dipoi chiaramẽte apparse) era uera figluola del demonio disposata a lui nelle prime ope di supbia & inuidia cħ lui fece & insegno fare a lhomo. Cosa incredibile a dirla. Haueua costei tanta inuidia & odio cõceputo cõtra la sacra ṽgine: che non solamẽte gliera molesto uederla: ma ancora non senza molta turbatione & grauezza di cuore poteua sentirla nominare: manifestãdo non solo nella sdegnosa faccia: ma ancora nelle mordaci & inique parole/piene di falsa testimonãza / cordiale inimicitia/cõtra lei. Peruẽne/facilmente alli orecchi della Sposa di IESV tanta ĩsolentia della suora. Et tocca da superabũdante charita che cerca satisfare doue nõ e debito alcuno/ꝓse honesta occasione di uisitarla. Et mostrãdoli ueri segni di sincero affecto: si sforzaua cõ ogni studioso obsequio placarla. Ma ella disprezando ogni officio della mansuetissima ṽgine tanto piu si excitaua in supbia: & saliua in pfecto grado di diabolica inuidia. Onde la Sposa con molta amaritudine affligendosi penso nuoua medicina ad si facto male. Et cõuertendosi allo Sposo suo gridando misericordia: con singulari desiderii supplicaua che conuertisse & addolcisse lindurato cõre della ingãnata dõna. Inclinossi el Signore alle ferventi orationi: onde per trarre la peruersa femina dal peccato & dalle brãche del tirãno sco-

marauigliosa prouidentia la percosse subito di nuoua infirmita nel corpo per sanarla cō mirabili modi nella anima. Hora ecco che la vgine ode la infirmita di Palmerina. Odendola cōsiderata la perdita di qlla anima se in qllo odio pseuerasse fino alla morte. Considerādo qsto cresceua in zelo & desiderio di guadagnarla p ogni mōdo. Et īprima uisitādola frequētemēte cō acti & cō parole piene di charita, & cō liberalissime offerte: studiādo rendersela benigna: gli porrecteua giorno & nocte la ppria persona & ogni faculta per ciascun bisogno & cōmodita sua. Ma ella tanto piu inferma chi sana disprezaua tucte qste opere & offerte piene di charita tua cōpassione: qto e piu bestial cosa nelle proprie calamita nō hauer grato la misericordia del pximo: opa ueramente diabolica. Ma nō māco opera Diuina & angelica dalla parte della vgine: poche qto piu odio & horrore uedeua crescere nella falsa sorella: tāto sentiua augumētare inuerso lei la cōpassione ī se stessa. Et aggiognēdo dolci uisitationi, & obsequii: la puoco ī tāto aperto furore che cō rabbiose uoci gridādo, comādo che la vgine fussi cacciata di casa, cō minaccie & male parole. Le qual cose sofferēdo con sōma patiētia la vgine di nuouo si cōuertiua alle orationi. In qsto mezo piacq al Signore che la misera īferma aggrauasse nel male quasi senza sperāza di salute. Et di cōtinuo piu accecata nel odio & nella supbia, senza humiliarsi ne cō Dio ne con li homini, disprezādo li extremi sacramēti, appximaua alla doppia morte. Intese qsto la Sposa chi sollicitamēte pcuraua sapere ogni successo della meschina: Et come ferita nel core di acute saette da amor del proximo p amor di Dio: si chiuse nella cella: & psttata ī terra fulminādo come tuoni, accese orationi: & multiplicādole ī nuoui & gratiosi modi miserabilmēte lamētādosi, cō parole della mēte diceua. O Signor mio, Dio mio. Sarebbe mai chi io misera miserabile fusse nata ad qsto fine chi la ie create ad imagin tua hauessero ad prender occasione di dānarsi, & esser deputate ad eterne pene: per alchuna opera mia? Et potrai tu Signor mio dolce & piē di misericordia sostenere caso tāto peruerso: che io la quale alla mia sorella doueuo essere instrumēto di salute & perpetua uita: gli diuēti cagione di morte sēpiterna? Cessi Signor, cessi tal cosa dalla moltitudine delle misericordie tue. Dilōghisi dalle tue infinite bonta tāto horrēdo iudicio sopra el capo della creatura sua sorella mia. Forse che meglio serebbe stato ad memori esser nata

uenuta al mondo / che esser cagione che le anime gia ricompera-
te da te nel pretioso sangue tuo si hauessero a perdere cosi crudelmēte nelle sanguinolēte mani del antico tyrāno. Ahi misera me.
Son q̃ste Signor mio eterna uerita q̃lle tāto larghe promesse che
tu si benignamēte mi facesti / q̃do mi p̄dicesti che mi haueui desti-
nata per rimedio & uita di molte anime! q̃do dinuouo mi piāta-
sti nel cuore & rinouasti la sete della salute del proximo mio! Sō
dūque q̃sti e fructi della uita che per decreto tuo immutabile doueuono procedere dalla tua ancilla ! Veramēte Signor mio non e
dubio alcuno che tutti q̃sti disordini p̄cedono dalli peccati miei.
Ne gia posso dalle opere mie expectare altro fructo. Ma io son
ben certa ancora / che non e per q̃sto morta la īmensa altezza del
la misericordia tua: Et per q̃sto non potro cessar mai Signor mio
& Sposo mio Dio di ogni consolatione & pace / percuoter tanto
le placabili orechie della tua ineffabil charita / fin che e mali che
io ho meritato mi si conuertino in bene secondo el costume della
dolceza & clementia tua: peroche ancor che tanto fructo nō meriti io / nō pero sara mai uero che nō lhabbi meritato tu inocēte
& īmaculato agnello. Ne sara anchor uero che tu non me lhabbi
promesso eterna & ineffabil uerita. Viua dunq; / uiua per te la so
rella mia. O dolce uita & author di ogni uita. Queste & simili al
tre parole erono le suplicationi della u̾gine: come lei si degno reuelarmi in cōfessione: lequali piu con la lingua del cuore che della bocca in molto desiderio & con piatose lachryme di fuoco cor
diale effundeua : Et allhora el gratioso Saluatore per eleuarla in
piu accesi desiderii / & feruori: fece piu chiaramēte manifesto nello intellecto della Sposa sua: el pericolo grande nelquale quella
anima meschina per propria maligna pertinacia si trouaua. Onde uedeua che la diuina iustitia nō poteua piu sostenere tāto odio
senza causa conceputo cōtra la sorella: & tanta obstinatione di
cuore & troppo inuechiata malitia / sēza la sua debita pena. Allhora lhumile ancilla oportunamēte importuna prostrata dinanzi in terra piena di fiducia & di ardire incredibile col suo Sposo e
sitibunda della salute di quella anima gia proxima alla sua perditione / constantemente replicaua. Io son ben contenta Signore / anzi che lo domādo strectamēte / che le pene di tutti e peccati
suoi le ponghi sopra le spalle mie. Et lei uiua: p che io che ne son
causa merito ogni pena & non lei. Et eleuandosi in maggior cōfi

dentia col Signore aggiogneua. Io nõ mi leuarò mai Signor inse
di terra / fin che mi resterà la uita nel corpo / se prima nõ truouo
misericordia a laīa della sorella mia. Et doppo q̃sta animosa peti
tiōe aggiogneua potētissime obsecratiōi dicēdo. Io ti supplico Si
gnore ꝑ tucta la bonta tua: ꝑ tucta la misericordia tua: ꝑ tucto el
pregio del tuo sangue: nō ꝑmettere che q̃lla anima esca fuor del
corpo / sēza iusta penitētia sua: & gr̃a tua. O efficacia mirabile di
si potenti orationi. Tre nocti & tre giorni stando q̃lla anima mi
sera in extremo: agonizaua in transito / & da circunstanti in ogni
ponto si expectaua la sua separatione da q̃l corpo. Et ben chiaro
si cōprehendeua che per q̃lche secreta uirtu & extraordinaria for
za ui era ritenuta: poche tucti quelli tre giorni la infiāmata uergi
ne / di cōtinuo stette ꝑseuerāte in q̃lle ardētissime orationi. Nella
fine delleq̃li essendo gia uinto lomnipotente / & legata la iustitia
sua cō le funi gagliarde delli humili desiderii & ꝓghi della Sposa
che ꝓuocauano & quasi sforzauano la sua misericordia / sidegnò
mandare uno razo della sua luce sopra lanima della agonizāte
creatura: dellaq̃l luce ella cognobbe el manifesto peccato suo: &
la grādeza di q̃llo. Vedde la pena che ꝑ diuina iustitia ne seguitaua.
Vedde la certeza della morte: & el breue spatio riseruatoli ad pe
nitētia. Intese āchora che la clemētia del Signore era parata accep
tarla & restituirli la perduta gratia: & sopra q̃sto donarli sempiter
na uita. El medesimo in q̃l tēpo fu reuelato alla ꝟgine. Onde el
la leuandosi dal orationi / si messe in uia: & gionse ad casa della al
luminata inferma posta quasi negli ultimi extremi della sua uita.
Et presentandosi allei / cō acto benigno trasse li ochi di q̃lla inuer
so se stessa: per laq̃l cosa uinta da tāta māsuetudine / & ripiena di
penitētia & di letitia: cō cēni / & acti di molta reuerētia & nuoua
deuotione uerso la ꝟgine / accusaua la ꝓpria colpa: & domādaua
humilmēte ꝑdono: & cosi subito riceuēdo cō buona contritione
esāctī i sacramēti rese lanima al creatore. Allhora el dolce IESV
sidegno mōstrare alla Sposa sua el fructo delle sue orationi: pero
che li fece chiaramēte uedere la bellezza di q̃lla anima saluata: la
q̃le uidde solamēte uestita de doni naturali: & di q̃lli della gratia
riceuuti nelle sancte theate acq̄ del baptesimo: & nō era ornata an
cora delle riche sue dote & icomparabile thesoro della gloria &
eterna uita. Cōfessomi lhumile ancilla di CHRISTO che non
era allei possibile exprimere cō lingua humana q̃lla bellezza: del

po soggiogneua el Signore. Nō ti pare bella figluola mia questa
mia opera che p te ho recuperata dal inimico? Deh pche nō si dāno
lecto plo li serui miei di ogni fadiga p guadagnarē tāto nobile creatura
tura q̄sto p la anima ornata della mia gratia? Se ad me nō fu mole
sto descēdere dal sōmo cielo & prēdere la uostra carne mortale
& darla ī tāto tormēto & opprobrio cō effusione del pprio sāgue
inamorato di q̄sta belleza: della q̄le nō haueuo bisogno: poch io
ero sōma & sufficiēte belleza ad me stesso: q̄to piu deuete uoi sē
p laltro fatigare & ponerē la ppria uita p recuparē tāto degne crea
ture: siche tu che uedi figluola la alteza della dignita uostra nel
anima grata allo Dio suo: accenditi ardētemēte secōdo la misu
ta della gratia tua ad acq̄starmi (come al p̄sente hai facto) nuo
ui fructi ogni giorno. Alle q̄li parole rēdēdo humili & debite gra
tie p̄se animo la deuota ancilla supplicarli di nuouo dono: cioe
che da q̄l ponto si degnasse di cōtinuo tenerli p̄sente le cōditio
ni delle anime di tucti q̄lli ch seco familiarmēte hauessero ad cōuer
sare: o tractare alcuno spirituale negotio: p poter piu accesamēte
procurare p la salute loro. Ad cui dixe el Signore. E bē cōueniēte
figluola: da poi che disp̄zata la ppria carne ti sei accostata ad me
che son sōmo spirito: & hai p̄gato cō tāta efficacia p la salute di
q̄sta anima: che da q̄sto pūto ti sia cōcesso ū lume nel anima tua
p mezo del q̄le tu potrai uedere: & la belleza delle anime ad me
grate: & cosi la brutteza di q̄lle che cognoscerai esser fuor della
amicitia & dello amor mio: non dico gia di tucte le anime ma
sola di q̄lle che saranno date di sopra alla cura & patrocinio tuo:
& delle q̄li tu zelarai la salute. In modo che cosi li sensi del intel
lecto tuo uedrāno chiaramēte le cōditioni & q̄lita spirituali del aie
come li sēsi corporali apprēdono q̄lle del corpo. Certamēte intra li
molti & egregii doni del Signorē cōferiti alla Sposa sua: nō fu mini
mo tāto priuilegio del q̄le piu diffusamēte ne tractaremo al loco suo

¶ Di piu altri mirabili & inauditi exēpli di uirtu exercitati sop
una marauiglioso caso che accadde alla ṽgine: & di piu nuo
ui doni & priuilegii aggionti dal Sposo eterno alle narrate
gratie della Sposa sua. Cap. XI.

Occorre ancora altro exēplo: forse nō māco degno di
memoria che el passato. Vna uidoua del medesimo
ordine: di cui el nome era Andrea: ricorse come piacq
al Signore ī una horrēda infirmita di pessima piagha.

nel pecto che domãdono cancro. Laq̃l piagha hauẽdo q̃si come uero cancro, corrosa & mãgiata molto di carne: & interiormẽte & dintorno corruptione molta: rẽdeua tãto fetore & tãto itollerabile: che nõ era homo di si fermo stomaco che appsso allei potesse durare: ĩ modo che nõ era creatura nata che potesse nõ solo procurare el gouerno suo: ma ancora uisitarla. Intese la pietosa vgine el miserabil caso: & subito corrẽdo ad uisitarla, uedẽdola abbãdonata: cognobbe chẽ la diuina puidẽtia haueua riserbata allei q̃sta nuoua cura sop̃ la sorella sua. Et acceptãdola dal Signore cõ grã letitia & reuerẽtia: cominció cõ molta securita cõfortar ĩ la abãdonata sorella & offerirli assiduo seruitio della psona sua. Cõstrãse la necessita della ĩferma, acceptare lofferta della Sposa. Onde allegra la vgine tucta si sollicitaua chẽ alla uedoua nõ mãcasse alcuna cosa: puedẽdoli circa el uicto: & cõ sue pprie mani curãdoli la piagha, senza turarsi pũto le nari del naso: senza alcũ segno di schifeza p la insostẽrabil puza: senza cẽno di tedio p la lõgheza del male: cõ molta letitia & gẽtileza, scopritua ogni giorno piu uolte el malore: mõdaua itorno da ogni marcia & spurca superfluitas: & cõ pãni & piastrelli ricoprẽdola & ligãdola cõ notabile dextreza & mirabil patiẽtia: anzi cõ gaudio icredibile, faceua stupire la ppria ĩferma p̃ tãta charita che mostraua si gratiosamente inuerso lei. Ma el padre della ĩuidia puerso Diauolo, uolẽdo annullare, o ĩpedire opa si pclara: Imprima cominció dalla vgine psuadẽdosi di poter muouere lo stomaco suo & cosi la sua uolunta, se aggiognẽdo nuouo & maggior fetore lo poneua nõ solo ne primi sensi: ma anchora nella phantasia della vgine. Imprimeua adũq; ne sẽsi & nella phãtasia della Sposa la troppo abominteuol puza della piagha, o piu presto cauerna: & la largheza di q̃lla: & la superflua & di cõtinuo abũdãte marcia: cosa potẽte a cõmuouere ogni bẽ fermo stomaco. Per laq̃l cosa nõ potẽdo la vgine piu sostenere tucta si sentiua cõturbare & puocare ad uomito contra la ĩmobil uolũta sua. Nõ potrei scriuere con q̃to sdegno allhora si accese cõtra la carne sua: la animosa & frãca cõbattente: & p la abũdãtia dello sdegno ĩterior pferiua ancor difuore q̃ste parole. Deh stolta carne cõ che ragione hai tu ĩ abominatione la sorella tua ricoprata col sãgue del Saluatore? come non ti ricordi bestia che tu ancora sei subiecta a simile & peggiore male se Dio lo permettesse p el tuo peccato? Viue Dio: che ti pmecto che tal peccato nō andera al p̄te p̄ penitētia. Et decto q̄sto cō grā feruore in clinādo la scā faccia sopra q̄l cancro: & posandouí la bocca & le nari tanto uiduro: q̄to gli parse hauere ī q̄l modo solidato & cō fermo lo stomaco: & extincto ogni nausea che prima ui sentiua: & q̄tunche la inferma uedoua gridādo la scōfortasse: dicēdo: Leua ti su figluola, leuati charissima figluola: & nō patir che tāta puza ti admorbi & ti corrōpi. Nuouo modo p̄ certo & allinimico po co grato, a cōfermarsi lo stomaco. Nō cō odori cōtrarii: nō cō di longarsi dal fetore: nō cō turarsi la bocca, o el naso: ma con la pu za uinse la puza: cō accostarsi alla puza: cō posare sopra la fetida marcia la p̄pria faccia, la bocca, & le nari: cōforto lo stomaco cō mosso & uinse la natura. Vidde q̄sto miracolo el diauolo, & qua si disperato di uincer la uictoriosa, si cōuerti alla uedoua: speran do cōtro lei come māco cauta & exercitata rinfrācarsi: & in una opa medesima ancor toccar la ṽgine cō nuoue pcosse. Comicio dūq̄ el seminator di zizania seminare nel core della inferma ua rie cogitationi cōtra la Sposa denigrādo le ope sue. Et cō marauí gliosa subtilita, li faceua generar dētro apoco apoco ū certo tedio d̄lla p̄sētia sua: & da tedio pcedeua a fastidio: da fastidio cresce do la malitia trapassaua ad odio: & cosi come suol far cōduceua q̄sta aīa poco prudēte, & poco cauta nel timor di Dio, di error ī error & di peccato ī maggiō peccato: In tāto cħ nō faceua alcūa cosa la scā ṽgine tāto laudabile, che la maligna nel aīo suo nō la peruertis se. Et uēne ī tāta puersita, che fingēdosi & imaginādosi nefādi cō cepti di peccato contra la īnocēte ṽgine: apoco apoco ad se stessa lo p̄suadeua: come ī uerita cosi fusse. Et come dal odio nasceuo no tali nuoui & potēti cōcepti & false p̄suasioni: cosi da q̄lle p̄sua sioni & cōcepti nasceua nuouo & piu potēte odio. Et da q̄sta po tētia di piu forte odio accecata, comicio giudicare che q̄do la ṽgi ne nō era p̄sente fusse ī exercitii indicibili di luxuria cō q̄lche ho mo: & nō potēdo piu tenere abscosi li puersi pēsieri: socto copta di gelosia (come che gelosa fusse del honor di Dio & del ordine loro & della pudicitia della Sposa) comicio a seminar parole cō tra la buona fama della ancilla di CHRISTO. Et bē si accorse lei della corropta mēte della uechia, essēdoseli mōstrata piu gior ni ī parole & ī facti piena damara uolūta. Ma nō cessa po la prue dēte Sposa dalli humili seruitii: armādosi di uera patiētia. Ma tā to piu si excitaua la maliciata uechia del diauolo a turbulēdo sde

gno: q̃to piu lhumilita della ãcilla di Xp̃o & el charitatiuo prõp
to seruitio le cõfũdoua. Et cosi piu excitata: piu si acceecaua. Onde
finalmẽte si cõduxe a tãto, che nõ piu absco samẽte, ma cõ frõte di
meretriẽe, cõ piu pfotie hebbe ardire iporre alla ṽgine el peccato
della carne. Sparsesi q̃sta ĩfamia facilmẽte tra molti: essendo assai
ben prõpti li homini secõdo el costume q̃si uniuersale di tucti ad
referire & credere el male. In tãto che alcune delle suore si messe
ro p̃ intẽdere dalla inferma uedoua lorigine di tal cosa. Et lei ordinãdo cõ diaboliche astutie la calũnia psuase le troppo credule
dõnicciuole. Le q̃li puocte cõtra la ĩnocẽte ritrouãdola con parole gõfiate & piene di opprobrio la ĩsultauono: & come madõ-
ne & maestresse li domãdauano ĩ che modo fusse cosi caduta in
q̃lle obscenita che la uedoua diceua. A lle q̃li la Sposa humilmẽte
diceua. Veramẽte madri mie p̃ gratia di IESV CHRISTO:
Io son ṽgine: & piu uolte replicãdo el medesimo non altra parola poterno hauere da se non q̃sta. Veramẽte io son ṽgine: Veramẽte io son ṽgine. Et cosi lassando le suore perseueraua con la solita
sollicitudine al seruitio della bugiarda uedoua: Ne contra lei per
una minima parola, o cẽno di mala uolũta dimõstro mai: ancho
ra che cordialmẽte gli p̃mettesse la crudele infamia impostagli con
tãta iniquita dalla calũniatrice femina: & da q̃lla maxime: che p̃
tanto beneficio riceuuto: piu presto doueua, se ben fusse stata colpeuole, con misericordia ricoprirla. Ma corrẽdo la ṽgine al consueto remedio delle orationi, poi che con ogni diligẽtia haueua
seruito alla pessima ĩfamatrice: ritornaua alla p̃pria cameretta:
& iui p̃strata ĩ terra con angelica lingua: cioe, mẽtalmẽte parlãdo
con Dio, dal mezo del cuore exprimeua simili dolorose parole.
Omnipotẽtissimo Signore & piu cħ amãtissimo Sposo mio. Tu
sai bene q̃ta e, tenera la fama delle giouinette & ṽgini tue: & q̃to
facilmẽte riceuono le machie che le lingue maluagi ui appongo-
no, p̃ la corruptela uniuersale de miseri homini nati & concepti
ne peccati. Onde tu con sõma prudentia per q̃sta cagione proue-
desti alla dilectissima madre tua la gratissima custodia del sanctissimo Ioseph: non schifandoti, che fusse creduto tuo padre. Tu
ancora sai Signor, che el padre della bugia, ha trouato tucta questa calũnia contra la Sposa tua per ritrarmi dal seruitio, al q̃le tu
mi hai posto: & io per tuo amore ho uolẽtieri acceptato. Dunq̃
sapientissimo & dolce Signore mio, & amatore del anima mia:

Risguarda in q̃sta parte la purita & innocentia della tua ancilla & Sposa: & non p̃mettere che lantico serpẽte elq̃l tu conculcasti in terra nella passion tua ĩmẽsa, possa p alcun modo superarmi. Cosi con amare & abũdãti lachryme orãdo la v̄gine: Ecco che uede apparire el Signor̃: cõ due corone nelle mani: una nella dextra di oro, ornata di pretiose perle & riche gẽme: laltra nella sinixtra di acutissime spine. Allequli riguardando la Sposa, odiua el Signore che diceua. Charissima figluola di q̃ste ambedue corone e necessario che tu sia coronata ĩ diuersi tempi: & ad te e data la electione con q̃sto pacto. Se in q̃sto breue corso della presente uita tua tu eleggi q̃sta spinosa: per certo ĩ q̃llaltra eterna uita hauerai questa gloriosa di perle & gẽme senza fine: Ma se piu presto eleggi questa doro nel tempo uostro poco durabile: ti sera poi necessario riceuer q̃lla delle spine ne seculi sẽpiterni. Siche figluola considera quale e miglior partito per te. Allhora la sauia discipula humilmẽte cosi rispose. Gia e piu tempo Signore che io ho negata la uolũta mia & electo la tua: Siche nõ appartiene piu ad me eleggere alcuna cosa: ma solo patientemẽte & con allegreza riceuere tucto quello che tu mi eleggerai. Ma perche io ueggio che tu rimetti di questo la electione in me ridonandomi il libero arbitrio. Dico Signor mio dolce: che io con la tua gratia eleggo esser sẽpre conforme ad te Sposo mio: & ĩ questa uita gia dico meglio abbracciare la croce & le spine ĩ luogo di refrigerio per amor tuo: come tu prima facesti per amor mio. Et cosi dicendo in mirabil feruore: prese la corona delle spine delle mani dello Sposo suo: & con tal uiolẽtia sela pose in testa: che intorno intorno trafìcta longo tempo senti actual dolore delle acerbissime puncture. Et allhora el Signor diceua. Ogni cosa figluola e ĩ potesta mia. Et come io ho permesso q̃sto scandolo dal diauolo & da suoi mẽbri: cosi posso cõuertirlo in molto maggior tua gloria & contra el capo suo & la sua sup̃bia. Et cosi ti prometto di fare. Ma tu sta perseuerante & gagliarda: nel cominciato seruitio: ne uogli cedere al demonio per q̃lunche percossa. Et in q̃ste parole disparue da gliochi della Sposa: lassando la piena di consolatione & confermatione di buona uolunta. In questo mezo si spargeua el falso romore contra la sancta pudicitia della uergine: In tanto, che la Madre Lapa lo intende: Et perche era piu che certa nel animo suo della innocentia della figluola, conturbata mirabilmēte contra la ingrata femina, sfogandosi sopra la figluo la: cō alte grida piena di furioso sdegno diceua. Quāte uolte cho io decto che tu nō seruisse ad qlla uechia pizzolēte! Ecco el bel pmio che tu ne porti di tāti seruitii. Ad te & ad me & a tucta la casa nostra ha posto tāta machia: che Dio sa qdo si potra mai purgare. Da hora innanzi se tu la guardi mai piu, o se tu gli fai seruitio: nō pensar di chiamarti piu mia figluola. Queste & piu ifiāmāte parole della madre qto dolore rinouassero nel cuor tenero della vgine: nō serebbe facile adescriuere. Ma doppo alqto silētio acostandosi: & inginochiādosi la figluola dinanzi alla madre con molta pieta diceua. Madre dolcissima: ditemi nō sono sempre ingrati eglhuomini peccatori a Dio eterno padre! Et uediamo noi per qsto che lui māchi della misericordia sua ch cōtinuamēte nō pioue sopra loro larghissimi benefitii di uita: pascēdoli & substentandoli cō molta benignita & lūga sofferētia! Ditemi ancora el figluol suo dolcissimo nostro Signore IESV CHRISTO, per le bastēmie & improperii ch odiua sospeso nella Croce: dalli inimici & bugiardi mēbri del Diauolo: pare ad uoi ch lassasse lopera che haueua assumpta p lobediētia del padre! & che discendesse a rēder male p male alli maligni bestēmiatori! Et nō piu presto elesse come sordo che nō ode: & muto che nō rende parola, render pfecta lopa della nostra salute! Nō debbo io dūq madre mia in qsta parte p la mia sorella ingannata dal demonio: imitare lo Dio padre & lo Dio figluolo: nella sōma bonta loro dello Spirito Sancto! Nō uolete uoi che qsta misera inferma se io labbādonasse nō trouerrebbe chi si ponesse a gouernarla come ne da pricipio trouaua: hor deuiamo noi esser certa occasione della morte sua potēdola sobuenire! Nō uogliate madre patir qsta crudelta ne ui marauigliate della sua poco grata uolūta: poche el demonio ha opato qsto p nostro maggior bene. Forse che sera psto illuminata & ricognoscera la malitia del inimico: & lo error suo. Ad la uirtu di queste parole fu cōstrecta la madre benedire lei, & ogni opera sua: lassandola ritornare a seruir la inferma con la cōsueta diligētia: & letitia. Staua la misera uechia tucta stupefacta ad uedere: ch niēte era cōmossa la vgine cōtra lei p le false & pestilenti calumnie: Et cōfusa in se stessa cadendoli p tanta charita della ancilla di CHRISTO, carboni accesi nella testa cominciaua cōpungersi cō ricognoscimēto della malignita sua, & della excellẽte bonta di quella: a cui haueua iposta tãta bugia. Et tãto piu cresceua in cõpunctione quãto la benedecta ancilla abũdaua in dolceza di charita. Allhora piacq al Signore farli misericordia: & rẽder piu chiaro el nome della sua Sposa. Et p q̃sto un giorno che la sancta entraua nella camera & accostauasi al lecto p mi/nistrare alla uechia: diffuse una risulgẽte luce sopra la Sposa dal/la faccia della q̃le si reflecteua p tucta la camera & circundaua tuc to el lecto: Et tucto q̃sto chiaramẽte uedeua la inferma uedoua. Onde fixando gliochi nel sacro uolto / & riguardando langelica chiareza & maiesta della Sposa di IESV CHRISTO: molto piu cordialmẽte cõpunta accusaua intra se stessa la malignita del cuore suo / & della lingua sua: che haueua potuto lassare cõtra tan ta purita & uerace ĩnocẽtia di q̃lla che cõ tãto amore sença alcũ suo merito segliera posta a seruire in tanta necessita: & infermita horribile. Stecte q̃sta uisione nõ breue spatio di tẽpo: & partẽdo/si lasso la uedoua afflicta & cõsolata. Afflicta / di q̃lla afflictione & tristitia: che opera iustificatione / come dice Lapostolo. Cõsola ta / damore & di dolceza che gliera sopra uenuta per diuina uirtu nella cognitione del proprio errore & della misericordia di Dio & nel cõpiacimẽto della inocẽtia & excellẽtia della ṽgine. Onde rõpẽdosi el mollificato cuore in abundãti pianti & el pecto in al ti sospiri & pfondi singulti / cõ alte uoci chiama la ṽgine: & alle i cõfessa la ppria iniquita: & larte & ĩgãno del maligno: & di tuc to domãda pdono: cõ sõmesse & cõpũtiue parole. Alle q̃li la gra/tiosa Sposa di CHRISTO ĩ marauigliosi modi tucta piena di dolceza: abbracciãdola suauemẽte gli rispõdeua / dicẽdo. Madre dilectissima ben cognobbi io che lo inimico della humana gene ratione haueua seminato per inuidia del bene con sue astutie q̃sta zizania: & po tucto lo sdegno mio haueuo cõuertito contra lui & non cõtro uoi. Anzi che ad uoi piu p̃sto debbo render gratia: che q̃llo che el demonio in uoi malignamẽte operaua lo cõuerti uate in excusabile gelosia come amatrice della sancta honesta & pudicitia. Hor cõposta & fermata in q̃sto modo sincera pace: torno la sacra ṽgine a ringratiare Dio del successo tanto felice. Et in q̃sto mezo la uechia sollicita di restituirli la fama: significa a tuc te q̃lle con le q̃li haueua obscurato lhonor della ṽgine la propria colpa: la illusione del demonio: la excellẽtia della sancta & uera Sposa di IESV Xpo. Testifica el miracolo riceuuto cõ ogni chia teza. Odeno q̃sto le suore. Et alchune p̃ piu certificarsi uãno alla uedoua p̃ saperlo dalla propria bocca. Et cõstantemẽte cõferma ogni cosa. Et diceua che mai alli giorni suoi pote intẽdere che co sa fusse dolceza & cõsolatione spirituale & iteriore, excepto q̃do uedde la beata Sposa trãsfigurata in tãto luminoso splẽdore pa tente ancora alli occhi corporali: che nõ era possibile allei expri mere la belleza & la gloria della ancilla di IESV. Sparsesi q̃sto testimonio p̃ tucta la Cipta: & crebbe tãto el nome della sancti ta della uergine: q̃to el demonio haueua lauorato p̃ extinguerlo. Ne gia per q̃sto si exalta in se stessa la docta discipula, & bene ad maestrata dal uero Maestro: ma ricognoscendo ogni opera buo na da Dio, sequitaua cõ humile sũmissione nella dura ĩpresa del comînciato seruitio: p̃ modo che di nuouo sdegnato lo inimico q̃si giocando el disperato (poche poteua uedere che ogni sua guerra gli tornaua sopra el capo suo) unaltra uolta delibero (nello sco prir la piaga che fece la ṽgine p̃ medicarla) porli tanto graue fe tore nel p̃fondo dello stomaco: chẽ gli cõmouesse tucte le uiscere. La q̃l cosa apponto aduenne come uoleua. Ma la accorta maestra cognoscendo che questo era nuouo colpo del diauolo. Vẽne in sancta indignatione cõtra la propria corroptea carne: che con uoce di corruccio & di minaccia diceua simili parole. Viue el dilectis simo Sposo del anima mia: che a tua mala uoglia beuerai tal be ueraggio, & entrara si dẽtro nelle uiscere tue: che cosi medicare mo a ogni tua dilicata schifeza. Et decto questo tucta la marcia che abũdantemente colaua di q̃l cancero la messe in una scudella & uoltãdosi da parte animosamẽte tucta la bebbe. Et in q̃l mo do uinse la natura della carne & ĩsieme el nimico. Onde ella mi cõfesso chẽ tucto el tẽpo della sua uita nõ si ricordaua hauer mai ne mãgiato ne beuuto cosa chẽ piu suaue se gli fusse p̃sentata al gusto: ne di piu dolce & mellifluo sapore. Et oltre ad cio la sequẽte noc te ĩ testimonio della stupẽda uictoria li apparse el Saluatore: mõ strãdoli le cinq̃ sue sacratissime piaghe: & dicendo. Dilectissima molte sono le battaglie che tu hai felicemẽte trãscorse, & supera to fortemẽte lo inimico: & haimi renduto piu grata ad me tuo uic torioso capitano. Ma hieri singularmẽte mi piacesti q̃do nõ sola mẽte disprezasti le delectationi corporali: & gettasti dietro alle spalle le opinioni delli homini: & uincesti le tentationi del ma ligno: ma ancora cõculcasti in q̃llo abomineuole beueraggio la propria natura. Et cosi ti guadaghasti una tal sorte di beuerere che excedera ogni liquore ch puo pdurre la natura. Et decto qsto pose la uenerabil dextra sua al collo della dilecta Sposa: & trahedola piaceuolmete uerso el costato pprio diceua. Beue figliola beue securamete di qllo che esce di qsta fontana della mia charita. Alhora la Sposa co somo desiderio ponedoui la bocca ineffabile & icorporabil liquor ne traheua: el ql le mirabilmte riepiedo laia di plenitudine redudaua co mirabil dolceza in tucto el corpo. Et cosi poi che stecte attacchata p non piccol spatio di tepo al felice doccio piacq al Signore porui termine: & ella in modo sene sentiua satia senza fastidio che continuo ne restaua piu assetata. Ma i modo assetata seza pena: ch pienamete si sentiua satia. O ineffabil misericordia del Signore. Ma chi potra credere al dicto nostro? no gia li homini carnali & animali inexperti delle tue cosolationi: no e superbi che derideno no cognoscedo le moltitudini delle tue dolceze che tu hai riserbate & abscoste a qlli che ti amano & ti temono: pch ne anco li ciechi giudicono delli colori: ne lo infecto palato de sapori: ne li sordi hano dilecto nelle melodie. Et noi altri piu bassi & lassati nelle nuuile delle impfectioni potiamo dalli piu iperfecti gusti che tu ci cocedi imperfectamete & dalla longa suspicare & imaginare queste piu alte dolceze che tu trasfundi nello spirito delli inferuorati serui tuoi. Ma bene assai gratia hano riceuuto li xpiani i qsti tepi ad loro doctrina: qdo in qsta ancilla di IESV Xpo & nelli mirabili facti suoi come in un chiaro spechio posson riguardare & cognoscere qto sia buono & felice sequitar la uia della croce & abbracciarla come charissima madre & nutrice: in charita no simulata, in molta patientia, in longanimita, in suauita, in parola di ueritate, co armi della iustitia dalla dextra & dalla sinixtra: defendedoci dal inimiche tentationi: expugnado la forza della carne: annichilado le fallacie del mondo, passando p gloria & cofusione, co humilita & ardore, p la infamia & buona fama, co sufferetia & benedictioni, no mai stacchi, non mai depressi nella tua uirtu, non mai exaltati in noi medesimi: sempre accresciedo desiderii di piu strecte uie: & sete maggiore del amaro calice della tua passione: per diuentar conformi ad te sacratissimo capo nostro come ueri membri: & per gustare qlche uolta al meno ne beatissimi Regni tuoi nelli eterni seculi labudantia della dolceza del costato tuo quado nel torrete delli

exuberanti

exuberanti piaceri satierai li affadigati & assetati nella sete della iustitia, senza fine. Come tucte queste cose ben si possono chiaramente dal diligente adnotatore da soprascripti stupendi exempli facilmente raccorre.

C Delli molti priuilegii donati a q̃sta scã da Dio: & dello īfinito desiderio del săcto & uenerabil Sacramẽto: & della forteza dello Spirito Săcto: che la reggeua ī molte fadighe & īfirmita sẽza ristoro d̃ cibo ī lõgo & manifesto miracolo. Cap. XII.

POI Che lãcilla di CHRISTO in tãte & si uarie tentationi & angustie fu prouata come oro fino nella fornace del fuoco, solo restaua premiarla della corona della iustitia in eterna uita. Ma perche el Signore la uoleua pure per q̃lche poco di tẽpo riseruare in terra p salute delli altri: nõ uolendola ī tucto lassar senza premio: gli piacq; cõ singulari modi farli gustare in q̃sta ualle di miseria: come una arra del celeste Paradiso. Siche apparẽdoli un giorno nella sacrata cameretta ī q̃ste benigne parole gli reuelaua e suoi secreti. Sappi & cognosci figluola mia Chatherina che el residuo della tua uita ī q̃sto uostro mõdo sara ripieno di si nuoui & stupendi doni & gia mai nõ uditi: che nelli animi delli ignorãti generarãno stupore: & incredulita nelli homini terreni & inexperti. Anzi cħ li uirtuosi ancora & studiosi de facti tuoi dubiterãno: p la alteza delle ope mie che io p excessiua charita operero mirabilmẽte nel anima tua: nellaq̃le infundero tãta abũdantia di gratia & di spirito che redũdando nel corpo gli rẽdera uita p modo nõ cõsueto alli homini. Et accẽderotti tãto el core di zelo del honor mio & salute del pximo: che sara necessario che tu fadighi p la salute di molti cõuersãdo promiscuamente cõ maschi & cõ femine. Molti si scãdelizarãno accio cħ de cori loro sieno reuelati liniq̃ pẽsieri. Tu figliola nõ uoler temere ne turbarti pcħ io sero sẽpre teco p liberarti dalle labbia bugiarde, & le ligue calũniatrici. Sequita dunq; frãcamẽte doue ti cõducera lo Spirito Săcto & libererai molte anime dalla bocca del inimico leone & maligno serpẽte. Spesse uolte repetiua simili parole el Signore: & maxime q̃lle. Nõ ti turbare. Nõ temere. A cui cõ pfecta humilita & obediẽtia la sacra ṽgine cosi rispõdeua. Tu sei lo Dio el Signor mio: & io una uile ãcilla factura tua. Sia facta in me la tua uolũta. Ricordati di me secondo la grãdeza della misericordia tua: & intẽde nello adiutorio mio. Et ī q̃sto la uisio de disparue lassando la vgine i pesieri & coseriua nel cor suo le parole dello Sposo. Et ecco che di giorno i giorno si sentiua crescere tāta gratia & tāti doni & fructi dello Spirito Sācto/charita/pace/& letitia: che ella stessa ne rimaneua stupida: & quasi mācādo di dolceza si risoluēua in pianti di amore/& rinouauasi dinuouo nellardēte fuoco della charita di Dio. Ne poteua stare un piccol momēto senza la psentia del Signore in q̄lche modo actualmente: o parlādo/o meditādo/o cōtēplādo sopra le infinite & magnificētissime opere sue. Et allhora gli crebbe imēso desiderio di cibarsi piu frequētemēte del cibo uitale nel sāctissimo Sacramēto. Laq̄l cosa fu materia & seminario di molto maggiore amore: Et era tanto affamata di q̄sto uiuo & uero & benedecto pane: che el giorno ch̄ staua senza epso (bēche rare uolte accadesse/o p infirmita/o altra urgēte cagione) pareua ch̄ i tucto mācasse el corpo: pch̄ gia accordatosi cō lanima haueua sprezato e proprii cibi dal liquali riceueua piu p̄sto nocumēto che sostenimēto/& nutriuasi manifestamēte de cibi del anima: cioe della gratia dello Spirito Sācto: laq̄le redūdādo nel corpo tēperaua miracolosamēte el cōsumamēto dello humido radicale. Hora examinādola sop̄ cio el primo suo cōfessore domādaua se haueua mai appetito ad mangiare. Rispōdeua che i tucto si satiaua del uenerabil Sacramēto: & ogni altro appetito si fuggiua. Et replicādo lui se q̄do nō si cibaua del Sacramēto/patiua fame. Rispose ch̄ sola la p̄sentia di q̄llo la teneua satolla: anzi che nō solo el Sacramēto: ma el Sacerdote che lhauesse tocco la satiaua & cōsolaua i modo che dalero cibo nō poteua ricordarsi. Et fu patēte ad ogni homo ch̄ cō ella cōuersaua: come p tucta la q̄dragesima isino al giorno della Ascēsione del Signore/pseuero cō molto gaudio sēza alcū cibo corporale/o minimo ristoro. Et in q̄l giorno per comādamēto di Dio prese solamente poco di pane & herbe pche altri cibi piu delicati nō poteua lo stomaco sostenere. Et dipoi cōtinuādo sēplice digiuno apoco apoco dinuouo ritornaua alla solita abstinētia in tucto da ogni cibo. Et cosi trapassaua la uita in continuo & manifesto miracolo/uerificādo la parola della uerita ch̄ p se stessa dixe. Nō di solo pane uiue lhomo/ma dogni uerbo che pcede dalla bocca del Signore. Veddi io/& nō una: ma piu uolte uedd i: che ella stādo in q̄sto modo senza alcū cibo/excepto un poco di acqua fredda/uenne in tāta debilezza/che tucti quasi dhora in hora expecta-

tiamo el trāsito suo di q̃sta uita. Et soprauenēdoli in q̃llo occasione di ꝓcurare la salute di q̃lche anima o uero ī altro modo operare cosa ad honor di Dio subito tucta mutata tucta accesa nella faccia la risguardauamo nō senza grā stupore recuperare le forze: & metterſi ī camino & in fadighe: senza mōstrarsi punto stā-
ca o lassa o fadigata: p cōdurre lope chi p amor di Dio assūmeua.
Et q̃lli che la sequitauano cō ogni sanita nō poteuono cosi facilmēte resistere che non riceuessero alcuna strachezza nel discorrere
qua & la che ella faceua: Onde cōfessauamo tucti che quiui certa
mēte era el dito di Dio & non humana uirtu.

¶ Delle molte molestie che sostēne p singular modo del uiuere suo senza cibo: & come cōuinse el suo padre cōfessore.

Capitolo. XIII.

QVesto singular modo di uita fu cagione di infinite molestie cōtra la ṽgine. Et sopra tucti li altri (come mi cō
fesso ella piu uolte) el proprio suo confessore intolle-
rabilmēte la tormētaua. El q̃le mosso da zelo nō secōdo la sciētia: gli comādaua che māgiasse p ogni modo q̃tūche ha
uesse opposite inspirationi. Hora ecco lācilla del Signore ī diffi-
cillimo laberintho: pche se obediua a Dio di cui sapeua esser uolunta che in q̃l modo senza ristoro di cibo conducesse la uita: era
cōstrecta disprezare el comādamēto del cōfessore. Et cosi uedeua
nascer scādalo ī lui & nelli altri: & uedeuasi apparechiate le calūnie dello esser supba & ptinace & īgānata dal demonio: & ī uirtu sua durare in q̃l modo miracoloso. Et se pure si inclinaua obe
dire al cōfessore: dubitaua forte nō esser q̃sto cōtra la diuina dispositione: cōtra la q̃le in alcū modo tētare sapeua certo che era pdere la gratia & lamicitia sua. Et cosi stādo in q̃ste angustie da principio comincio replicare al cōfessore suo. Padre mio p experiētia
cognosco chi el māgiare mi tolle la sanita & la forteza del corpo
& rēdemi indisposta al seruitio del mio Signore: pche causa dūq̃
mi comādate che io māgi? Nō si moueua p q̃sto el cōfessore: ma
misurādo la sancta cō la misura comune o di se stesso di nuouo li
comādaua che mangiasse. Et la ṽgine p mōstrarli che nō era ob-
stinata cominciaua ad mangiare: & cosi māgiando diuētaua tāto inferma & languida & cōsūpta che ben si poteua cognoscere:
chi senza dubio sequitando ī q̃l modo pochi giorni serebbe morta. Onde piena dāgoscioso affanno domandaua allo Sposo suo

che la inspirasse della sua uolonta: peroche se pur li piaceua che la morisse p rimuouer lo scandolo delle brigate era uolētieri apparechiata: & cosi era ancor disposta fare altrimēti se altrimēti paresse allui. Ma lo pgaua che inspirasse piu psto el padre cōfessore della uerita. Piacq: al Signore stando pur el cōfessore pertinace nella fantasia sua che la vgine disputādo cō epso lo cōfundesse i qsta forma. Ditemi padre diceua ella, se uoi sapesse certo che pel digiuno comandato generalmēte da Dio io incorrisse la morte cōcederestemi uoi ch io digiunassi? & cosi fussi homicida di me stessa? Rispose senza dubio ch no: soggiōse la vgine. Se dunq: uoi uedete certamēte ch p mangiare ne guadagno la morte: & sequitane lhomicidio di me stessa, oltre che mi ipedisce molti beni: perche dunq: nō mi phibite el mangiare in qsto caso come mi phibireste el digiuno? Sarebbe forse maggior sacrificio a Dio mangiare che digiunare? Perche mi potete reputare disubidiēte se i ogni altro caso & i questo mi hauete sēpre trouato prōpta p gratia del mio Signore? Parui forse buono legare la mano di Dio & abbreuiarla secōdo el giuditio uostro? Vedete padre & cōsiderate bene ql che uoi fate. Cosi dunq: animosamēte argumētando la saputa Sposa, in modo lo cōfundeua che nō sapēdo piu rispondere finalmēte discese in qsta cōclusione. Grandi p certo sono lopere che i te si uede che opa lo Spirito Sancto. Lui e, el maestro tuo nō io. Sequita dūq: securamēte doue lui ti guida, & prega p noi.

¶ Delle cōtradictioni & calūnie moltiplicate cōtra la sacra vgine. Et come facilmēte si cōfutano. Cap. XIIII.

NOn mācauono p qsto li molti cōtradictori & detractori cōtra qsto singular modo di uiuere: accioche si uerificasse laparola del Signor qdo dixe ch molti di cio receuerebbeno scādalo: accioche si reuelasse le inique cogitationi delli iniqui. Onde alcuni diceuono. Costei si fa maggior di Xpo & della madre & delli apostoli. Lui māgiaua & beueua & alli apostoli dixe. Edētes & bibētes que apud illos sūt. Et pur lui testifica ch el seruo nō e, maggior del Signore: ne el discipulo e, sopra el maestro. Altri allegauono Regole della uita spirituale che phibiscono ogni singular modo di uiuere. Altri aggiognevono non esser extremo senza uitio: pche la uirtu cōsiste nel mezo. Nō pochi cōcludeuono ch el diauolo la igānaua. Et i una certa sottil coperta di hypocresia mostrauono hauerne sollicitudi-

tie & misericordia. Molti altri piu carnali & poco fedeli heretici tro-
uano che la u'gine p farsi sancta mostraua in palese di non mangiare: ma in secreto che pappaua & leccaua bene. Et cosi nõ erã-
no cõuenienti e testimonii loro: come accadeua cõtra el Signor nostro: & ogni giorno interuiene cõtro ogni uerita & maxime contro la sua & de sancti suoi p diuerse & false cagioni. Ma per rispondere
breuemẽte a q̃ste parole mendaci & pestilenti. In prima io intendere a q̃lli che di cio sono incarpiti che accioche la propheta del-
nostro Signore si uerifichi anchora ne tempi nostri. Si truouono
molti coperti di ueste & pelle di pecorelle, o dagnellino & dẽtro
sõ Lupi rapaci: Credi a me charissimo lectore chẽ le homini (ma xi-
me se son Religiosi & spirituali di fuore & obseruãti delle cose exteriori) se nõ hãno extincto, o nõ cõbatteno di cõtinuo p extinguere el pprio amore: ma fadighono p humana gloria & reputatione di mondo sono carpati spesso da tale inuidia & ambitione
cõtra el fratello, o la sorella sua: in cui ueggono risplẽdere qualche special gratia, o dono: che in mirabil modi ne diuẽtano accecati. Et socto coperta di zelo del anime studiano cõ sottil modi
obscurarẽ & denigrare la luce della bõta di Dio nel proximo loro.
Et correno subito ad affermare che cio e, inganno del diauolo, o
che e, finctione, o hypochrisia, o poca discretione: & a altre simili
cal fine uãno fingendo in uoce di pieta & di zelo: belando come
pecorelle: & fanno tãto che loro stessi scopreno finalmente la iniquita & la superbia & presumptione & ignorãtia lor ppria: & dicono alla fine cose scioche & degne piu di riso chẽ de risposta. Hor
nõ e, cosa sciocha a dire chẽ q̃sta dõna si uoleua far maggior di Xpo
o di MARIA, o delli Apostoli p nõ mãgiare. O ignorãtia: quasi
che la excellẽtia della uita sia posta nella abstinẽtia di cibo. O cõfusione da uergognarsene. Dunque Giouãni Baptista p nõ mãgiare, o beuere come faceua CHRISTO, si uoleua magnificare sopra Xpo del q̃le diceua. Io nõ so degno sciogliere la corregia della calza. Et nõ dimãco testifica CHRISTO di Giouãni chẽ nõ
mãgiaua & nõ beueua. Et di se stesso chẽ mãgiaua & beueua. Et chẽ
dirãno della abstinẽtia di tãti sãcti antiqui padri, di Paulo heremita, di Antonio, delli due Macharii, de Hilarione, Serapione, & altri innumerabili! baste mirerãno costoro forse la gloriosa Magdalena chẽ tãto tẽpo uixe i abstinẽtia nõ piu odita! onde nõ sẽza causa fu data p Maestra della nostra scã. Come si ricordano di q̃ste

cose colori che uituperano q̄sti modi singulari di uita s̄c̄do e manifesto ch̄ nō p ppria uolūta si assumeno: ma p singular priuilegio
& dono di Dio si riceuono! Come ardiscono dūq; q̄sti tali abbre-
uiar la potētia della diuina mano! Et se bene ogni extremo e ui-
tioso: q̄llo ch̄ uuole & comāda Dio nō puo esser ī extremo essēdo
la uolūta sua nostra uera & īfallibile regola. Nō tucti siamo misu-
rati cō una misura: q̄llo ch̄ ad uno serebbe extremo: sera ad un altro el pprio mezo doue cōsiste la uirtu. Cosa psūptuosa e uoler ristri-
gner Dio ad ū solo commune modo di seruirli. Et po dixe lapostolo
loich̄ uno ī ū modo: & laltro ī uno altro. Et ch̄ lo Spirito Scō ua
diuidēdo a ciascūo come e uuole. Et q̄sta psūptione era di q̄lli ch̄
affermauano ch̄ la ūgine era īgānata dal diauolo! bēch̄ nō e nuoua calūnia q̄sta. Cosi diceuano li bestēmiatori cōtra Xpo & Giouāni Baptista. Deh miseri ciechi loro & ueramēte īgānati dal diauolo. Quella dūq; sara īgānata ch̄ sēplice & humile se stessa spre-
zādo: magnificaua sēpre la gloria del Signore! Quella che inamorata della belleza del Sposo eterno erasi facta serua de serui
suoi! Quella ch̄ si soggiogaua ad ogni uil creatura piena di forte
patiētia & extrema pseuerātia! Quella a cui īsegnaua la diuina sapiētia altissime doctrine di tucta la uita spirituale! In cui appariua spirito dintellecto & sapiētia & sciētia de sci: & sēza humana
disciplina cōfundeua e saui & li prudēti del mōdo! Quella che in
forteza della fede: & sofferentia della sperāza: & fuoco ardēte di
charita: haueua hauute mille chiare victorie contra el diauolo!
Quella dicono costoro che dal diauolo era īgānata. Hor ch̄ īgā-
ni potremo sperare di loro nequali nō si uede alcū segno di tāti doni ch̄ uediamo nella nostra scā! De q̄li noi se alcuno li negasse ne
rēdiamo īdubitato testimonio dināzi al cielo & alla terra: come
īstructi manifestamēte ī molti sufficiēti modi della sua īdubitata
suma sanctita. Et nō e degna cosa rispōdere a q̄lli che parleuano
ad caso: calūniādo la ūgine che simulaua q̄lla abstinētia p īgānare li homini: & che ī uerita māgiaua occultamēte. Questi tali non
desistino cōtro della bugia che sēza causa hanno fabricato cōtra le
ope diuine dello Spirito Sācto. Et tanto basti p risposta cōtra li
aduersarii. Ben piacera a Dio che psto la sua uerita uinca ad gloria della sua humile ancilla: & la bugia cadra in terra con li suoi
maligni & peruersi inuentori: & renderassi loda al Signore della
sanctita sua in secula seculorum. Amen.

¶ Del terribil modo contra se stessa: & mansueto contra li detractori: el quale uso la uergine per uincerli. Cap. XVI.

HAbbiamo noi difeso la uerita come zelanti di quella con le armi proprie discacciando la bugia: ma la modestissima uergine simplicemente con molta humilita respondeua alli calunniatori. Et soleua dire. Verissimo e che senza corporal cibo sostenta Dio la uita mia: ma se per questo debbe alcuno prender scandalo poi che uolentieri mangierei se io potessi: & se Dio non mi hauesse percossa di questa singulare infirmita per li mei peccati laquale fa che mangiando non porrei uiuere. Pregate dunque uoi Dio per me che mi perdoni: perche da quelli mi uiene ogni male. Et non potendo uincere ne in questo ne in altro modo le lingue serpentine: ricordatasi dello exemplo del Saluatore quando disse a Pietro. Che non era obligato ad pagare el di dragma: & non dimeno per toglier lo scandalo lo mando al Mare perche trahesse della bocca al pesce la statera, & pagasse per ambedue: uolse chiudere le boche delli iniqui: & comincio a sforzarsi mangiare: & sopportaua in questo tanta pena che non serebbe si spietato cuore, che uedendo si trauaglioso picolo non si fusse mosso ad misericordia. Peroche hauendo perduto la uirtu del digestire, el cibo gli rimaneua in corpo & generaua li infirmitate crudeli: & intollerabili passioni. Onde era poi constrecta uomitarlo mouendolo uiolentemente dallo stomaco con penne & festuche: & con marauigliosa pena & afflictione. Onde io alcuna uolta uedendo si atroce & miseranda scena: la consigliauo che non curasse dello scandalo delli iniusti, & che seruisse a Dio como lui la inspiraua. Et ella sorridendo rispondeua. O padre mio non e meglio ad me pagare in questo modo e mei peccati: che hauerli a pagare in maggiori & piu lunghi supplitii? Debbo io fuggire la diuina iustitia, & anzi si bella & misericordiosa occasione di patire in questo tempo finito? Et po quando andaua ad mangiare & uomitare, soleua dire: Andiamo a fare la iustitia. A questo modo daua exemplo a peccatori: & insegnaua el perfecto modo di uiuere nella uita christiana: cosi uinceua el demonio che continuo gli suscitaua nuoue guerre: & turaua la bocca de maligni: & ad se preparaua nella futura uita doppia corona. Onde un giorno ragionando ella meco de doni che alla creature di continuo porge Dio: Diceua questa notabil doctrina. Se lhuomo sapesse usare la gratia che ha da Dio di ciascheduna cosa che gli occorresse nella uita, o prospera, o aduersa ne riporterebbe infallibile gra-

dagno: Et soggiugneua: cosi uorrei chuoi facesse: Nõ manchiereb
be Dio a darui modo di sapere guadagnare se uoi stesse atento
& domãdasse: & hora exercitareste una uirtu hora unaltra: tal uol
ta lhumilta/o la patiẽtia: unaltra uolta la pieta/o la misericordia
o la uerita / o la iustitia / o la speranza / o la fede/o la sancta discre
tione: & sẽpre la charita. Et cosi facẽdo ĩ breui diuẽtereste ricco.
Misero ad me che bẽ cognosco la uerita di q̃sta doctrina. Ma col
pa mia che nõ lho saputa usare. Degnisi al meno el Signore trarre
q̃sto fructo di q̃ste poche fadighe mie chĩ ho hauute in scriuere el p
cesso della uita di q̃sta sancta: che q̃llo che nõ ho saputo fare io
lo facci q̃lchuno di q̃lli chĩ leggerãno/& cõ piu diligẽtia & amore
cõserueranno nel core la parola del utile & fructuosa doctrina.

¶ Come lo Sposo sensibilmente trasse el cuore di corpo alla
Sposa: & doppo alq̃ti giorni gli restitui un nuouo cuore in
sãguinato mysteriosamente nel ꝓprio sãgue del suo costato.

Capitolo. XVI.

NElle beatissime cõtẽplationi che Dio frequẽtemẽte face
ua: accadeuono si mirabili & inauditi accidẽti: che da
ranno & darãno forse occasione ad molti di beffarli co
me falsi & icredibili: Ma nõ posso da tacere le cose di
Dio come dice Paulo: pche molti nõ le riceuino: cõciosia che nõ
mãcono mai p gratia di Dio le pietose orechie di q̃lchuno che cõ
simplicita religiosa le accepeano. Oraua dũq; ũ giorno la sancta
Sposa ne uersi del ꝓpheta. Cor mũdũ crea in me Deus & spiritũ
rectũ ĩnoua ĩ uisceribus meis. Et ĩtrãdo ĩ feruore piẽ di fiducia dõ
mãdaua da Dio che gli tollesse el ꝓprio core: e gli pareua ĩ mõdo
& donassegli la sua uolũtà. Et ecco che subito uede uenire lo Sposo
& uede che ti accosta alla lei cõ molta gl̃ia & cõ la ueneràbil sua mano
no sẽte toccarsi el sinistro lato: & ĩ marauiglioso modo aprirselo
p fino al cuore: el q̃le sẽsibilmẽte sẽtiua dalla mã del Signore esser
preso & tracto fuori del ꝓprio pecto: p la buca che lui haueua facto:
& cosi parẽdosi ueramẽte la lasso sẽza cuore. Onde ella recitã
dolo al cõfessore suo: & dicẽdo che era sẽza cuore: lo cõmenciaua
piu presto a riderla & beffarla come stolta che prestarli fede. Ma perse
uerãdo lei & dicẽdo cõstantemẽte che era senza cuore & che el Si
gnore cõ la propria mano sua glelhaueua tracto fuor del pecto: non
poteua psuaderli. Ma diceua. Come e possibile a homo ĩ terra ui
uere senza cuore? Et ella sauiamẽte rispõdeua. Veramẽte a lhuo

more, impossibile questo facto: ma nō gia a Dio. Stecte cosi piu giorni. Et trouandosi una mattina nella chiesa di S. Domenico nel capitolo delle suore, doppo le cōsuete abstractioni ritornata in se stessa, & prendendo la uia uerso casa fu da una luce da cielo subito circundata: ī mezo della q̄le appariua el Signore: Elquale nelle sacratissime mani portaua un nuouo cuore tucto lucido & rubicondo. Cadde la v̄gine in terra alla uisione tucta tremante: A cui gratiosamente accostandosi lo Sposo aperse dinuouo quel medesimo sinixtro lato: & ripostoui dētro quel nuouo cuore diceua. Ecco figluola dolcissima: come q̄llaltra uolta ti tolsi el tuo cuore cosi hora in quel cambio ti dono el mio: con elquale sempre uiuerai. Et questo decto trahendo ad se la uacua mano chiuse la buca del costato: & sanolla & partissi: doue sempre dipoi apparue la margine della facta piaga ī segno del miracolo come ella mi cōfesso: & molti lhanno ueduta. Et da quella hora comincio a dire al Signore ne preghi suoi. Io ti raccomando el tuo cuore: & nō diceua piu el mio cuore (come soleua) ma el tuo cuore.

¶ Delle uarie & molte visioni che hebbe al sanctissimo Sacramēto dello altare: & della mutatione mirabile di se stessa doppo el nuouo dono del nuouo cuore. Cap. XVII.

FActo dunq̄ tāto acq̄sto del nuouo cuore crescēdo ī maggiori & piu stupēde cōtemplationi, nō si partiua mai dal sacro altare senza hauer riceuuto nuoue illuminationi & visioni: maxime q̄do era cibata del sanctissimo Sacramēto. Allhora uedeua spesso nelle mani del Sacerdote el Signore: q̄do ī forma di bābino di lacte: & q̄do di maggior fanciullo. Tal uolta un fuoco come di una fornace ardētissima, doue gli pareua chel Sacerdote entrasse q̄do cōmunicaua. Piu spesso q̄do cōmunicaua sētiua odori & sapori tāto suaui chi quasi tutta mācaua p dolceza. Et finalmēte sēpre si trouaua piena di nuoue & ineffabili cōsolationi: ī tāto che el piu delle uolte el nuouo cuore exultaua nel corpo cō tāto grāde & sonoro strepito, chi facilmēte si sentiua da circūstāti: & cognosceuasi che nō era suono naturale: come tal uolta ne corpi accade p uarie dispositioni: ma insolito & sopra natura. Onde ben poteua cantar col Propheta. Cor meum & caro mea exultauerunt in Deum uiuum. Per la qual cosa spesso in exultatione di spirito reuelaua al suo confessore. O Padre mio non ui accorgete che io non son piu quella che ero ! O se uoi sentisse quello che sento io in questo cuore : o se lo potesse sentire qualunche homo : certo certo non serebbe alcuno si duro ne si superbo che nō si intenerisse & humiliasse. Et cioche io ui dico e/ nulla / a rispecto ad quello che dentro sento. Io sento tanto fuoco & tāto ardente nel cuor del mio Signore/che ogni fuoco materiale ī comparatione di questo reputo freddo. Io son ripiena di tanto gaudio che merauiglia e/ come lanima mi duri piu in questo misero corpo. Questo ardente fuoco purifica lanima mia per si facto modo che mi pare essere ritornata nella prima eta di cinq; anni. Questo fuoco accende tāto la uolunta alla amor del pximo/che sōma letitia mi sarebbe dare la mia uita per qualūche pximo mio ad ogni hora. Queste cose testificaua ella stessa ad gloria del Signore solamente al Padre del anima sua : perche Dio cosi uoleua : accioche noi intēdessemo la diuina charita uerso lhuomo : & li mirabili effecti damore che produce lo Spirito Sancto per accender noi altri ad amore & obseruātia de suoi pcepti : per la superabūdāte retributione che in cielo e/ seruata ad chi la expecta & desidera & cerca/cō fede/spanza/& imobile charita nella pseuerāte obedietia de suoi comādamēti.

¶ Delle altissime Reuelationi facte dal Signore alla Sposa di molti & marauigliosi Mysterii. Et come Maria Magdalena li fu assegnata per Madre. Cap. XVIII.

NOn piace al Signore/ch sieno tacute alcune delle molte & quasi īnumerabili altissime reuelationi : piene di notabile & utile doctrina. Fu dunq; la infiāmata Sposa per el nuouo cuore : & rinouata ne nuoui doni : Fu dico una uolta intra le altre uisitata dal celeste suo dolce Sposo : elq̄le cō la sua dilectissima madre / & la gloriosa Magdalena la confortaua & accendeua nel sancto ppposito. Et toccandoli con dolci parole el cuore diceua. Qual uuoi tu piu presto Catherina o te / o me. Et ella come Pietro ī humilit pfesi rispōdeua. Signore tu sai ben q̄l chio uoglio : & q̄llo che puo uolere el cuor tuo & la tua uolunta. Et ricordossi in quel pūto di Magdalena q̄do tucta donandosi al Signore si pstese in terra cō effusione di lachryme ungendo con pretioso unguento esancti piedi : Et in q̄l modo ella ancora con pietoso sguardo tucta piena di dolcezza si fermaua fixa nella giocōda contēplatione del Signore con molto desiderio & expectatione di nuoui Mysterii. Onde excitato lo Sposo ad satisfarli diceua. Ecco dilectissima figluola. Io uoglio da ho/ra inanzi che Maria Magdalena ti sia data ĩ madre tua: allaq̃le come ad madre tu possi con ogni fiducia ricorrere. Et uoltãdosi ad Magdalena glimpose cõ parole gratiosissime q̃sta cura. Alho ra la ṽgine cõ humili inclinationi ringratiaua lo Sposo suo di tã/to dono. Et uoltãdosi alla nuoua madre con acto pietoso & reue rẽtie deuotamẽte selli raccomãdaua. Et da q̃lla hora Maria Mag/dalena la riceuette ĩ sua: & ella la chiamo sempre madre. Vera/mente degna & conueniente adoptione, poi che era tãta simili/tudine di uita & di priuilegii intra la madre & la figluola: poche ambedue eleggendo a piedi del sancto Maestro ĩparare la beata doctrina del uerbo eterno nelli felici excessi & contẽplationi, pa/scẽdosi della prima ueritá, ueramente elessero loptima parte laq̃/le giamai non sara tolta da loro.

¶ Come uidde sospesa tucta i aere li mysterii & archani di Dio ineffabili: liquali non e lecito manifestare alli homini & altre cose piene di stupore. Cap. XIX.

DOppo questo excitata era la ṽgine, piu frequentemen te in mirabili & diuine suspẽsioni spesso eleuata ĩ aere per forza del unione che faceua lanima cõ Dio. Et io in tra le altre la uiddi una uolta sospesa ĩ aere: & odi/uola parlare pianamẽte. Et accostandomi p̃ intenderla intesi che ĩ lingua latina diceua. Vidi archana Dei. Et piu uolte replicaua q̃sto medesimo. Vidi archana Dei. Et domãdãdo io dapoi el sen so di quelle parole: & la cagione di cosi replicarle: lamẽtandomi che cosi come soleua non mi reuelasse e suoi secreti. Mi rispose. Non e possibile Padre mio. Nõ e possibile: che io dica altro che quello: ne altremẽti. Non mãco mi farei cõscientia a narrare cõ questi nostri uocabuli defectiui & carnali le alte cose cħ ho ueduto: cħ debbe fare ũ misero bastẽmiatore delle sue bastẽmie cõtra el creator suo. Queste nostre parole Padre significono cose terre/ne & uili & quasi cõtrarie alle superne visioni cħ ho ueduto: inef/fabili cõ le nostre lingue. Siche mi excusarete se io nõ uoglio di/shonorare laltezza & la maiesta del Creator nostro cõ le mie in/degne & insufficienti parole. Doppo q̃lla alta visione delle cose ineffabili del Signore, gli pareua che el nuouo cuore li fusse salta/to di corpo & entrato nella buca del costato del Saluatore & fus unito col ꝓprio cuore dello Sposo diuẽtasse quasi una medesima

cosa. Et ĩ q̃l ponto senti liquefare lanima sua ĩ tãto amorosa dol
ceza che cõ tucta la mente exclamaua piu uolte. Dñe uulnerasti
cor meũ. Dñe uulnerasti cor meũ. Accadde q̃sto nel giorno della festiuita di. S. Margarita. Nel anno del Signore. M.cccclxxi

¶ Come bebbe al costato del Signore cõ dolcezza inextimabile. Et di molti altri admirandi facti interuenuti fra lei
& lo Sposo circa el uenerabil Sacramẽto. Cap. XX.

INteruẽne nel anno medesimo nel giorno di. S. Lorenzo: che stãdo la ṽgine dinãzi allaltare ĩ p̃sentia del Sa
cramẽto: & risoluẽdosi ĩ piu dirocti piãti, daua molta
molestia alli Sacerdoti che celebrauano. Et di cio fu
admonita & correcta dal cõfessor. Et ella obediẽte si poneua piu
di lõtano dal altare: & fece p̃go al Signore che p experiẽtia facesse intẽdere al Padre della anima sua, come non era ĩ potesta del
huomo resistere a simili ĩpeti dello Spirito Sãcto. Nõ fu uano el
p̃go: In modo che el Padre suo facto chiaro p experiẽtia nõ ardi
gia mai piu molestarla di simil cosa. Ma ella stando cosi remota
dal altare cõ desiderosi sospiri gridaua altamẽte col cuore: bẽche
planamẽte cõ la lĩgua: & ĩ modo di pietoso lamẽto diceua. Io uor
rei el corpo del mio Signore IESV Xp̃o. Et ecco ĩ q̃sto apparirle
el glorioso Sposo cõ el costato apto. Et dixe alla ṽgine. Beue di
qui tanto sãgue q̃to tu stessa uuoi. Et ella sitibũda accostãdosi ne
traheua tãto largamẽte: chẽ accorgẽdosi dipoi che nõ haueua lassato el corpo morto ĩ terra p la plenitudine chẽ gustaua laĩa absorta
ĩ Dio: ne rimase piena di stupore. Ap̃sso nel ãno medesimo nel
la festa di. S. Alexo la nocte, intese dal Signore che la mattina p
ogni modo cõmunicarebbe. Onde ella p̃parãdosi dalla parte sua
& sapẽdo che ogni buona p̃paratione fa Dio: lo p̃gaua cordialmẽte chẽ la purgasse: & redesse laĩa mõda degno habitaculo di esso Signore. Sẽti allhora orãdo ĩ q̃sto modo cadere sopra laĩa sua
una pioggia nõ dacq̃ ne daltro liquore cõsueto: ma di sãgue me-
scolato con fuoco: dõde sentiua non solamente purgarsi lanima
di nuoua sanctificatione: ma ancora redũdar nelli membri corporei una marauigliosa mortificatione della carne. Et uenendo
la mattina si senti in modo grauata che non gli rispondeuano le
forze per muouere solo un passo: Pur confidãdo ella nelle p̃mes-
se del Signore comincio a rizarsi, & aduiarsi cõ grã fatica uerso
la chiesa. Pareua ad chi bẽ la cõsideraua, un morto esse andasse

Hor gionta nella chiesa si pose appresso ad uno altare, desideran do che lui uenisse el padre della anima sua: pche haueua special co mandaméto non riceuere dalle mani daltri sacerdoti el sanctissi mo Sacraméto. Fu certificata da cielo che serebbe ancor di qsto satisfacta: hor expectãdo con allegreza le celeste pmesse. Accad/ de che el cõfessore era qlla mattina poco disposto al sacrifitio: se nõ che tocco subito nel core: mutato psto di opinione gli uẽne fer/ uore di celebrare: & cosi parato a tal ministerio esci della sacrestia & cõtra ogni sua cõsuetudine ãdo allaltare doue aspectaua la vgi ne nulla sapẽdo di lei: & uolgẽdo un poco li occhi & uedẽdola: & intẽdendo che lei aspectaua la Sacra Cõmunione: subito intese chi lhaueua mosso a celebrare: & eleggere qllo altare fuor della usanza sua. Poi che hebbe celebrato comunico la sancta figluola: laql gustãdo el Saluator suo tãto si accese nella faccia: tãto splẽdo re & tãta deuotione gittaua ql sancto uolto nelle piatose lachry/ me & ãxiati sudori: che el Sacerdote tucto cõmosso nel cuore nõ poteua cõtenersi. Et ella tucta absorta entrãdo ne piu secreti cel/ lieri della canoua del Signore si inebrio tanto del piu dolce uino che lui trouasse: che tucto ql giorno nõ pote mai parlare una sola parola cõ homo. Et domãdata poi dal cõfessore pche cosi tacesse & che cosa gli era accaduta nella sãcta Comunione. Padre dixe. Io nõ posso exprimere cõ qsti uocabuli la belleza che mi fu mo/ stra & ipressa nel anima mia: qdo dalle uostre mani riceuei qllo ineffabil Sacraméto. Veddi allhora chiaramẽte che tucte le ric/ cheze del mõdo, oro, argẽto, & gẽme psiose, & cioche cõ qsti occhi si uede nel cielo & socto el cielo, erano fango & sterco in/ cõparatione di qlla belleza: anzi che tucte le consolationi spiri/ tuali che riceueno comunemẽte eserui di Dio misi presentauano quasi nulla a rispecto di si beata uisione. Et io pgauo allhora che el Signore mi priuasse in qsto mõdo dogni cõsolatione: cosi spiri/ tuale come tẽporale p cõpiacerli, & p posseder qlche uolta le sue belleze nel cielo: & in tucto mi priuasse dogni mia uolũta & do/ nassemi la sua. Et uiddi allhora iclinarsi la sua clemẽtia ad exau/ dire epreghi dellãcilla sua. Et odiuo uoce che diceua. Ecco figluo la dilectissima sieti donata la uolũta mia nellaqle tu starai tanto forte che nissuna pcossa ti potra pũto muouere, o pure inclinarti dal dricto sentiere della iustitia & uerita mia. Reuelo ancora piu oltre la vgine al suo padre spirituale dicendo. Sapete uoi padre

mio.come mi fece in q̃l giorno el Signore? Fece come la amorosa madre al fanciullino: Imprima gli mostra le mãmelle piene
& stillãti di dolce lacte: & fa stare el bãbino da lũgi / p incitarlo a
desiderio: & q̃do cosi lha mosso: & lui tucto uolõteroso e/ p git-
tarsi alla poppa / un pochetto lo ritiene: & fallo piãgere in maggior desiderio: & poi che cosi dolcemẽte stratiãdolo nha pso alqto di piacere: & risone tra se stessa: teneramẽte selo lassa cader sopra el pecto: & abbracciãdolo strectamẽte & baciãdolo gli offerisce ambe le poppe / & dinde lassa trarre largamẽte tanto di lacte
q̃to uuole. Cosi fece ad me lo Sposo mio / la mãma mia. Veddemi ardere di desiderio di por la bocha mia al suo costato: & lui
finse allõtanarsi discosto. Veddemi piãgere di pietoso sdegno: & e
lui di nascosto ne rideua. Et poi che pse piacer del mio piãto q̃to
uolse / corse iuerso me cõ piatosi occhi: & pse lanima mia con le
sue braccia: & accosto la bocha depsa anima al Sacratissimo canale del costato suo: doue entrãdo & beuẽdo q̃to uolse ne trasse
tanta notitia della diuinita sua / & tãta dolceza: che chi la potesse ĩtẽdere stupirebbe a pẽsare come el cuore nõ misi ruppe p abũdantia di amore: & cognoscerebbe che e/ miracolo che io posso
uiuere con q̃sto ardor continuo di charita.

¶ Di altre reuelationi circa el benedecto Sacramẽto. Et di altri rapti. Et pmissione del Signore facte alla Sposa per salute di molti / cõ molta & ĩtollerabile afflictiõ sua. Cap. XXI.

VNaltra uolta nel anno medesimo. Adi. xviii. di Ago-
sto: nel riceuere anco el reuerẽdissimo Sacramẽto diceua cõ molto feruore. Signore io non son degna che tu
entri nel corpo mio: Et el Signor rispose. Et io son degno che tu entri in me: & cosi prẽdẽdolo gli parue che cosi lanima sua intrasse ĩ Dio / & Dio nel anima sua come el pesce entra
nel aequa & lacqua nel pesce. Et fu q̃sto cõ tãta infirmita del corpo che cõ graue pena potette ritornare alla cameretta. Doue giõta & posata nel suo lecto di tauole: iui molto spatio di tẽpo stette ĩmobile. Et doppo q̃llo eleuata ĩ aria p altretanto tẽpo stecte
sospesa: & dipoi ritornossi dinuouo nel lecto: & allhor comincio
quasi a destarsi & sentire che lanima era nel corpo. Allhora comincio cõ la sua benedecta bocha dir parole si soaui di uita eterna: che tucte le cõpagne che lodiuano moueua suauemẽte a cõ-
punctiue lachryme. Et doppo q̃sto fece singulari orationi p molti.

& specialmẽte pel padre della anima sua: elq̃le in q̃lla hora essen do in chiesa repẽtinamẽte si senti mosso da isolita & interna de uotione (come lui stesso testifica) & nõ cognoscẽdo la cagione: & standone marauigliato. Ecco una delle cõpagne della nostra madre Catherina che tal cosa haueua ueduto: intra le altre cose gli ãnũtio la nouita delli excessi mẽtali accaduti alla ṽgine: & lo rationi che haueua facte: & singularmẽte p lui. Et coniecturãdo lhora: trouo che ĩ q̃l ponto medesimo si senti q̃lla operatione nel cuore di cõpũtiua deuotione. Onde come sollecito de facti suoi uolse piu certamẽte intẽdere dalla ṽgine tucto el ꝓcesso della cosa. Et narrandoli ella el caso. Dixeli come el Signore gli haueua ꝓmesso eterna uita p lui & p q̃lũche ella haueua ꝑgato: & come di tucto ne haueua hauuto segno. Et uolẽdo egli itẽder c̃h segno. Rispose. Io desiderosa col mio Signore di hauer cõtinua memoria di tãte ꝓmesse: dixi. Et c̃h segno mi dai tu Signore che tu habbi affar q̃sto? Et lui dixe: extende la tua mano. Extesila. Egli allhora trasse fuore un chiodo, & nel mezo della palma mel pose & chiudẽdomi la mano cõ tanta forza la strinse: che ad me parue che el chiodo penetrasse dallaltra banda, come se ueramente lhauesse pichiato con un graue martello. Et ringratiato sia di cio IESV CHRISTO: che p opa sua io ho uno delli stigmati suoi nella dextra mano: & q̃tunche sia aglialtri inuisibile: nõ dimãco io lo ueggo bene io & sẽto di cõtinuo. IESV Xp̃o Signor̃ ne sia laudato. Cosi era cõsueta dire ogni hora che sẽtiua q̃lche nuouo dolore nel corpo suo. IESV Xp̃o Signore ne sia laudato.

¶ Delli beati stigmati c̃h el Signor gli diede nella cipta di Pisa. Et delli dolori imensi & senza dubio mortali: se miracolosamẽte nõ li fusse stata sostenuta la uita. Cap. XXII.

LOngo tẽpo doppo che le soprascripte mirabili cose accadero. Mi trouai cõ la sacra Sposa nella Cipta di Pisa. Doue una domenica mattina celebrai nella chiesa di sãcta Christina: & ministrai alla ṽgine el uenerabil Sacramẽto. Onde ella al costume suo ne rimase abstracta in extasi longo spatio di tẽpo. Et expectando noi come era solita che ritornasse ne ꝓprii sensi: & ci facesse participi delle beate consolationi & visioni sue: Questa uolta contra ogni sua usanza in q̃lla suspensione moueua alquãto el corpo: & cõposesi ad modo deuoto, come chi deuotamẽte aspecta dal Signore alcũ dono: dipoi

ta cō la pſona/& con le ginochie ī terra: & cō le braccia & le mani exteſe ī modo di croce: moſtrādo nella glorioſa faccia un nuo
uo & mirabile ſplēdore. Et doppo chē coſi ſtecte alq̄to de hora / la
uedemo cadere in terra ī un momēto come ferita repētinamēte
di crudeli ſaette: & quaſi ſubito ritorno lanima ne pprii ſentimē
ti corporali. Et poſata p ū poco mi fe domādare: & dixemi. Siaţ
te certo padre che per la miſericordia di IESV CHRISTO / li
ſtigmati ſuoi io porto nel corpo mio. Io uedeuo padre el Signoř
mio cō grādiſſima luce deſcēdere ſopra lancilla ſua: Et uolendo
lanima mia corrre alincōtra al Saluator ſuo/fece īpetuoſo ſſor-
zo al corpo: & fello dirizare come poteſte uedere. Allhora diſce
ſero dalle margini delle piaghe del Signor mio cinq̄ razi ſanguī
nolēti: due uerſo le mani: & due uerſo li piedi: & uno al ſiniſtro
lato nō attrauerſo: ma addricta linea uerſo elcuore. Inteſi ſubito
el myſterio. Et gridai cō la uoce non corporale: ma della mēte /
ah Signoř. Nō appariſchi ti prego alcū ſegno nel corpo mio. Ap
pena finita fu la parola / chē io ueddi q̄lli medeſimi razi mutare el
color sāguigno: ī molto ſplēdore & forma di pura lucē & ī q̄l mo
do el mio corpo li riceuette. Io alhora odēdo el caſo dixi bē ci ao
corgemo madř a uoſtri geſti di ſimil myſterio d̄lle ſtigmate. Mi
dixemi hauete uoi dolore sēſibile ī q̄lli luoghi? Et ella gittato pri
ma un cordialiſſimo ſoſpiro dixe. Tāto e el dolor chē ī tucti eſēſi
del corpo patiſco & maxime circa el cuoř: chē ſe Dio nō fa nuouo
miracolo: poco durera la mia uita ī q̄ſto corpo: & breui giorni ſe
remo inſieme. Nō ſenza molta meſtitia di cuore notai le parole
della noſtra madre / & ſtauo cōſiderādo ſe uedeuo alcun ſegno in
lei di actuale dolore. Eſcendo dunq̄ fuor della cappella doue int
teruēne el grā caſo & tornati al hoſpitio ſubito chē la ūgine entro
nella camera ſiuēne manco. Et corrēdo tucti la uedauamo nella
graue ſincopa quaſi morta / & deſperati quaſi dogni ſalute la piā
geuamo & deſiderauamo come chariſſima & dolciſſima madre
in CHRISTO. Poco ſtecte che ritorno in ſe: & doppo che noi
prēdemo el conſueto riſtoro del cibo / dinuouo mi dixe. Padre ſe
Dio nō pon rimedio: pochi giorni poſſo durare con uoi. Dio ſa
che ferita mi fuſſe al cuore q̄lla parola: & per q̄ſta cagione chiamai tucti li familiari ſuoi figluoli & figluole che ella dinanzi ad
Dio haueua parturito. Et exhortai q̄to ſeppi ad fare continua &
feruēte oratione al Signore che ſi degnaſſe nō coſi preſto rapirci

la noſtra

la nostra madre: ne ci togliesse si fedel barchia & securo timone ne trauagli & pericoli del tẽpestoso Mare, del p̃sente seculo. Piacq̃ a tucti la sua parola & facti di uno animo & di un cuore medesimo, andamo prima a lei: & supplicamo in q̃ste parole piene di lachryme. Noi sappiamo bene madre che tu desideri sciogliersi da q̃sta uita & cõgiugnerti p eterno col Sposo tuo: ma risguarda un poco e tuoi figluoli che tu lassaresti orphani & infermi. Ad te stanno salui e premii tuoi. Ad noi si apparechiano cõtinui pericoli in tãte turbulẽte tẽpeste di q̃sto Mare. Sappiamo ancora madre la charita del Sposo tuo inuerso te: che nõ ti puo negare cosa che tu uogli. Pregalo tu dunq̃ che p q̃lche tẽpo ti cõceda al mondo p la salute & fermeza nostra. Noi anchora pregheremo. Ma che possiamo noi pieni di peccati nel cõspecto suo! Tu dunq̃ prega p noi madre: pche tu ancora maggiormẽte ami la nostra salute che noi medesimi: & piu certamẽte la puoi obtenere dal Sposo tuo. Finimo di parlare, ma nõ gia di piãgere: q̃do la benedecta madre cosi rispose. E gia lõgo tẽpo che io renũciai la propria uoluntà al mio Signore. Lui dunq̃ in q̃sto & in ogni altra cosa faci q̃llo gli pare. Io ui amo p certo con tucte le uiscere. Et ho intẽso sete della uostra salute: ma nõ uoliate temere pusillanimi: molto piu sete cõtra lui: & tanto piu cura q̃sto piu uale el suo sãgue cõ el q̃le ui ha ricomprati. Sia dunq̃ facta la uolũta sua: & la sua uolũta e che uoi siate sanctificati, & salui di eterna salute: come lui e uero sancto & eterno Saluatore. Io nõ cessaro di pregare che ĩ ogni cosa facci la sua uolũta: la q̃le nõ dubito che sera el uostro meglio in q̃sta parte. Rimanemmo alle decte parole tucti sbigottiti: & ingombri di timore & abundanti di lachryme. Fin che el sequẽte sabbato ... da lei come Dio haueua exauditi e nostri desiderii: Et la domenica sequẽte ne fumo certificati: pche cõmunicãdosi ella hebbe uno excesso di mẽte & daltra sorte: che q̃llo della domenica passata: peroche quãto q̃llo fu destructiuo del corpo, tanto fu q̃sto pien di ristoro & di sanita. Et allhora io dixi cõ molta letitia. Veramẽte le uostre lachryme son salite in cielo. Et per chiarirmi meglio la domandai se q̃l dolore delle stigmate ... seuitie duraua piu. Et lei rispose. Nõ solo nõ mi dura: ma ĩ cãbio di dolore, ui sento forteza & cõforto sensibile. Dio ha exaudito le uostre orationi. Et ad me ha prolongato la uita ... sia laudato. Hor pche molti hãno molto cõbattuto sopra queste

stigmate benedecte della vgine p leqli sono accadute molte inso
lentie in dishonore di Dio ne sancti suoi. Liberamēte & cō man
suetudine mi par debito mio admonir tucti qlli che si psumeno
esser serui di IESV CHRISTO: che qlche uolta si lassino li ze
li & le cōtētioni che nō son secōdo la sciētia. Ne Frācesco ne Do
menico ne Catherina (come dixe Paulo di se stesso & di Apollo
& Cepha) sono stati altri che ministri di colui che ex la usua pte
tra el primo fondamēto el datore & lo augumētatore dogni gra
tia & di ogni dono. Lui solo p noi e crucifixo: di cui la loda si ac
cresce & la gloria qto piu si extēdeno li suoi doni in molti. Gode
Catherina delle stigmate gloriose di Frācesco. Et nō māco Frā
cesco delle stigmate di Catherina. Sono loro ben cōcordi i cielo.
Perche dūq nō sīcordiamo noi i terra se siamo ueri figliuoli lo
ro? Perchē nō faciamo le ope loro? Che nuoce alla chiesa et alli fede
li & de fedeli chē diminutione della gloria di Frācesco o della fa
miglia sua chē Catherina anchora habbi receuute le stigmate del
suo Signore? Veramēte qste sono qlle contētioni che dimostra
no (come testifica Paulo) chē noi siamo carnali desiderosi del ho
nor pprio & nō di ql di Dio. Lhonor pprio e upien di zelo poco
giusto: poche si uede diminuire nel honor del pximo suo non uede
ei cosi lhonor del Signore da cui pcede ogni dono: perche qllo si
magnifica & extēde qto piu apparisce la bonta sua diffusa ne ser
ui suoi. Nō sien decte qste parole ne riceuute ad fini [illegible]
pche io uogli cōtendere o por disputa sopra cio. Io uoglio obe
dire piu presto ad Paulo che dice che el seruo di Dio debbe fugg
re le questioni & cōtētioni inutili: lequali nō dāno edificatione: ma piu
presto subuertono e semplici che odeno: & fanno scisma ne popu
li: Et Gregorio dice che doue sta salda la fede uuole credere piu pre
sto che cōtēdere. Et cosi cōcludo io: Io credo ad tucti che hauesse
ro ardire: di negare le stigmate di Catherina: & uolessero cōtēde
re che ella fusse stata o bugiarda o ingānatrice o uero che Maestro
Raimōdo che cosi chiaramēte lo testifica sia stato mēdace. Que
sti tali habbino victoria cōtra me & pchiesta maggiore io cōfes
so che io credo fermamēte (ancora che alcuni impii lo nieghino
& altri i parte [illegible] lo uadino interpretādo come scriue el Pe
trarcha in una delle sue Epistole) che el glorioso Frācesco hebbe
le stigmate uisibili dono certamēte grāde & segno di grāde amore
di Dio inuerso lui. Et de questo auctē quelli sani [illegible]

mil cosi: prestādoli che Dio grauemente li punira come superbi detractori alla sua bōta nelli suoi serui: nelli quali appare sempre buono & mirabile: ad cui sia laude & gloria sēpiterna. Amē.

¶ Di uno altro beatissimo raptó: & della tenereza della conscientia della sancta vgine. Cap. XXIIII.

NElla gloriosa festa della Conuersione dello Apostolo fu rapta qsta vgine piu singularmēte: in modo che tre giorni & tre nocti integre rimase īmobile: & senza alcuno uso de sensi. Alcuni diceuono che era morta: o pxima alla morte. Altri che (come interuēne allo Apostolo) era rapta fino al terzo cielo. Et quādo passati li tre giorni ritorno ne suoi sensi: staua come qllo che desto da un pfondo sōno: ne ī tutto dorme ne in tucto ueglia. In qsto ecco frate Thomaso da Siena suo cōfessore cō uno altro cōpagno frate Donato da Fiorēza: che uēgono a uisitarla: & uedēdola in ql modo: mezo fuor di se stessa: p excitarla dixero. Volete uoi uenire con noi che uogliamo andare ad uisitare un famoso heremita che habita nel Romitorio? Et ella subito come chi mezo dorme: nō sapēdo qllo che diceua. Rispose che si. Et appena passo la parola: che gli uēne tanto rimorso di cōscientia: che p inteso dolore suegliādosi in tucto: nō poteua satiarsi di piāgere: parēdogli hauer decto la bugia: & contra la sua intētione. Onde sōmamēte sdegnata cōtra se stessa cosi diceua. O puersissima sopra tucte le femine. Questo meritauono le diuine & secrete visioni che la bōta infinita ad qsti giorni si era degnata mōstrarmi? Queste son qlle uerita cħ ti furno insegnate ī cielo? Questi li fructi della doctrina inspirata nel anima tua cō tanta benignita dello Spirito Sācto? Almen fusse prima giunta in terra che tu lo pagasse di simil moneta delle bugie. Tu hai mētito a sacerdoti & padri del anima tua: sapendo bene che non era di tua intētione uisitare heremiti. O pessima femina: o misera & miserabile. Et moltiplicādo simili amarissimi lamēti: delibero pseuerare ī terra altrettāti giorni & altrettāte nocti senza fare altro che piāgere: & cosi fece. O abysso ineffabile de iudicii di Dio & della sua puidētia. Io nō dubito che pmettesse el Signore qlla bugia (se bugia si puo dire) acciochi la leeza delle reuelationi nō la inalzasse sopra se come ancora pmesse a Paulo p qsta cagione lo stimulo della carne. Ne si puo dire ueramēte bugia qlla: potēdo sopragiunta ī ql modo al iprouiso & quasi fuor di se stessa: p lhaz

stigmate benedecte della vgine p leqli sono accadute molte inso lentie in dishonore di Dio ne sancti suoi. Liberamēte & cō mari suetudine mi par debito mio admonir tucti qlli che si psumeno esser serui di IESV CHRISTO: che qlche uolta si lassino li zeli & le cōtētioni che nō son secōdo la sciētia. Ne Frācesco ne Domenico ne Catherina (come dixe Paulo di se stesso & di Apollo & Cepha) sono stati altri che ministri di colui che e la uiua pietra el primo fondamēto el datore & lo augumētatore dogni gratia & di ogni dono. Lui solo p noi e crucifixo: di cui la loda si accresce & la gloria qto piu si extēdeno li suoi doni in molti. Gode Catherina delle stigmate gloriose di Frācesco. Et nō māco Frācesco delle stigmate di Catherina. Sono loro ben cōcordi i cielo. Perche dūq nō cōcordiamo noi i terra, se siamo ueri figliuoli loro! Perchē nō faciamo le ope loro! Che nuoce alla chiesa: chē scādalo e de fedeli: chē diminutione della gloria di Frācesco, o della famiglia sua chē Catherina anchora habbi receuute le stigmate del suo Signore! Veramēte qste sono qlle contētioni che demostrano (come testifica Paulo) chē noi siamo carnali desiderosi del honor pprio & nō di ql di Dio. Lhonor pprio e pien di zelo poco giusto: poche si uede diminuire nel honor del pximo suo: ma nō e cosi lhonor del Signore da cui pcede ogni dono: perche qllo si magnifica & extēde qto piu apparisce la bonta sua diffusa ne serui suoi. Nō sien decte qste parole ne riceuute ad sinixtro fine: ne pche io uogli cōtendere, o por disputa sopra cio. Io uoglio obedire piu presto ad Paulo che dice che el seruo di Dio debbe fuggire le questioni & cōtētioni inutili chē nō dāno edificationi: ma piu presto subuerteno e semplici che odeno: & fanno scisma ne populi: Et Gregorio dice che doue sta salda la fede uuole cedere piu presto che cōtēdere. Et cosi cōcludo io. Io cedo ad tucti che hauessero ardire: di negare le stigmate di Catherina: & uolessero cōtēdere che ella fusse stata, o bugiarda, o ingānata, o uero che Maestro Raimōdo che cosi chiaramēte lo testifica sia stato mēdace. Questi tali habbino uictoria cōtra me & pche sia maggiore. Io cōfesso che io credo fermamēte (ancora che alcuni impii lo nieghino & altri i parte sinixtra lo uadino interpretādo come scriue el Petrarcha in una delle sue Epistole) che el glorioso Frācesco hebbe le stigmati uisibili dono certamēte grāde & segno di grāde amore di Dio inuerso lui. Et detesto tucti qlli saui, che beffauano simil cosa: prestãdoli che Dio grauemente li punira come superbi detractori alla sua bõta nelli suoi serui: nelliquali appare sempre buono & mirabile: ad cui sia loda & gloria sẽpiterna. Amẽ.

¶ Di uno altro beatissimo rapto: & della tenereza della consciẽtia della sancta vgine. Cap. XXIIII.

NElla gloriosa festa della Conuersione dello Apostolo fu rapta q̃sta vgine piu singularmẽte: in modo che tre giorni & tre nocti integre rimase ĩmobile: & senza alcuno uso de sensi. Alcuni diceuono che era morta/o pxima alla morte. Altri che (come interuẽne allo Apostolo) era rapta fino al terzo cielo. Et quãdo passati li tre giorni ritorno ne suoi sensi: staua come q̃llo che desto da un pfondo sõno/ne ĩ tutto dorme ne in tucto ueglia. In q̃sto ecco frate Thomaso da Siena suo cõfessore cõ uno altro cõpagno frate Donato da Fiorẽza/ che uẽgono a uisitarla: & uedẽdola in q̃l modo/mezo fuor di se stessa: p excitarla dixero. Volete uoi uenire con noi che uoliamo andare ad uisitare un famoso heremita che habita nel Romitorio? Et ella subito come chi mezo dorme: nõ sapẽdo q̃llo che diceua. Rispose che si. Et appena passo la parola: che gli uẽne tãto rimorso di cõscientia: che p intẽso dolore suegliãdosi in tucto nõ poteua satiarsi di piãgere: parẽdogli hauer decto la bugia: & contra la sua intẽtione. Onde sõmamẽte sdegnata cõtra se stessa cosi diceua. O puersissima sopra tucte le femine. Questo meritauono le diuine & secrete visioni che la bõta infinita ad q̃sti giorni si era degnata mõstrarti? Queste son q̃lle uerita che ti furno insegnate ĩ cielo? Questi li fructi della doctrina inspirata nel anima tua cõ tanta benignita dello Spirito Sãcto? Almen fusse prima giunta in terra che tu lo pagasse di simil moneta delle bugie. Tu hai mẽtito a sacerdoti & padri del anima tua: sapendo bene che non era di tua intẽtione uisitare heremiti. O pessima femina/o misera & miserabile. Et moltiplicãdo simili amarissimi lamẽti: delibero pseuerare ĩ terra altrettãti giorni & altrettãte nocti senza fare altro che piãgere: & cosi fece. O abysso ineffabile de iudicii di Dio & della sua puidẽtia. Io nõ dubito che pmettesse el Signore q̃lla bugia (se bugia si puo dire) acciochẽ laltezza delle reuelationi nõ la inalzasse sopra se come ancora pmesse a Paulo p q̃sta cagione lo stimulo della carne. Ne si puo dire ueramẽte bugia q̃lla: poi chẽ sopragiunta ĩ q̃l modo al ĩprouiso & quasi fuor di se stessa: p lhabito laudabile della affabilita sua come desiderosa di cōpiacerel & come qlla che era deuota de serui di IESV CHRISTO: & de sancti luoghi: in ql modo subitamēte rispose. Ma e/ costume de sancti gradi & singularmēte illuminati da Dio: come leggia/ mo del glorioso Paulo ch li difecti nelli ochi nostri reputati mi/ nimi: nella piu chiara luce della charita loro appareno grandi. Circa el soprascripto rapto seppi poi da lei che le cose ch haueua uedute in qlli giorni erano ineffabili: ne si doueuono dishonora/ re parlādone con le nostre parole piene di difecto: ne anchora si possono cōmunicare alli homini mortali p nō esser capaci di tā/ ta luce come testifica el medesimo Apostolo.

¶ Di altre Reuelationi. Et di nuoua tenereza della conscientia contra se stessa. Cap. XXIIII.

VNaltra uolta li apparue Lapostolo Paulo & admonil la che senza intermissione exercitasse loratione. Laql cosa facēdo lei sollicitamēte merito hauere singulari reuelationi la uigilia della solēnita del nostro glorioso Padre Domenico. Era quasi p cominciarsi uespero qdo piena dal ti secreti uidde cō li occhi della mēte entrare in chiesa frate Bar/ tholomeo da Siena cōpagno del suo cōfessor frate Thomaso ad cui ella tal uolta soleua cōfessarsi: & cō qllo fiducialmēte cōferire li suoi secreti. Et facēdoseli incōtro: lo admoni che haueua qlche cosa da narrargli. Posensi dunq a sedere. Et lei cominciaua cosi. Padre io ueggo hora piu chiaramēte el nostro Padre Domenico che nō ueggo uoi. Et piu presente e/ ad me lui che uoi. Et poche altre parole potette dire: ch ecco il fratel carnale della ūgine pas/ sandoli appresso fece ombra & un poco di strepito co piedi: al qle ella uolse la testa & risguardollo. Ma subito ritornata al stato di prima tocca grauemēte nel cuore: ponēdo fine al cominciato par lare: si diroppe in amari piāti & angosciosi singulti. Expectaua ql Padre el fine di qsto piāgere: & nō uenēdo: comincio cōfortarla: & sollecitarla che seguitasse el principiato ragionamēto. Ma ella ipedita dalle lachryme & singulti & cordiali cōpunctioni nō pote ua rispōdere alcuna parola. Et doppo lōga dimora appena riha/ uēdo faculta della fauella diceua amaramēte cōtra se stessa. Hei misera ad me. Et chi sara mai uēdecta cōtra tāto graue peccato? Et domādata dal Padre che peccato fusse qllo che diceua. Rispo se. O pme nō hauete ueduto uoi questa iniquissima femina cōme

ha hauuto ardire in mētre che Dio gli mostraua le marauigliose
cose sue uolgere li occhi & la testa iuerso la creatura. Marauiglia
to ql Padre di sāta tenereza di cōsciētia & uolēdola scusare diceua.
Troppo stranamēte & uillanamēte di si piccola cosa perche fu cā
to breue ql uostro uolgerui: che appena che io lhabbia potuto aduertire.
Allhora dixe ella. Deh se uoi sapesse che reprehensione
me ha facto in qsto puncto la Beatissima Vergine MARIA: p
certo uoi ancora piāgereste meco. Et decto qsto si pose silentio:
fin chē si cōfessò: & cō piāti se ne ritorno alla camera sua. Dixe ancor
dipoi che Lapostolo Paulo si duramēte la riprese del pdimē
to di ql minimo tēpo che haurebbe electo piu psto qlunche cō
fusione i psentia di tucti li homini del mōdo: che qlla uergogna
chē hebbe p tal ripressione dello Apostolo. Et aggiogneua. Pēsate
Padre che cōfusione sara qlla delli ingrati peccatori dināzi al cō
specto del sōmo Giudice qdo giudicara el mōdo i maiesta & po
testa: qdo alla faccia di un solo Apostolo suo nō si puo sostenere. Et
pmectoui chē se qdo io la uidda si terribilmēte riprēdermi: nō si fus
se psentato dināzi alli occhi uno agnellino māsuetissimo & pieno
splēdore: nō hauerebbe el cor mio possuto sostenēre tāta cōfusione.

Disgressione facta dal traductore p li homini che nō intēdono le cose di Dio ne de serui suoi: & p qsto spesso le beffano.

Capitolo. XXV.

NOn mi serebbe marauiglia se molti saui nelli occhi lō
ro & fastidiosi supbi deridessero queste cose come trop
po rigorose & supstitiose. Perche ben dice Lapostolo:
Lhuomo animale nō intēde le uie del Signore: & maxime
le uie che singularmēte tiene ne serui suoi. Veramēte qllo
che nō cognosce ne ama Dio come debbe: nō puo discernere la
grādeza delle colpe che cōtra lui si cōmectono. Et chi nō cōsidera
li imēsi & cōtinui beneficii chē assiduamēte effunde sopra el ca
po delli homini: nō puo cōprēdere la molta & supabūdāte ingra
titudine nostra. Hai miseri noi: & ācor sēza intellecto. Come nō
consideriamo cō giusti occhi la belleza di Dio: & la ppria belleza.
Come nō uediamo che tucti e beni che habbiamo: o dānima o
di corpo: procedēdo da lui fonte da la redūdāte dogni bene. Hor ua
ne ablo ingrato homo li alti doni & beneficii del dolce Dio. Et pri
ma della creatione: & della dignita della creatione nella qle sei
stato posto sopra tucte le creature corporali: essēdo facto ihuo

ano ad imagine & similitudine della sancta Trinita uerissimo &
simplicissimo Dio. Attendi dipoi alla excellentia del fine alquale e destinato cioche e la eterna & beatissima visione delle diuine bellezze:
onde ne resulta labundantia di sempiterna pace & letitia. Ricognosca come questo fine & somma beatitudine. Era perduta per lantiqua diso-
bedientia del primo padre: & oltre ad questo per propria ingratitudine &
continui peccati ogni giorno la maggior parte delli homini la ri-
perdeno. Risguardi finalmente con la luce della sancta Fede la exce-
lentissima benignita & longanimita di Dio: & uegga in che dolce modo ha proueduto restituircela ogni uolta che la uogliamo. O clementissimo Padre: con modo e questo che tu hai tenuto saluando la iustitia a renderci la misericordia nella tua pace! O felici orechi che possono ritenere questa uerita. Mandasti tu in meso Padre lunigenito tuo
figluolo in terra la faccia & la figura di tucta la substantia tua: in
tucto & per tucto equale & simile ad te Padre: uero & perfecto & medesimo Dio. Tu lo mandasti & lui uenne non partendosi mai da te
ne dal quale indiuisibilmente e sempre congiunto: ma uenne apparendo nel
mondo in quelli sordidi uestimenti di questa nostra carne passibile & mortale: & uenne humile & mansueto: senza strepito o figura di iudice. Venne exinanito dogni sua gloria nelli occhi nostri: solo per satisfare alle colpe del ingrato homo inimico tuo: & renderli lamicitia & la
pace tua. Venne dunque ne luoghi bassi delli homini: & da te electi.
Venne nello electo populo tuo ad cui tu lo promettesti. Et doue era
degno essere con maggior honore riceuuto: qui ogni cosa per contrario
fu dishonorato repreuato & finalmente con ingiurie & con battiture
crudeli: & con rabbia serpentina condennato & occiso in horrenda & dis-
giatissima spauenteuole & obbrobriosa morte piena di altissimi dolori
& ignominie. Et ecco el colmo della stupenda misericordia tua.
Viene Dio unigenito figluol tuo per la salute del homo: & lhomo
loccide. Viene per liberarlo dal peccato: & lui aggiogne incomparabil
peccato. Et quando tu doueui per tanto peccato cioe deicidio del uero
figluolo tuo dimostrarti adirato contra la excellente ingratitudine del peruerso homo: o ineffabil bonta tua per lo contrario allhora diuentasti pla-
cato: perche tu compiacesti al tuo figluolo: elquale inamorato del suo nimico con amorosa uoce diceua. Padre perdona a quelli che non sanno
quello che si fanno. Padre io ho sete questi dicesse come tu bene intendi:
Damini beuere. Costor dicono Padre che io so beuitore & deuoratore: & dicano el uero. Veramente io ho sete del anima desidero de

uorare li homini: & portarli meco nel Regno tuo. Ordina tu pa
dre sapientissimo di cui e infinita la sapiẽtia. Io la cognosco pche
tu me lhai data: & cioch e tuo e mio. Ordina dico tucto q̃llo ch
riceuo idegnamẽte dal huomo ad dignita del huomo. Sia la mia
morte la sua uita: e mei dolori parturischino e suoi piaceri: el di
shonor mio & la corona ch mi hãno posta i capo guadagni a lui
honor & regno ppetuo nella casa tua. Pagati largamẽte amãtissi
mo padre sop labũdãtia del mio sãgue: & rẽdeti satisfactiõe itera m
te dogni debito: a ch lhomo e obligato. Nõ ricercarai altro dal ho
mo padre mio benignissimo se nõ ch ricognosca el tuo figlio & ac
cepti cõ occhio di gratitudine el pzo della sua uita & della sua glo
ria. Hor ecco lamor imẽso paterno ch nulla puo negare al carissi
mo figluolo: Accepto dunq da lui i q̃sto modo nella ꝓpria ca uo
lũta del sãgue ogni satisfactiõe p lhomo: liberãdolo dalla colpa
& el debito che esce della colpa: trahẽdolo delle brãche del Leo
ne rugiẽte: porgẽdoli el sãcto bacio della pace: & facẽdolo suo fi
gluolo: fratello del ãgelo: & di Dio riceuendolo nella casa sua al
la ꝓpria mẽsa: & mostrãdoli ogni secreto: chescõdo ch si truoua ne
beatissimi forcieri della sua deita. O chi altrimenti cõsiderasse sop
tãte misericordie cõ purificata luce della fede: p certo risguarde
rebbe cõ iusto ochio che cõtra si benigno Signore ogni offensio
ne che par minima e grãde: cosi respecto alla grãdeza di lui: che
e offeso & la nostra basseza ch loffẽdiamo: come riguardati li sõ
mi & imẽsi beneficii riceuuti & ch di cõtinuo da epso riceuiamo.
Queste cose uedeno i piu certeza di lume e serui fui di Dio: & per
meglio giudicono la q̃lita del peccato. Questo uedeua la illumi
nata ṽgine. Et oltre ad q̃sto cõsideraua molti altri doni & singu
larissimi priuilegii ch specialmẽte li haueua el Signor benignamẽ
te cõcesso. Ricordauasi della sẽtẽtia della dolce & prima ueritas
Maestro suo: ch chi piu riceue ad piu e obligato: Onde predicaua
alli suoi discipuli. Se la uostra iustitia nõ sera piu abũdãte ch q̃lla
de Pharisei & scribi: nõ entrarete nel Regno de cieli. Ne sẽza ra
gione el deuoto Bernardo dicẽua: ch le parole ociose son bestẽ
mie nella bocca di q̃lli ch fãno pfessiõe essere serui di IESV XPO.
Ecco dunq buone ragioni: dõde questa ancilla di IESV: nasceua si
tenera cõsciẽtia & si purgato iudicio sopra le colpe: & tãta cõfusio
ne. Et tucto q̃sto sẽza dubio permetteua la bõta di Dio p tenerla
piu humile & piu timorata & cauta: di cõtinuo sanctificãdola: &

cōfortādola ī qſte īfirmita. Et accioche ancora ella piu miſericor
dioſa fuſſe col pximo ſuo: hauēdo q̃lche expientia della fragilita
comune: dalla q̃le ī q̃ſta uita nō e ad noi poſſibile liberarci ī tuc
to. Et dogni coſa ſia Dio benedecto & degniſi p emeriti di tanta
ſua ancilla farci participi di q̃lla ſalutifera luce che fa cognoſcere
q̃le e lui: & q̃li ſiemo noi: la bōta ſua & li defecti noſtri. A mē.

Della Reuelatione circa la excellētia del beatiſſimo Patriar ca Domenico: & delli ſuoi ueri figliuoli. Cap. XXVI.

ALtra uolta narrādo la Reuelatione che ella cōpūta dal
peccato laſſo īterropta ſop̃ el Patriarcha Domenico.
Affermaua come actualmēte uedeua (q̃do ancora lo
referiua p eſſerli īpreſſo ī viſione imaginaria) come lo
eterno Padre dalla īmēſa ſua bocha pduceua el coeterno unigeni
to uero ſuo figliuolo: el q̃le nella natura humana chi uedeua aſſūp
ta: ſegli pſentaua ancora uero homo. Doppo q̃ſto uedeua nō gia
dalla bocha: ma dal pecto depſo Padre pcedere el glioſo Dome
nico circūdato da molta luce & chiariſſimi ſplendori: & udiua da
una uoce che da q̃lla bocha pcedeua exprimēdo q̃ſte parole. Io
dilectiſſima figliuola ho pducto come tu uedi q̃ſti due mie figliuo
li: luno p natura: laltro p adoptione. Marauigliādoſi allhor la ūgi
ne di tāta cōparatione: ſegtaua q̃lla uoce exponendo q̃ſta cōpara
tiōe ī ſimil ſētētie. Come q̃ſto mio chariſſimo figlo naturale mi
fu nella humana natura aſſūpta pfectiſſimamēte obediēte p fino
alla morte: coſi queſto adoptiuo dalla prima ſua eta per fino al
ultimo termine della uita regulo ogni ſua opa ſecōdo lobediētia
de miei pcepti: & cōſeruōmi la purita del corpo & del aīa riceuu
ta nella ḡra del ſcō bapteſmo. Et come q̃ſto natural mio figlo
parlo al mōdo paleſemēte: & rēdette chiaro teſtimonio alla ueri
ta che io gli poſi ī bocha: coſi q̃ſto adoptiuo ha publicamēte pdica
to le mie uerita tāto ītra li heretici q̃to ītra e catholici. Et come el
natural figliuol mio mando ad predicare e ſuoi diſcipuli: coſi q̃ſto
adoptiuo ha mādato & māda & mādera li ſuoi frati che uiueno
emilitarāno ſocto la diſciplina ſua. Et per q̃ſta cagione allui & alli
ſuoi p ſingular dono e cōceſſo ītēdere la uerita delle parole mie
& nō partirſi da q̃lla. Et come el mio natural figlo ordino tucta
la uita ſua & ogni opatione coſi di facti come di parole: alla ſalu
te del aīe: coſi q̃ſto adoptiuo tutto lo ſtudio & ſforzo ſuo poſe p
liberare le aīe da ilacci del demonio: e q̃li ſono errori & peccati. Elle

zelo del aie lo mosse ad plātar el suo ordine & irrigarlo di buone piāte & fructifere doctrine: & cosi ī tucte le opatiōi della uita sua & ancora nella figura & dispositione di corpo (come nella simi litudine tho mōstrato) ī q̄lche modo lo feci simile al mio figliuol naturale: Questo ella testifico del suo Padre Domenico: ad gl'ia del Signore: & cōsolatiōe de figli militāti socto si felice stēdardo di tāto Capitano. Et bēche q̄llo ch̄ la ṽgine ueramēte reuelo cō la bocca sua del Padre nostro io sinceramēte & fedelm̄te habbi scripto: nō dimāco nō dubito ch̄ forse molti si pēserāno q̄ste cose esser come fabule cōfinte da frati ambitiosi, o zelāti (poco secondo la sciētia) del ordine ꝓprio: liq̄li reducono ad cōtētione cioch̄ secō do laffecto ꝓprio si pēsano: exaltādo & ponēdo ciascuno el suo sācto nella sedia che li pare: Chi li da q̄lla di Lucifero: laltro lo pone soꝑ Giouāni baptista: q̄llaltro (ch̄ e peggio) soꝑ tucti li Angeli: chi soꝑ Pietro & Paulo. Et soꝑ simili sogni nascono le cōtētioni & le scisme ītra quelli ch̄ si chiamano serui di Dio & molta subuersione di chi ode. Ma e bē uero che el padre nostro Domenico & alcuni delli suoi beati figl'i ī q̄sta parte poco si possono lodare delli suoi: pch̄ el peccato nostro e piu ꝓsto pēduto nella parte cōtraria: poche habbiamo noi stessi occultati li egregii facti & miracoli singulari ꝑcipuamēte del nostro Capitano Domenico come nelle Croniche nostre si manifesta. Et cio fu p timor di scādalo nella plebe accioch̄ nō reputassero, li poco pietosi, che tal cose fussero cōfinte p tēder rethi a denari & cādele & fauori populari: Et cosi e piaciuto al Signore che sieno ascoste al mōdo molte delle egregie & singulari ope del suo ībasciadore & portatore del suo nome gl'ioso Domenico: & de suoi electi figli. Hora supato io da cōsciētia: uedēdo manifestamēte ch̄ Dio sidilecta esser gl'ificato nelle ope mirabili de sācti sua, degnādosi dar ꝓprio & ḡuissimo testimonio al seruo fidelissimo nella sua casa Domenico: nō ho temuto applaudēdo alle piatose orechie che lo uorrā riceuere īcorrere nelle detractioni & beffe de maligni, narrādo fedelmēte q̄llo che noi sappiamo: & nō parlādo di nostro capo p alcū zelo o buono, o captiuo. Dellaq̄l cosa ne sia testimonio el Signore: elquale e solo inuestigatore & iudice de secreti de nostri cuori.

¶ Come la sācta ṽgine uēne ī tāta abūdātia di charita che si distruggeua di sciogliersi da q̄sta uita & esser cō Xpo. Et come mirabilmēte p q̄sto ne guadagno la croce: & tucte le sorte delle passiōi ch̄ sostēne elsuo dolce Sposo Iesu p noi. Cap. xxvii.

Ritornãdo hora mai al ꝓposito della hystoria nostra: la
sãcta ṽgine era gia uenuta ĩ tãta abũdãtia di g̃tia: che
staua buona parte del tẽpo abstracta da sẽsi & absorta ĩ Dio, riceuẽdo cõtinue beate ĩpressioni & diuine illuminationi: cõuersãdo ĩ q̃sto modo molto piu ĩ cielo che in terra. Onde ne diuẽne tãto lãguida & ĩferma di corpo, che nõ poteua piu partirsi di lecto. Et cosi lãguẽdo ĩfiãmata del diuino amore, nõ poteua daltro ragionare cħ del Sposo suo. Et come inebria-
ta di potẽte uino, soleua spesso amorosamẽte repetire q̃ste parole:
O dolcissimo & amãtissimo giouine figluol di Dio. Et alchuna
uolta aggiogneua figluol di Dio & di Maria ṽgine: Quiui erono tucti esuoi pẽsieri. Questo solo era elcibo della sua uita el suo
somno, & beata quiete. Et le noze sue erono profundissime meditationi: altissime cõtemplationi: rapti & excessi beatissimi nelli amorosi & ineffabili abbracciamenti spirituali. Et non ueniua
mai el Signore allei che non gli portasse nuouo fuoco: & uoleua
che di cõtinuo molto piu si accendesse. In modo che essendo per
tãto caldo bẽ maturo q̃sto dolcissimo pomo, finalmẽte si risolueua
ĩ amorosi lamẽti dicẽdo. O piu cħ amãtissimo Signor mio: pcħ
debba piu stare ĩ q̃sta misera uita laĩa mia assetata de ueri abbracciamẽti tuoi: della tua uera faccia: & uere uoci: & uere parole? Deh
Signore nõ uedi tu cħ socto el cielo nõ ueggo cosa piu, cħ mi dilecti? & nõ amo piu creatura se nõ ꝑ tuo amore? Nõ uedi tu, che
uedi el tucto: che ogni cosa mi porta fastidio & puza: excepto tu
& la belleza tua? Come dũq; cõporti cħ ꝑ causa di q̃sto uilissimo
corpo io sia ĩpedita dalla uera visione della uera & ueramẽte beata fine tua? Ah clemẽtissimo sopra tucti li Signori, tolle tolle laĩa
mia. Liberami dalla morte di q̃sto corpo: pche laĩa desidera sciogliersi & esser teco. Et ĩ q̃ste parole risoluẽdosi tucta ĩ lachryme:
accẽdẽdosi ĩ infocati sospiri: & angustiãdosi in frequẽti angosciosi singhiozi: q̃si tucta si uedeua mãcare. Et alhora el dolce Signore cõsolãdola, dolcemẽte diceua. Io charissima fig̃la (come testifi-
cai alli discipuli mei) cõ molto desiderio haueuo desiderato mãgiare q̃lla ultima Pasqua: & entrare nella g̃ia mia: sedendo alla
dextra del mio Padre: Ma sostẽni nõ dimãco cõ grã patiẽtia ꝑ fino al tẽpo determinato da lui: accioche fusse empita nõ la mia:
ma la sua uolũta. Impara tu adũq; fig̃la ad exẽplo mio expectare
el tẽpo: che io ho posto nella mia uolunta: circa al fine della uita
tua: & sostiene patiẽtemẽte q̃sto tuo sc̃o desiderio che tu hai di unir-

el pfectamte cõ me eterno bene della aĩa tua. Allequal parole ad
maestrata & animata la scã ancilla rispose prõptamẽte: Signore
sia facta la uolũtą tua: & ogni tuo beneplacito in cielo & ĩ terra.
Ma dapoi chñ nõ mi e lecito p q̃sto spatio di tẽpo unirmi teco Si
gnore nella beatitudine: nõ mi negare almeno chñ io mi unisca ĩ
tucte le tue passioni participãdo di q̃lle: icludẽdoci ĩfine lultimã
passione della tua scã croce q̃do p el uehemẽte dolore rẽdesti lo
spirito al Padre tuo. Cosi hauẽdo intẽsamte supplicato sẽza dub
bio alcũo p experiẽtia cognobbe essere stata gtiosamte exaudita:
& noi ãcora ne fumo certificati uedẽdola ĩ cõtinui acerbissimi do
lori. Et ella stessa in secreto mi dixe chñ nõ sostẽne el Saluator no
stro alcuna sorte di passione della q̃le nõ hauesse lei in q̃lche mo
do participato. Et per q̃sto mirabilmte si dilectaua ragionare del
la croce del Saluatore: & reuelaua sop̃ cio stupẽdi secreti & inau
dite expositioni sop̃ li sancti euãgelii, non gia mai scripte da alcu
no ecclesiastico doctore; delle q̃li appresso si fara mentione.

¶ Come portando la croce di IESV cõtinua nel corpo suo: Di
quella cõ mirabil delectatione soleua ragionare: dichiarando
sopra le diuine scripture che di cio tractano singulari & inau
diti Mysterii. Capitolo. XXVIII.

SOleua ragionãdo spesso della Croce del Saluator Iesu
Xpo reuelarci molte pclare sẽtẽtie: & molto puocarci
ci allamore suo. Et ĩtra le altre cõstãtemte affermaua
che il dolce IESV dal primo pũto della cõceptione sua
prino allo ultimo termine della uita, portò una cõtinua croce nel
suo core. Et assegnaua prima la ragione chñ strectamte cõuinee di
cẽdo. Nõ e egli certissimo chñ el mezano intra Dio & li hominii
uero Dio & uero homo IESV Xpo: dal primo instãte della sua
cõceptione fu ĩ ogni plenitudine di gr̃a & di sciẽtia & sapiẽtia &
charita pfecto? In modo chñ nõ fu necessario chñ iparasse alcuna co
sa da psona o del cielo o del mõdo. Adũq essẽdo cosi ripieno di
charita & gr̃a pfectissimamẽte amaua Dio & el pximo suo. Et
essendo pfecto in scientia & sapientia: uedeua chiaramte Dio es
sere priuato del honore & del timore & reuerentia della q̃le lhuo
mo li era debitore. Et cõsequentemte cognosceua che lhuomo si
era facto alieno & priuo del fine suo & della eterna felicita. Et da
q̃sta noticia & amore ne seguitaua una mirabile & continua croce
di passione nella anima sua: stribũda cosi dello honor di Dio e

me della salute del pximo. Et uedendo ch luno & laltro: cioe la restitutione del honor di Dio & della salute del pximo: era posta p uolũta del Padre nella croce & extrema passione & morte sua: po sosteneua uno assiduo & penoso desiderio di pagare qsto debito: Elql desiderio nõ era altro: ch una cõtinua croce cordiale: fin che con effecto nelle pprie membra nõ la riceueua. Et aggiugneua qta afflictione fusse qsto tardare di pagare p noi qsto debito & liberarci dalla sententia & ira del Padre. Quelli soli lo possono p contectura intendere: che amano Dio con tucto el core: & cõ tucta lanima: mente & forze loro: & el pximo come se stessi. Questi posson giudicare da tali loro desiderii & pene per lhonor di Dio & salute del proximo: qlle del nostro Signore & Saluatore: hauendo pero respecto che ogni nostro amore: quanto uuoi grande & intenso: inuerso Dio & el proximo nostro: e: nulla: anzi e: uno odio: a comparatione dello amore singulare di IESU CHRISTO inuerso el Padre suo & lhumana creatura: Et po el desiderio suo: circa lhonor del Padre: & la salute nostra fu incõparabilmente ripieno di maggiore afflictione: per fin che con effecto non uedde renduto & restaurato luno & laltro: cioe a Dio lhonor debito & a lhuomo la perduta gloria: & qsto uolse dichiarare alli discipuli quãdo dixe. Desiderio desideraui manducare hoc Pascha uobiscũ. Questo ancor significaua nella sancta oratione sua al Padre eterno quando diceua. Padre trãsferisce da me questo calice: come se apertamẽte dicesse. Hora e: tempo Padre che questo calice: elquale assiduamẽte ho beuuto p desiderio: dal primo puncto della creatione della anima mia p fino ad questa hora: al presente con effecto beua: patendo la croce morte che io mi uedo apparechiata: & cosi finisca questo amaro beuere nella Croce mortifera che io desidero che tu acceleri. Perche allhora hauendo fine ueramente sara transferito: cioe remosso da me questo calice: & hauero adẽpiuta lobediencia tua & restituito ad te lhonore: & a lhuomo la salute. Et era questo infocato desiderio tãto piu intenso quanto piu si appropinquaua a consequitarne lo effecto desiderato. Questa fu una delle expositioni ch el Maestro insegno alla Discipula & Ancilla sua: circa le predecte parole del Signore. Et io allhora per la nouita della non piu intesa dichiaratione gli replicai. Che dite uoi Madre? Hor nõ sapete uoi che communemẽte li sancti Doctori expõgono ql passo dello

euãgelio piu p̃sto ad cõtrario! uolẽdo cħ el Signore secõdo la par
te sẽsitiua domãdasse piu p̃sto di nõ beuere el calice che di beuer
lo! Volẽdo ĩ q̃lla parte dimõstrarci cħ era uero homo: & cħ la car
ne faceua repugnãtia naturalm̃te alla ꝓpinqua & ĩminẽte passiõ
ne. Et cosi uolse dar̃ exẽplo & doctrina alli homini debili & ĩfer
mi cħ nella morte naturalmẽte sono cõstrecti patire alcuna ꝑtur
batione: acciocħ uedẽdo cħ cio fu nel capo nostro: elq̃le ꝑse tutte
le nostre ĩfirmita excepto el peccato: nõ prẽdessero desꝑatiõe ma
cõfidassero nella bõta di Dio & sꝑassero nella futura & nuoua ui
ta cħ a giusti comicia nella morte. Et ella a q̃sto rispose. Io so bẽ
Padre cħ li Doctori expõgono ĩ q̃l modo: ne riprehẽdo la exposi
tione loro: & bẽche q̃sta cħ el Signore mi ha mostrato appari cõ
traria: nõ dimeno e, uerissima, & puo stare cõ q̃lla ãcor delli doc
tori: Anzi q̃lla sẽza q̃sta seria ĩperfecta & mãcarebbe la parola
di Dio del piu illustre sẽso. Padre: el Signore fu capo nõ solo del
li homini debili & ĩfermi, che temono & fuggono la morte: ma
ãcora delli animosi & gagliardi, cħ fortemẽte la sostẽgono scacciã
do da se ogni timore sensitiuo: Et ꝑ q̃sto nõ solamẽte uolse esse
re exẽplo el Saluatore a idebili, q̃do pareua che trepidasse & te
messe, domãdando che el calice gli fusse tolto dinãzi, secõdo lo
spauẽto del senso: uolẽdo dar cõsolatione & sicurta a q̃lli che se
quitãdo la parte sensitiua fuggono la morte: mostrãdo ꝑ q̃sto exẽ
plo che lo possono fare senza peccato, se altrimẽti nõ apparisse el
comãdamẽto di Dio: Ma ãcora uolse essere exẽplo de forti & de
gagliardi ꝑ q̃sto che disprezaua la parte sensitiua in uirtu della ra
gione & del zelo del honor di Dio & della salute del ꝓximo nõ
solamẽte nõ pregaua cħ li fusse tolto lamaro calice: ma cõ tutto
el cuore supplicaua che p̃sto p̃sto gli fusse dato: accioche piu p̃sto
uenisse lhora & termino della sua obediẽtia & de meriti suoi: &
cõsequẽtemente della saluatione della generatione humana! Et
nõ e, incõueniẽte: anzi molto piu utile & bello, exporre el Sacro
Euãgelio cõ uarie iterpretationi: essendo la parola di Dio grassa
& piena di molti & uarii sẽsi: accioche sia ad doctrina & exẽplo
ad uarii affecti & stati & cõditioni delli homini, cõformãdosi ad
ciascuno secõdo la qualita sua. Prẽdino adũq̃ gli debili & ĩbecilli
di q̃sto euãgelico texto q̃lla expositione comune de sãcti Docto
ri: & lassino prẽdere alli piu forti & gagliardi q̃sta altra piu sin
gulare reuelata dal Maestro. Ne ui sia marauiglia o dubio come

possino stare qste due expositioni isieme uere: essendo cotrarie: & dicedo luna che el Signore desideraua el calice & domadaualo: Et laltra che piu presto pgaua ch li fusse leuato dinazi p no gustarlo. Peroche no er conueniete che in qlla agonia hauesse tucti dui qsti affecti cotrarii: luno secodo la carne che faceua lofficio della natura & expugnate al pprio corporale male: laltro secondo lo spirito che conculcata la carne con animosa victoria si excitaua & exaltaua nel desiderio della passione: & acceleratione di qlla. Et qlle parole uedete bene se acutamete cosiderate qto mirabilmete serueno ad tucti dui qsti affecti & desiderii del Signore: Et q tacette la docta discipula. Et io tacei ancora no hauedo da resistere alla gratia & sapietia sua: Facto muto & stupefacto alla efficacia della uera doctrina: cognoscendo ueramete el decto della Scriptura Sacta. Beato qllo elqle tu admaestrirai Signore: & degniti dinsegnarli la uerita della tua legge.

¶ Di unaltra nuoua expositione sopra el medesimo Euagelio & altri secreti Mysterii circa la Croce. Et come ella nelle passioni di questa Croce passo ueramente della presente uita.

Capitolo. XXIX.

VNA Altra notabile expositione essendo in extasi & abstractione: uedde reuelatali dal Maestro. Come er notata da frate Thomaso suo cofessore: Diceua stado in qlla extasi & excesso di mete: che el Signor IESV approximado alla passione: & uedendo tucti li reprobi & iniqui homini che p obstinatione & malitia loro si haueuono ad priuare del fructo di tata Croce: Vene in angosciosa agonia: & tanta che stillado sudor di sague p la molta charita & misericordia era costrecto a dire. Padre se er possibile leua da me qsto calice: cioe. Padre mio. Grade er qsto calice che misi presenta: anzi uedendo io la danatione di tate Anime che senza cagione disprezarano el sangue mio co tanta charita uersato p loro. Et po io domado se er possibile che tu li pdoni & cosi misi togli dinanzi tanta amaritudine di qsto calice. Et soggiogneua la Sposa di CHRISTO che seza dubio hauerebbe obtenuto el Signore cioche domadaua: se absolutamete lhauesse domadato: sapedo che qsto era possibile come lui stesso dichiaraua dicedo. Padre ogni cosa ad te er possibile. Et era impossibile che el Padre hauesse alchuna cosa negato al figluolo. Ma egli constrecto dallo amor della iustitia (benche q̃sta tal iustitia ne lui:ne el Padre legasse / che nõ potes/sero far della creatura loro q̃to li piaceua non essendo Dio obli/gato p̄ alcuna iustitia alla creatura ne potẽdosi obligare nõ hauẽ/do Maestro maggior di se stesso ne alcuna legge sop̃ se) costrec/to dunq̃ dallo amor di q̃llo che par ueramente iusto nelli occhi dogni ĩtellecto appose al p̄go suo/q̃lla particula. Verũtamẽ nõ sicut ego uolo sed sicut tu : ãnichilãdo ĩ q̃lla ogni effecto del suo desiderio & amore inuerso li iniusti disprezatori della sua bõta. Altrimẽti se absolutamẽte hauesse domãdato la salute de pecca/tori:senza dubio hauerebbe obtenuto come lui medesimo testifi/co risuscitãdo Lazaro & dicendo. Padre io sõ certo che sẽpre mi exaudisci in ogni mia domanda: & ad me tuo uero figluolo non nieghi alcuna cosa. Et lo Apostolo alli hebrei spetialmẽte di que/sta tale oratiõe facta nel orto dice. Exauditus est p̄ sua reuerẽtia. Innamorata adũq̃ q̃sta gloriosa sãcta delle passioni & della cro/ce di IESV nõ poteua cessare di parlarne. Et soleua dire ch̃ sostẽ/ne el figluolo di Dio tanti dolori & tanto atroci pene nel corpo suo/che nõ sarebbe mai stato possibile a q̃lunche altro homo so/stenere tãto/senza ch̃ fusse morto piu uolte. Et come lo amor suo inuerso noi e/ ineffabile & incõprehẽsibile:cosi furno le sue pene & passioni sostenute p̄ noi ineffabili & ĩcõprehẽsibili sopra ogni natura di cosa & ogni malitia di coloro che glielaministrauono si crudelmẽte. Et chi crederebbe (diceua ella) ch̃ q̃lle spine di q̃l la corona hauesse penetrato el teschio d̃l capo p̄ fino al ceruello/ & che ad q̃lunche piccolo ĩpeto che li ministri crudeli trahẽdoli qua & la faceuono / le ossa di si forte homo sidisiungessero & di/slegassero:come e/ scripto: Dinumerauerunt omnia ossa mea:se gia lui stesso non hauesse cosi uoluto p̄ lo excessiuo amore ch̃ ad noi portauã! Et dilectossi di dimostrarcelo ĩ q̃l modo: abãdonã/do mirabilmente se stesso & le sue forze & ogni uirtu che potesse far resistẽtia ad alcuna pena. El uoler dimostrarci q̃sto amore fu una delle cause principali della passion sua: poche in altro piu cõ/ueniente modo nõ poteua dimostrarlo:come ancora accade itra li homini / poche li amici dimostrano lo amor suo nel assumersi picoli & fatiche & affanni & miseria / & al ultimo morte/luno p̄ laltro. Nõ dũq̃ le forze delli homini uinsero & legorno IESV: ma lo amore:nõ chiaui di ferro lo tẽnero confi cto in Croce:ma lo amore. Come poteuano li homini prẽderlo che al suon della

sua uoce caddero in terra? Et come poteuono q̃lunche sorte/o ra
gion di chioui tenere le mani/o ipiedi di colui nella cui potesta e/
ogni creatura: & a cõparatione della sua forza ogni forteza e/ de
bile: anzi e/ nulla? Tucta dunq̃ la sua passione fu opa damore che
uolse mostrarci p tirarci ĩ q̃sto singular modo ad amore. Queste
& altre simili altissime sentẽtie piene di fuoco: la prudente ṽgine
ci narraua circa la amorosa Passione del Saluatore. Et affirma/
uaci che di q̃lunche sorte di dolore del Signore: ella haueua par/
ticipato nel corpo suo: bẽche nõ in q̃llo alto grado che IESV le
sostẽne: pche allei sarebbe stato ĩpossibile. Diceua ancora (p mo
strarci che p experiẽtia intẽdeua della qualita di q̃lle pene corpo
rali qual fusse intra le altre stata maggiore) ch̃ cõciosia che tucte
le altre passioni che epsa haueua gustato fussero passate: una non
dimãco gli rimase. Et q̃sta fu nel pecto p la distructione delle ossa
pectorali: q̃sta/diceua ella/ha ĩ me superato ogni dolore che hab
bi giamai sopportato/o uuoi di testa che era cõtinuo & intolle/
rabile/o uuoi di dolori di fianco dalliq̃li grauissimamẽte era op/
pressa. Et certamẽte la ragione naturale lo cõsente: essendo q̃lle
ossa del pecto ordinate dalla natura ad protectione del cuore &
del polmone: Et p cio q̃lla dissipatione nõ puo essere senza gra/
uissimo disordine del cuore: onde facilmẽte ne pcede tanto intẽ/
so dolore. Ma come si sia certo e/ che la ṽgine molti giorni sostẽ
ne nel pecto & nel cuore inextimabil dolore: & cosi experimen
tando lo amor di IESV inuerso la humana creatura & particu/
larmente inuerso se stessa: cresceua marauigliosamente ancor lo
amor suo ĩuerso lui: & el dolore si augumẽtaua: & uentuagli mã/
co ogni forza corporea. Et fu tanto ripieno el cor suo di potente
charita che come fragil uaso ad potente liquore: selo sentiua spe/
zare nõ potẽdo far resistẽtia alla forza della diuina charita. Che
bisogna piu parole? Affermo che tãta fu la potentia del amorosa
uirtu/che el cuore della ṽgine da una extremita ad laltra si fes/
se & spezo pel mezo. Et cosi ueramẽte in q̃sta croce morendo lo
spirito del cõpo suo ueramẽte sidisciolse. Della q̃l cosa ne furno &
sono piu ueraci testimoni ch̃ cõ li pprii occhi tal cosa uidero. Et
q̃sto ãcora si cõtiene ĩ una lettera ch̃ella di ppria mano mi scrip
se cõfessãdomi ĩtra piu altre marauigliose cose ch̃ Giouãni Euã/
gelista cõ Thomaso di Aq̃no li haueuono ĩ breue spatio di hora
insegnato a scriuere: come appare tra le sue Epistole al numero. 75.

¶ Come

¶ Come ueramēte la scā vgine passo di qsta uita: & frui ad faccia ad faccia le eterne belleze: & come dipoi ritorno lanima nel corpo. Et della cagione di tāto Mysterio. Cap. XXXI.

VOlendo io con sōma diligentia intendere qsto grā caso per bocca sua, la suplicai pregādola con ogni industria chē ella mi informasse sopra cio della pura uerita. Alla ql domāda subito tocca nel cuore in dirocti piāti & singhiozi si dissolueua: & doppo molta abūdātia di lachrymę diceua. O Padre mio nō e cosa degna di cōpassione che una anima: laqle una uolta libera da qsto tenebroso carcere di qsto corpo ha ueduto la sōma luce: dinuouo priuata di qlla luce fusse constrecta ritornare nelle infelice prigione alle prime tenebre? Misera ad me miserabile. Lanima mia e qlla ad cui e aduenuta tal cosa. Et in che modo dixi io: madre. Et lei rispose. El fuoco del diuino amore: el desiderio di unirmi cō el Signor mio i ql puncto fu tāto, che se el cor mio fusse stato di ferro o di diamāte: senza dubbio si sarebbe spezato: hor pēsate che cosa sia stata essendo lui di carne. Tenete certo Padre: & indubitato: che el cor mio: si recise da banda ad banda p la uiolētia della charita di Dio: alla qle nō credo che cosa creata in ql pūto hauesse possuto resistere: in tāto che io serbo ācora lo stigma & segno di si terribile rottura nel cor mio. Et ogni uolta che mi ricordo che in quella uera separatione della anima del corpo mio: ella gusto & frui a faccia a faccia la belleza della diuina essētia: nō posso nō affliggermi cō sōma uehemētia nel mio core. Vedete Padre quāto e stato lo amor dello Sposo mio inuerso me: Io lo pgano (come sapete) che lui mi togliesse di qsto mōdo: acciochē pfectamēte potesse unirmi seco: & lui clementemente mi fece inamorare delle pene & passioni: & fecemi domādare in luogo di sōma gratia tucti e dolori della sua croce: accioche piu cognoscesse lo amor suo: & piu lo amasse: & poi che (hauēdo riceuuto per sua gratia ogni sorte di pena che lui sostēne quāto ne fu capace el mio corpo) crebbi in amore inextimabile: cō come ho decto mi spezo el core: & disciolsesi lo spirito dal cōpo mio pche lamore fu forte qto la morte. Et cosi i miglior modo exaudi la mia prima oratione: pochē piu pfectamēte gustai cō li ueri gustatori, per uisione di gloria la uera beatitudine doppo qlle pene che sostenni p amor suo: che non hauerei facto senza qlle. Et io dixi allhora. Quāto tēpo Madre stecte lanima tua in ql modo se

che tu hora muti modo di uiuere & luogo. Esciral della cella, & della casa del padre tuo: anzi della Patria tua. Et io saro sempre teco. Tu porterai el nome mio dinanzi a Principi & magnati de Papi, secolari & Religiosi, maschi & femine: Et tracterai cō li sōmi Pontifici alte cose ad salute delle anime: acciochè io cōfunda la supbia di molti, come io soglio, cō le cose basse & inferme del mōdo. Come hebbe el Signore cosi finito di parlare: in un modo ad uoi incognito: si trouò lo spirito mio (senza prima di cio accorgersi) subito cōgiūto con el corpo. Et marauigliomi (p el dolore che io sentii tre cōtinui giorni p esser priua di ql imēso bene che gustai) come allhora el mio cuore dinuouo nō si rōpesse. Vero e, ch dapoi inqua el mio pane, sono state le assidue lachryme & li sospiri & singhiozi & maxime qlli tre giōni. Et bene ho inteso qto caro mi costi la salute delle anime: lequali lo altissimo mi ha cōcesse p cōuertirle & mandarle in cielo. In qsto modo mi si sō facte la gloria mia & la corona mia: & el gaudio mio, come diceua lo Apostolo: pche io son facta anathema & separata dal Signore p causa loro: & sōmi state date ī luogo del glorioso thesoro & triōpho & allegreza che io aspectauo in cielo. Senza causa dunq si marauigliano li mormoratori & detractori miei: che io sia cosi facta domestica cō ogni homo: & dimostri tanto affecto in coloro che ho da Dio riceuuti, p esserli causa di salute. Ecco dunq lo admirabile & stupēdo caso: elqle se nō hauesse tāti testimoni nō harei mai ardito scriuerlo per tanta cecita & dureza di cuore che hoggi e, nel mōdo. La ql cosa uedēdo io comandai a tucta la famiglia, & aduisai qlli che ad cui era stata nota la morte sua che di cio nō parlassero mai fin ch la ɥgine duraua in uita: & cosi stimo piacesse al Signore: poche alchuni che pure uditrono tal cosa: eqli gia sequitauono la ɥgine, tornorno adietro nō potēdo capire, o cōprehēdere tanta parola & si grā cosa. Ma che marauiglia, se qsto aduenne al Maestro quādo dixe che la carne sua era uero cibo & el sangue suo uero bere: & che ciascuno che non la mangerebbe nō hauerebbe uita? A qsta parola, excepto li dodici tucti si partirno. Et cosi interuiene alli supbi & fastidiosi pieni di psumptione che cō lo ingegno loro, o cō una misura comune uogliono giudicare & terminare la diuina sapiētia: & li abyssi ineffabili de suoi cōsigli. Ma ringratiato sia Dio che qste cose nō sono state nelli anguli, o ne cantoni, o nelli luoghi occulti, ma pa teri & publici : nõ e/ un solo testimonio di tãto caso: ma posso di re q̃si séza numero: Impoche q̃do era lanima p expirare/le astã ti cõpagne & figluole in CHRISTO pstanıẽte andorono p el suo cõfessore frate Thomaso: pche li portasse la extrema unctio ne: elq̃l subito uẽne con el cõpagno: & intẽdẽdo ancor q̃sto frate Bartholomeo: ancor egli uenne con uno altro cõpagno cõuerso chiamato frate Giouãni da Siena. Questi quattro Religiosi che ancora hoggi uiueno uiddero manifestamẽte la morte della Spo sa di CHRISTO insieme con una cõpagna della ṽgine nomi nata Alexa: & una altra del medesimo ordine chiamata pur Ca therina: & una cognata sua domãdata Lisa. Et spetialmente ne puo rendere efficace testimonio el decto frate Giouãni cõuerso: elq̃le uedendo passata q̃lla anima di q̃sto mondo uẽne ĩ tãto do lore & in tãta uehemẽtia & frequentia di pianti: che la uena del pecto segli ruppe. Et gitto p bocca piu uolte nõ piccola q̃tita di sangue/ ancora con graue pericolo di suffocatione del cuore/o di altra q̃lche incurabile infirmita. Et ecco che tucti li circũstãti nõ solo piãgeuono p la morte della ṽgine: ma ãcora p el nuouo peri colo del pouero cõuerso: elq̃le le pietose lachryme haueuono po sto ĩ dubio della uita. Onde cõmosso ad misericordia frate Tho maso li dixe. Io son certissimo frate Giouãni cħ q̃sta sacra ṽgine e/ stata di grã merito: & di molta gratia appsso Dio. Tocherete dũq cõ fede el corpo suo ĩmaculato: & senza dubio recuparerete la sanita. Obedi alla parola el cõuerso: & nõ piu psto hebbe toc co q̃l benedecto cõpo: cħ si parti ogni male & ogni affãno del pec to suo: & mai piu hebbe simile ĩfirmita. Questo lui testifica/affer ma & pdica ouũche si truoua: & nõ dubita ãcor q̃sta uerita cõfir marla cõ giuramẽto. Della morte della ṽgine hãno notitia q̃si tut ti li uicini & uicine & domestici & parẽti: liq̃li gia haueuono fat to el piãto/ sop̃ el mõto cõpo della sacrata Sposa. Et cõ tucto q̃sto mi pẽso cħ ãcora tãto miracolo da molti sera deriso. Ma sia sẽp dogni cosa benedecto Xp̃o IESV: di cui ãcora dalli maligni e/ negata la uera Refurrectiõe/ prouata cõ tãti testimonii. In sõma e/ necessario cħ sieno sẽpre de pfidi & cõtradictori acciocħ la op pugnata uerita come oro nel fuoco piu si affini & riluca ad mag gior glia del Signor & cõfusiõe dello inimico & iniusto calũnia tore & de mẽbri suoi: dalli q̃li spesse uolte Dio cħ sa di ogni male trarne di molto bene: riceue ĩdubitato testimonio alla sua uerita.

Della deuotione & sete del sancto Sacramẽto. Et q̃te calũnie per q̃sto ne sopporto. Capitolo. XXXI.

DA el Signore, elq̃le chiamo in testimonio: che io q̃sto ad me p le molte altre occupationi mie uolẽtieri porrei fine allo scriuere: & cõcluderei in maggior breuita q̃sta uita della sancta nostra. Ma cõstrecto da cõscientia accioche apparisca la gloria di Dio facta ĩ lei marauigliosa ne tẽpi nostri: non posso tacere q̃lche cosa delle molte che io ueggio manifestamẽte essere ad honore del Signore: & utilita & cõsolatione delle anime deuote. E manifesto q̃si ad ogni populo, lasfecto grãde & la singulare ueneratione ch̃ q̃sta beata dõna portaua, al Reuerẽdissimo Sacramento del uero corpo & uero sangue del Signore. In tanto che era fama publica come la vergine uiueua solamẽte di comunione: & pẽsauano gli huomini che ogni giorno si comunicasse, poi che si frequẽtemẽte la uedeuono in questo laudabile acto: & nõ po era uero ch̃ ogni giorno si comunicasse: essendo alcuna uolta ĩpedita, da uarie necessita ch̃ occorreuono. Et nõdimeno: nõ mancorno de pharisei mormoratori cõtra q̃sta laudabile deuotione: allegãdo secondo la pieta loro che era poca reuerẽtia del Signore tãto spesso cõmunicarsi. Alliq̃li io piu uolte cõ lauthorita delle sancte scripture risposi: in modo che nõ sapeuono che replicare altro che ueneno & supbia come soleuono li antichi pharisei: poche erono ignorãti delle scripture: & solo tumidi & gõfiati di falsa psuasione di sciẽtia. Nõ haueuono considerato Luca Euãgelista nelli acti delli Apostoli: doue si scriue de primi feruẽti Christiani che ogni giorno cõ gaudio prendeuono el celeste cibo. Nõ si erono degnati leggere el magno Theologo Dionysio: elq̃le nella ecclesiastica hierarchia testifica come nella primitiua chiesa li fedeli si comunicauono ogni giorno. Ma ch̃ dico io di Luca, o di Dionysio? potendo ueramẽte dire che nõ intẽdono pur el Paternostro q̃do lo dicono? & nõ si adueggono ch̃ domãdono cõ la lingua el pane cotidiano? O forse intendono solamẽte del pane corporale: & nõ dello spirituale. Nõ e dũq; marauiglia se poco sãno giudicare della uita spirituale: laq̃le ne amano ne cercano. Et secõdo la lor tepideza giudicano ogni huomo. Et alcuni son uenuti in tãta cecita che dicono esser male alli secolari comunicarsi lãno piu che una uolta: argumẽtãdo poi che la chiesa non obliga ad piu: che sia peccato fare sopra loblligatione.

O stolti. Esipare bene che hãno pòco gusto del Signore: & poca notitia dogni cosa: & son al tucto fuor di intellecto. Adunq̃ dire li paternostri & le orationi & fare elemosine & farsi Religioso & altri beni: alliq̃li la chiesa nõ obliga alcũo/ sarebbe peccato. Cosa ueramẽte da stolti. Ma alcuni de Satrapi philistini come piu saui allegauono el decto di Augustino/ q̃do dice. Comunicarẽ ogni giorno ne lo laudo: ne lo uitupero. Alliq̃li molto egregiamẽte rispose la ṽgine dicẽdo. Ecco che Augustino nõ mi uitupera/ pche dũq̃ mi uituperate uoi? Quasi dicesse. Se Augustino nõ uuole entrare nelli giuditi temerarii (uedẽdo ch̃ ogni giorno cõmunicarsi ei bene & ei salutifero ad chi ei bẽ disposto: & p cõtrario ei male ad chi nõ fusse cosi disposto) & nõ uuole ĩclinarẽ ne a luna parte: ne a laltra affermãdo/o/ negãdo la debita dispositione: nõ essẽdo certo delli secreti del core: pche dũq̃ siete uoi piu saui di Augustino ad uituperarmi? Et certamẽte q̃sto uolse dire Augustino che non lo laudaua: pche nõ sapeua la secreta dispositione: & nõ lo uitupe raua ancora p la medesima cagione. Altrimẽti se absolutamẽte fusse male comunicarsi ogni giorno/ nõ doueua dire nõ lo laudo ne uitupero: ma piu p̃sto/ affermare che lo uituperaua. Ma ueghino el g̃lioso Ambrosio ch̃ parlãdo d̃l uenerabil Sacramẽto cõforta ogni deuoto xpiano ĩ q̃sta simile sẽtẽtia. Prẽdi ogni giorno q̃sto pane: poi ch̃ ogni giorno hai bisogno di lui p tua purgatione & ristoro & cõforto. Et el Doctor. S. Thomasò cõclude: che q̃lli che si sentono accrescere deuotione & reuerentia possono & debbono securamẽte riceuerlo. Et q̃sto augumẽto era in lei manifesto. Laq̃le q̃to piu frequẽtemẽte si cõmunicaua: tãto piu humile & timorosa di scõ timore: & tãto piu feruẽte di charita & ripiena dogni uirtu & forteza ne diuẽtaua. Et q̃do nõ li era lecito gustare q̃l soauissimo pane: nõ solo patiua nella anima sitibũda: ma ancora mirabilmẽte nel corpo: molto piu che se fusse stata assalita da q̃lche graue febre/o piu dolorosa infirmita. Ma chi nõ crede & non ama come lei come puo intẽdere q̃ste cose? essendo scripto: Nisi credideritis nõ ĩtelligetis. Et p q̃sto la indiscretione di alcuni Religiosi & Religiose & domestici suoi che tal uolta ĩpediuono leffecto di q̃sto desiderio della s̃cta comunione: era cagione di intolerabili dolori & di anima & di cõpo: nella patiẽtissima ṽgine. Et p cio ella maggior cõsolatione hebbe del seruitio mio: che dal cuno altro come soleua cõfessare: perche io li satisfaceuo ad ogni suo desiderio iusto: sapēdo che era giusto ogni cosa che domādaua. Et q̄do cio richiedeua da me, dolcemēte soleua dirmi. Padre io ho fame. Per amor di Dio datemi el cibo della uita del aīa mia. Et piacq̄ ācora alla bōta del Signore che Gregorio. xi. li cōcesse che potesse eleggere ad arbitrio suo q̄lūche Sacerdote p cōfessore da cui ancora riceuesse q̄sto sēpre benedecto pane delli Angeli: & con questo obtenne lo altare portatile in ogni uiaggio a sua cōsolatione spirituale: per mangiare la Pasqua con el suo Signore del sacratissimo īmaculato agnello.

ℭ Come IESV si degno di cōmunicare la Sancta Sposa con le sue sancte mani. Cap. XXXII.

Piacq̄ allo omnipotēte & clemētissimo Dio p certissimi segni manifestare q̄to li fusse accepto: lo smisurato desiderio della ṽgine: circa la scā cōmunione. Liq̄li arditamēte narrero come uerace testimonio di q̄lli. Ero assignato Lectore nella Cipta di Siena: q̄do p singular gr̄ia di IESV X̄po mi fu īposta la cura della sacra ṽgine: ouero piu p̄sto fu data a lei cura di me: dal Rectore di sopra. Et accade una mattina che ella desiderādo la cōmunione fu assaltata dalli dolori del fianco & altre molte corporali passioni: ne p q̄sto mācaua el desiderio della uera māna: ma piu p̄sto cresceua. Per laq̄l cosa mādo ad me una d̄lle sue cōpagne: & dixemi p sua parte. Catherina ui p̄ga che q̄sta mattina tardiate alq̄to la messa pche uorrebbesi cōmunicare: & cosi hora p li dolori nō puo: ma spera nel Signore che doppo poco spatio potra. Risposi come soleuo allegramēte: che molto uolētieri. Vēne dūq̄ la ṽgine circa lhora di terza alla chiesa uolendosi cōmunicare. Ma le poco patiēti cōpagne uedēdo lhora tarda la p̄suasero che nō douesse cōmunicarse: maxime sapēdo che ella soleua: doppo el scō cibo esser rapita & p̄seuerare ī excesso di mēte tre & q̄ttro & cinq̄ hore. Della q̄l cosa ancor q̄lchuni delli frati, come accade poco cōsiderati, mormorauono: pche la porta della chiesa bisognaua che stesse aperta non senza disagio di q̄lli che mal uolētieri seruiuono & nō ī charita p̄fecta & discretione. Inclinata dūq̄ lhumile ācilla alle p̄suasioni: q̄tūche affamata & īfiāmata di desiderio: mādo unaltra d̄lle cōpagne ad me & dixemi. Dice Catherina ch̄ celebriate a uostro piacere pche hoggi nō si puo cōmunicare. Et uoltata al suo Sposo tucta accesa di desiderio cō molta fiducia lo p̄gaua che q̄llo che dagli huomini i senza turbatione nō haueua possuto obtenere: lui medesimo sidegnas se cōcederli. Exaudita fu mirabilmēte la oratione: poche essēdo io ādato al sacrificio: doppo la cōsecratione & la oratione dominicale uolēdo secondo el costume rōpere lhostia ī due parti: & una delle parti diuidere ancora ī due altre: nella prima diuisione uidi esser̄ facte tre parti: due maggiorelle: & una (se bē mi resta ad memoria) della grādeza dū denaio: doue sēza dubio sapeuo che lui era el sacratissimo cōpo d̄l Signor̄. Marauigliādomi io di cio: & nō sapēdo come fusse cosi īteruenuto: attēdeuo fixamēte con li occhi a q̄lla particella p̄ nō p̄derla: pch̄ chiaramēte la uiddi cadere sop̄ el corporale: appsso al piede del calice. Et cōsiderādo cō grāde attētione disparue ī tal modo dalli occhi mei: ch̄ sop̄ el corporale nō la discerneuo. Ma pēsauo allhora che la similitudine della biācheza del cōporale & del hostia mīgānassi. Et subito messo che hebbi la particula del hostia nel calice, hauēdo la mā dextra libera & expedita: cercai di tale hostia psa sopra el corporale cō molta diligētia: & nō trouādola cō spauētoso timore & tremore & ītriseco dolore di cuore decti fine meglio ch̄ seppi al sacrificio riceuēdo el uenerabile Sacramēto nelle parti della hostia ch̄ mi rimasero. Et dinuouo cērādo sop̄ el corporale cō spatio di tēpo & maggior diligētia nō trouai nulla. Fornita dunq̄ la messa, lassai partire li secolari: & cō molta anxieta cercai p̄ tucto lo altare, & fuore dellaltare da ogni parte: q̄tūche non poteuo sospectare che da bāda alcūa fusse possuta cadere: hauēdo chiaramēte ueduto che era caduta al diritto iuerso me. Et cosi facta ogni scrupulosa & extrema diligētia ī inuestigarla: rimanēdo uinto & cōfuso deliberai partirmi: & lassare el ministro ad custodia dello altare: & cōsigliarmi cō el Padre Priore: elq̄le cognosceuo esser̄ litterato & pieno di scō timor̄ & discretione. Hor ecco appena hebbi deposti li sacrati uestimēti ch̄ el Priore del ordine Certosino, molto mio noto: & di singular̄ amicitia cōgiūto: affrōtādomi & abboccādomi mi p̄go che io li facesse parlare poche parole cō la v̄gine. Ad cui excusādomi, & p̄gādo che p̄ ū poco hauesse patiētia: tāto che expedissi una breue facoēda cō el Priore, non mi ualse: ma rispose. Voi sapete che hoggi e solēne digiuno: & sono obligato trouarmi ad tauola cō li monachi: & el monasterio e distāte bē tre miglia: sich̄ expeditemi p̄sto p̄ lo amor di Dio. Vinto alhora io da charita dixi al Sacrestano che custodisse q̄llo altare p̄ fino che io ritornassi a casa. Et nõ sapẽdo chẽ la vgine fusse uenuta alla chiesa qlla mattina ãdai cõ ql Priore p fino alla casa sua. Et ĩtẽdẽdo chẽ era uenuta alla chiesa, marauigliato di cio ritornai con el decto Priore: & entrati ĩ chiesa uedemo le cõpagne. Lequali domãdate doue fusse Catherina: risposeno che era iui apsso ĩginochiata & appoggiata ad ũ sedile & rapta eleuata ĩ spirito secondo el costume suo. Et io dixi p amor di Dio accelerate destarla se potete p cosa che ĩporta. Piacq̃ al Signore chẽ alhor la vgine sidisciogliesse dal rapto & dalle eleuatione di spirito. Et cosi posti a seder el decto Priore & io ĩsieme cõ la vgine: essẽdo io grãdemẽte sollecito p el caso accadutomi: accostami ũ poco a lei & secretamẽte cõ poche parole li narrai lo stimulo dello aĩo mio. Ma ella ũ poco cõ dolce gr̃ia sorridẽdo dixe. Nõ hauete uoi cercato cõ ogni diligẽtia p tucto? Et respõdẽdo io chẽ si: soggiũse. Et chẽ bisogna dũq̃ pigliarsi tãta molestia sẽza cagione? Et dinuouo la riguardai ĩ faccia & uiddi chẽ nõ poteua tenersi chẽ alq̃to nõ sorridesse. Et alhora io cõpresi facilmẽte qllo chẽ era stato: & lassai parlar̃ al prior certosino qllo che uolse: & poi chẽ fusse comitato & licẽtiato tucto exhilarato & piẽ di letitia dixi. Veramẽte Madre, io mi pẽso chẽ uoi siate qlla chẽ mi hauete furato & tolto qlla particella d̃l hostia. Et lei cõ dextreza di parole & g̃tioso riso dixe. Nõ mi attaccate Padr̃ q̃sta colpa: ma siate certo che e stato uno altro chẽ lha p̃sa da uoi & nõ io. Allhora la cõstrinsi chẽ mi manifestasse el successo della cosa. Et ella dixe. Io son cõtẽta dirlo ad uoi come ad mio Padre spirituale p obediẽtia uostra. Nõ siate piu di q̃sto mesto: o manicono so padre mio. El mio Sposo IESV Xp̃o mi ha soccõso q̃sta mattina uedẽdo che io p causa delle mormorationi patiuo desiderio del corpo suo. Et lui mi ha ministrato ĩ qlla particella (chẽ iuano cercauate) se stesso. State allegro & sicuro che uoi nõ hauete pduto nulla. Et io ho riceuuto tal dono delq̃le intẽdo rẽdere ppetue & cõtinue laude & g̃rie al mio Saluatore. Veramẽte allegro & sicuro & ĩ tucto satisfacto restai alle parole della uerace ancilla di IESV. Cõsiderãdo adunq̃ & cõferẽdo nel mio core: come qlla particella sẽza opa mia si era recisa & separata: & come io la uiddi cadere sop̃ el corporale bẽche nõ hauesse ueduto fermarsi qui: & come ne uento ne altro alito, o spirito era che hauesse possuto portarla uia: & come (hauẽdo assiduamẽte attẽti & fixi li occhi al corporale) nõ ueddi pure ũ piccolo mouimẽto di ũ minimo filo: & come cercãdola tre uolte cõ tãta diligẽtia (chẽ harei creduto tro uare si granello dogni piccolissimo seme) nõ apparse mai ne uid dila ĩ luogo alcũo: & come narrãdo tal caso alla vgine cõ qlla an xieta nõ mostraua (come soleua) pieta ne cõpassiõe alcũa: ne pur ũ piccol mouimẽto di faccia: ãzi che sorridẽdo dimostro poco cu rare dello affãno mio: & ultimamẽte affermãdomi che el Signor di qlla hostia lhaueua ꝑsa ꝑ comunicarla cõ le sue ꝓprie mani: le uatomi alhora da ogni affannoso dubio & serenata la cosciẽtia: resi laude allo eterno Dio: magnificãdolo nelle mirabili & amo rose ope che si degna mostrarci inuerso li serui suoi.

¶ Di altri miracolosi segni facti da Dio ꝑ amor della vgine nel desiderio suo feruẽte del scõ Sacramẽto Cap. XXXIII.

Piacq al Signore chñ unaltra uolta io uedesse cosa laqle ero ĩdegnissimo di uedere: & nõ sẽza timore & vgogna di me stesso sõ cõstrecto ꝑ amore & honore di Dio narrarla: sappiẽdo certo che nõ li meriti miei fecero qsto: ma qlli della scã vgine: & la smisurata bõta di Dio. Accadde dũq essẽdo noi tõnati da Vi gnone di Frãcia nella Cipta di Siena el giorno ꝓprio del gliosо Euãgelista Marco: capitamo alla casa della madre nostra q̃ si pas sata lhora di terza: q̃do cõ grã modestia mi dixe. O Padre mio se uoi sapesse q̃ta fame io pato. Intesi alhora & risposi. Madr lho ra e tarda & io sõ molto stãco & lasso dal uiaggio. Alhora ꝑ ũ po co si tacq: ma crescẽdoli el d̃siderio dinuouo dixe. O padr. Io pati sco una grã fame. Udito qsto accẽnai chñ sarebbe satisfatta: & ãdai ad una cappella ꝓsso alla casa sua ordinata ꝑ lei di special licẽtia del sõmo Põtifice: & purgatomi ꝑ la cõfessione sacramẽtale: ãdai ad celebrare. Et finito el sacrificio uoltãdomi allei che era ꝑpara ta riceuere el scõ cibo: gli diedi secõdo el costume la generale ab solutione. Et alhora guardãdola ĩ faccia io la uiddi ĩ modo trãsfi gurata tãto bella & illustre & gettar razi si chiari & luminosi: chñ ueramẽte mi parue piu ꝓsto faccia di ãgelo di Dio: chñ di dõna. Et diceuo ĩtra me nel aĩo mio. Questa nõ e la faccia di Catherina. Veramẽte Signore qsta e la Sposa tua fedele & g̃ta. Et ĩ qsto uol tãdomi allo altare ꝑ prẽdere la sacrata & benedecta hostia. Dixi nella mẽte mia ne sapeuo chi mi moueua adirlo. Vieni Signor. Vieni alla Sposa tua. Et cosi auãti chñ io toccasse la sacrata hostia chiaramẽte la uiddi uenire ꝑ se stessa ꝑ spatio di piu che tre dita. Alhora ĩ tucto diuẽtato stupido: nõ ponẽdo cura se nella patena salto ꝑ se stessa (come io ueramẽte credo) o pure se cõ le mie mani uela posi: pẽsãdo allo angelico uolto refulgente di beato lume: &

alla bōca del Signore che ī ql modo si scagliaua & q̄si exultaua p cibarla: pieno di timor & reuerētia la comunicai. Prego hora ogni deuoto xp̄iano cħ nō sia duro a creder ad q̄sta uerita pli miei peccati. Sa Dio Padre del Signor nostro IESV Xp̄o che nō mēto. Et hor sō certo cħ lui pioue le g̃rie sop̄ li iniusti & peccatori. Perdonimi ācora ciascū uero seruo di Dio se p honor del Signore & della sua Sposa ho narrato / q̄to dono habbi facto a laia mia. Et ueramēte io nō dubito delli ueri serui di Dio: pche loro bē cognoscono q̄to e misericordioso lo spirito suo: elq̄le spira benignamēte doue uuole. Ma se glhuomini aīali & carnali mi giudicherāno: Paulo mi īsegna disp̄zare egiudicii di q̄sto giorno humano: cioe li iudicii cħ nascano dalla sapiētia dello huomo. Ad me basta cħ el Signor mio nō mi giudichi. Epso sa bene cħ ho decto la uerita & nō sono īgānato: & stultitia sarebbe a dire che q̄sta fusse stata diabolica illusione del inimico: cōciosia che ī p̄sētia di tāto & si terrifico Sacramēto ogni potesta di demonio uiene ad meno. Et poi cħ guadagno harebbe facto el demonio ī q̄lla cosa? Cosi possa egli ogni giorno guadagnare meco facēdomi accrescere fede & sperāza & charita col dolce Signor mio. Chi dūq̄ uuol credere: creda & laudi Dio: chi nō uuol creder Dio gli pdoni se ha peccato: & io li p̄mecto che nel giorno che si scoprirāno le uerita & li errori / cognoscera che nō ho mētito. Sia di tucto benedecto & ringratiato IESV. Nō mi e ancora nascosto q̄llo che molte p̄sone degne di piena fede hāno testificato & testificano circa q̄sto medesimo p̄posito. Dicono p certo hauer ueduto frequētemēte q̄do la u̾gine si comunicaua cħ lhostia si partiua dalle mani del Sacerdote: & come uolādo ītraua nella scā sua bocca. Io q̄sto nō aduertii gia mai dalle mie mani: ma bene e uero cħ uedeuo & sētiuo che lhostia nella bocca sua faceua ū certo suono & strepito nō naturale: & nō altrimēti che se una pietra li fusse stata gittata ī bocca cō īpeto. Onde facilmēte mi īclino a creder al decto loro: Perocħ frate Bartholomeo nostro maestro di sacra theologia afferma: cħ communicādola piu uolte sētiua cħ uiolētemēte lhostia: se gli partiua dalle dita: & p se stessa ētraua nella virginea bocca. Cosa ueramēte molto facile ad creder a tucti q̄lli cħ sāno una minima parte delle g̃rie cħ hebbe la felice Sposa dal Sposo suo Iesu sēp benedecto.

¶ Delle passiōi & battitur cħ soppōto dalli demonii nel tenero corpo suo cō īcredibil patiētia & triōpho: ad renouatiōe & glia alla scā chiesa p̄messa sēza dubio a lei da Dio oīpotēte. cap. 9.

GRāde & ītēsa inimicitia cōtra la sacra ṽgine exercitorno q̄ti ꝯtinuamēte ī tucti li modi li pessimi demonii. Et gia sō narrate disop̄ le terribili & crudeli battaglie q̄si di tutto lo iferno īsieme p expugnare la scā pudicitia della sacra ṽgine. Et habbiamo descripti li gl'iosi triōphi che p forteza dello Spirito Scō ne riportaua. Habbiamo ācor notato come el Signore alcūa uolta haueua pmessa q̄lche potesta alli demonii sop̄ el corpo della Sacrata Sposa ī tāto ch̄ alcūa uolta la buttauano nel fuoco. Io chiaramēte ne pegrinaggi che cō lei feci la uiddi esser piu uolte gittata da cauallo col capo disocto: & una uolta nel fāgo ella & lo aīale sōmersa uiolētemēte. Et ella di tucto si rideua: & diceua nō hauiate paura pche ei Malatascha. O i q̄te pcosse sostēne da loro p fino alla morte. Et q̄sto maximamēte faceuono q̄do ella alcū singular fructo haueua opato circa la salute delle aīe: Onde ella ī una mirabile epistola: al numero cēto sei: doppo che ha narrato marauigliose pene & afflictiōi sostenute cō ītolerabile spasimo di core ī modo ch̄ p dolore īmēso attaccādosi a una parte della tonica q̄to ne pse tāto ne strappo: & el sequēte giorno essēdo ꝑparata p scriuer̄ al Papa & a tre de Cardinali: poi che hebbe scripta la lettera al sōmo Pōtifice: non pote scriuere piu p la uiolētia delle pene che crebbero nel corpo suo: & po seguita ī q̄ste parole formali. Et stādo ū poco si comīcio el terror̄ delli demonii: & p si facto modo: ch̄ tucta mi faceuono stordire: q̄si arrabbiādo ṽso di me come se lo ṽmine fusse stata cagione di tollerli di mano q̄llo ch̄ lūgo tēpo hāno posseduto nella scā chiesa. Et tāto era el terror̄ ꝯ la pena cōporale: ch̄ io uoleuo fuggirmi del studio & ādarmene ī cappella: come se lo studio fusse stato cagiōe delle pene mie. Rizzami dūq̄ su: & nō potēdo ādar̄ mappoggiai al mio figl'o Barduccio: ma subito fui io gittata giu. Et essēdo gittata: mi pareua essere come se laīa si fusse partita dal cōpo: nō po p q̄l modo come q̄do se ne parti: poche alhora laīa mia gusto li beni delli īmortali: riceuēdo q̄l sōmo bene ꝯ loro īsieme: ma hora pareua come una cosa riseruata: poch̄ nel cōpo ad me nō pareua esser̄: ma uedeuo el cōpo mio come se fusse stato uno altro. Queste sono le formali parole di q̄lla epistola. Et doppo q̄lle afferma nuoue battaglie & maggiori & piu terribili che mai ella hauesse receuuto. Et nella sequēte Epl̄a narra le pcosse ḡuissime che da loro riceuette: pche ella ꝑgaua cō īfocato desiderio p la sancta chiesa: confessādo che q̄to piu era da loro pcossa nel corpo: tanto ella piu ardeua nella charita diuina p sete della sācta renouatione della chiesa. Quādo accadde q̃llo piu che stupendo acto del Signore uerso la ṽgine come ella stessa testifica & al suo loco si narrera singularmēte: come el benigno Sposo li prese el suo core: & cō forza inenarrabile lo premea sop̃ la faccia della sancta chiesa cō si ītēsi dolori che nō sarebbe līgua sufficiēte a narrarli. Veramēte q̃ste cose parrāno sogni ad molti che hāno poca notitia di Dio & delli mirabili cōsigli suoi: & a q̃lli che nō intēdono lamore smisurato dello Sposo īuerso la Sposa sua: ne possono intēdere con q̃ti modi p̃uede alli insensati peccatori. Guai. Guai ad noi se non fussero state le passioni de sancti Martyri: & le lachryme & penitētie delli antiqui Padri: & le fatiche & angustie de gloriosi Cōfessori & Doctori: doppo el p̃tioso sangue di IESV sopra ogni prezo: & doppo li excellētissimi meriti della gloriosissima sempre Vergine MARIA. Guai. Guai alli peccatori & ad tucto el mōdo se nō hauessero fructificato per noi tucti li sancti del cielo victoriosi cōtra li demoni & mēbri loro: cōtra la carne & del mōdo. Ad q̃sto modo ha p̃ueduto Dio benignissimo a lhumana generatione. O Dio uolesse cħ poi che cosi si hāno affaticato p noi fussemo prōpti a creder̃ & ringratiarli & dire almeno q̃lche uolta. Grā merze ad uoi delle uostre fatiche. O mōdo igrato. O animi crudi. O Signor benignissimo māda lo spirito tuo & speza tāta dureza & sup̃ba obstinatione dello īgrato homo. Apparisca la misericōdia tua p̃sto. Et uerifica le p̃decte uerita p bocca della tua ancilla Catherina da Siena & cosi delli altri tuoi serui: cħ q̃sto medesimo hāno p̃phetato nel scō nome tuo & siene testimonio el cielo & la terra cħ el zelo tuo Signor delle uirtu / haueua facto q̃sto ī cōfusiōe delli tuoi inimici increduli & obstinati & ɔtrarii alla croce tua scā. La q̃le horamai come uero segno & stēdardo si spieghi & extēda p tucto luniuerso ī gloria tua & di MARIA tua g̃tiosissima Madre. Ad cui laude & īperio doppo te figluolo & Signor suo ne seculi sēpiterni.

¶ Dello īperio & iurisdictione sua acq̃stata giustamēte sopra la potesta īfernale: & come in uirtu di parola comādaua alli demonii & cacciauali dalli corpi occupati & tormētati da loro. Capitolo. XXXV.

Giusta cosa fu poi che la sacrata Sposa uinse ī molti modi p forza di charita & humilita: li p̃uersi demonii: che meritasse potesta & authorita sopra la malignita loro.

Et fu conueniẽte che tucto q̃sto apparisse nel cõspecto di tucta la
chiesa ad exẽplo & utilita di molti: & ad maggior cõfusione delli inimici nostri: poi che per inuidia & supbia loro si ueggono su-
perati & cõculcati dalle iferme & uilissime feminuccie: & ad imperio della parola loro sono costrecti cessare dalle ope maligne.
Onde acciochе li sequenti seculi lo itẽdino: nõ uoglio ꝑtermette-
re alcuni casi mirabili ad questo ꝓposito contra loro ad gloria di
IESV CHRISTO nella sacra ṽgine. Fu nella Cipta di Siena
uno notario chiamato Ser Michele di Ser Monaldo: homo nel
arte sua piu che mediocremẽte perito. Questo essendo dicta maturo & cognoscendo p diuino spirito la uanita del mõdo: delibero con due sue figlie dedicarsi tucto al seruitio del Signore. In tanto che di cõsentimẽto della donna sua offerse se stesso & le decte
due figlie cõ tucti li suoi beni ad un Monasterio fondato socto el
nome di sancto Giouãni Baptista. Le figlie receuute dentro con
le altre monache ꝓsero lhabito sancto monachale: & egli con la
sua dõna stando difuore seruiuono p lo amor di Dio alle monache nelle necessita tẽporali. Accadde dunq; non doppo lũgo tẽpo
p occulto iudicio di Dio che una di q̃lle figlie domãdata Lorẽza
dicta di anni octo i circa fu oppssa dal demonio: & cosi crudelmẽte uexata daua molto horrore & cõturbatione ad tucto el monasterio: in modo che le spauẽtate monache cõstrinsero el decto
Ser Michele a trarla del monasterio. Et poi che dinde fu tracta
q̃llo spirito maligno parlaua in lei cose alte. Et che era piu mirabile: i sermone latino cõgruẽtemẽte: respõdeua ad ꝓfunde & difficili questioni. Reuelaua e peccati secreti & le occulte conditioni
& qualita de cori delli homini. Et nõ cessaua tormẽtare la inocẽte ṽginella in molti modi. Grãdissima pieta & cõpassione era nõ
solo nel padre & nella madre & altri parẽti: ma in q̃lliche ad cui
era noto el caso si miserabile cõtra la inocente fanciullina. Et nõ
restaua reliquia alcuna di sãcti nella Cipta ad cui nõ fusse menata q̃lla ṽginella: & singularmẽte alle Reliquie del beato Ambrosio Senese dello ordine de frati Predicatori: elq̃le gia p cento anni adietro & al ꝓsente Dio ha clarificato & clarifica p molti eui-
denti miracoli: & ha singulare uirtu & potesta cõtra li spiriti imõ-
ditii in tãto che la cappa sua & lo scapurale che ancora integri si cõ-
seruano: scacciano dalli corpi oppressi molti delli maligni demonii. Ma certamẽte i q̃sto caso Ambrosio nella sua gloria in cielo

uolse cedere & rendere honore a Catherina ĩ terra nella sua gratia. Che piu parole? Era serbato q̄sto miracolo alli meriti di Catherina: & p̱ cio furno alcuni inspirati senza dubio dal Signore: ch̄ cõsigliorono el padre & la madre ch̄ andassero ad Catherina, & cosi fecero. Alliq̄li ella da principio rispose. Misera me nõ sono assai li mei spiriti maligni che mi sono dati ad stimolo & tormẽto mio: ch̄ ãcora habbi a cõbatter̄ cõ q̄lli daltri? Et decto q̄sto penso fuggirsi: & p̱che uedeua nõ poter fuggire cõmodamẽte p̱ la porta, fuggi sopra la casa p̱ uno tecto: & ascosesi & nõ fu possibile p̱ allhora trouarla: Ma non gia p̱ q̄sto trouo scãpo, p̱che molto piu altra uolta pensorno molestarla di q̄sta sancta op̱a. Et p̱che lei haueua p̱hibito ad tucte le cõpagne che di tal cosa nõ gli facessero parola, andorono a frate Thomaso suo Padre spirituale & narrãdoli el caso miserabile li suplicorno che ĩ uirtu della sancta obediẽtia ĩponesse alla ṽgine q̄sta opera di liberare dal maligno spirito la inocente fanciulla. Mossesi a cõpassione frate Thomaso della tormẽtata figliolina. Et andando una sera ad casa doue habitaua la ṽgine: che era casa di Alexa cõpagna sua: & di industria aspectãdo che la ṽgine fussi fuori: ad una delle cõpagne che era rimasa, dixe. Direte ad Catherina q̄do torna: ch̄ io gli comãdo p̱ obediẽtia che ritenghi seco q̄sta fanciulla p̱ fino a domattina: & nõ la abãdoni p̱ nulla. Et q̄sto decto lassando quiui la misera indemoniata si parti. Poco stecte a tornare la sacra ṽgine. Et trouãdo nel suo lecto q̄lla meschina & subito cognoscẽdola piena di demonio domando la cõpagna chi hauesse cõdocta qui tale inferma. Ad cui subito notifico el comãdamẽto del frate Padre suo: dalla uirtu delq̄le cõstrecta al cõsueto remedio della oratiõe subito ricorse. Et trahẽdo ad se q̄lla fãciulla la fece ginochiata secõ orare & durare tucta q̄lla nocte in cõtinua oratione & battaglia cõ q̄llo pessimo inimico demonio. Elq̄le nõ aspecto la luce del sequẽte giorno: ma constrecto dalla uiolẽtia delle fiduciali orationi si parti & lasso libera q̄lla ṽginella inocẽte. Alexa cõpagna di Catherina ch̄ uedde q̄sto corre subito a frate Thomaso, & adnũtia el certo miracolo. Frate Thomaso lo nũtia al padre & la madre. Ecco ch̄ tucti ĩsieme correno alla casa di decta Alexa doue era p̱ allhora Catherina: & quiui uedẽdo la fanciulla sanata pieni di lachryme dallegreza: rẽdero ĩfinite gratie al sõmo Creatore che haueua concessa tal potesta alla sua deuota Sposa.

Ma sapẽdo bene la ancilla di CHRISTO q̃llo che haueua di nuouo ad essere, uedẽdo che uoleuono li parẽti rimenarla, dixe loro. Lassatela ancora star meco alcũ giorno p buona cagione. Il che uolentieri feceero: & cõ molta letitia siparteirono. Allhora la deuota madre comincio ĩsegnarli cõ parola & exẽplo ad fare cõtinue orationi: & comãdolli chñ nõ fusse ardita partire di casa fin che el padre & la madre tornassero p lei. Le q̃l cose pfectamente obseruo. Ma accadde un giorno che fu necessario a q̃sta sãcta di Dio andare ĩsieme cõ Alexa alla ꝓpria casa ch era q̃si uicina: & fui p tucto q̃l di rimanere. Et facto sera quasi al suono della Aue Maria, la sancta ṽgine domãda el mãtello: & dice ad Aleza ch uuol ritornare ad casa sua. Et respõdendo ella che era troppo tardi: & nõ pareua decente a q̃lla hora alle donne & maxime Religiose esser trouate per le strade. Dixe Catherina. Andiamo dico: che quel Lupo ei dinuouo ritornato adosso a Lorenza. Andorno dunq̃ & uiddero al primo sguardo che cosi era. Impoche tucta q̃lla faccia della piccolina era mutata & facta rubicũda & furibũda. Allhora la sacra Sposa dixe. Ah infernale Demonio. Come hai tu ardito dinuouo intrare adosso ad q̃sta inocente! Io cõfido nel Signor IESV Xp̃o Saluatore & Sposo mio: che ad q̃sta uolta tu serai p modo cacciato ch tu nõ potrai ritornare mai piu. Et decto q̃sto dinuouo traxe la fãciulla al loco della oratiõe. Et poco stecte che ĩ tucto la fece libera & reduxela ad secura & ꝑpetua quiete: hauẽdo legato & uinto q̃l Diauolo nõ piu a tẽpo ma ĩ ꝑpetuo. Et p cio comando che la nocte la fanciulla si posasse securamẽte nel lecto. Et la seq̃ẽte mattina libera in tucto la restitui al padre & la madre: anzi al sancto Monasterio doue ancor uiue sana & lieta nel seruitio di Dio: & son gia passati anni sedici dal giorno che fu liberata. Questo miracolo frate Thomaso & Alexa mi narrorno. Et decto Ser Michele padre suo non senza molta tenereza di lachryme & deuotiõe ĩuerso la madre nostra. Ma io per piu certa & piena notitia domãdai la ṽgine che ad pieno mi informasse del successo particulare & p qual cagione nessuna delle sancte Reliquie haueua operato cõtra q̃l demonio come frequẽtemẽte soleuano. Risposemi. Padre q̃llo Spirito era molto duro & ꝑteruo: & che la prima uolta cõbattei cõ lui fino alla quarta uigilia della nocte: & allhora fortemẽte constrecto ĩ uirtu della oratione & precepto p parte di IESV Xp̃o: dixe malignamente. Se mente. Se io uscirò da costei entrerro in te. Alquale io dixi. Se così piace al Signore (senza la licētia delquale io son certa che tu non mi puoi torcere un pelo) Dio mi guardi che io uogli discordare dalla sancta uolunta sua: che non puo esser se non giusta & buona & che io nō ti accepti uolentieri nel nome suo. Allhora el superbo: confuso & percosso dalla saetta della humilita quasi tutte le forze perdette cōtra quella ṽginella. Vero e/ che io cognobbi che non in tucto era partito: ma solo nella fauce/ o uero nella gola restādo causaua alchuni moti & tumefactioni gonfiādoli tal uolta alquanto la gola. Onde allultimo dinuouo constrecto al segno della sancta Croce che io li feci nella gola con piena fede nello Sposo mio cognobbi chē nō li resto piu luogo alcuno nel corpo di q̄lla īnocente: ma tucto confuso ꝑ nō tornare mai piu separti da lei. Di tucto sia sempre laudato IESV Xpo. Amen.

¶ Come altre uolte libero altri idemoniati ī patente & manifesto miracolo. Capitolo. XXXVI.

ERA La sancta ṽgine in un Castello del territorio Senese/ chiamato uulgarmente la Rocha: doue cō una nobile & uenerabil donna ꝑ alcun spatio di tempo rimase. El nome della donna era. Madonna Bianchina di Giouanni di Agnolino: della nobil casa de Salimbeni. Accadde in q̄l Castello che una donna fu subitamente & miserabilmēte compresa dal peruerso demonio. Il che sapendo la decta madonna Bianchina: mossa ad compassione pensaua per mezo della sancta ṽgine di liberarla. Et sapendo la profunda humilita sua: & quanto tormēto patiua quando di simil cose era richiesta: delibero far uenire alla presentia sua quella meschina: accioche per forza di misericordia iclinasse lanimo ad liberarla. Hor ecco che la indemoniata e/ tracta ꝑ forza alla presentia della benedecta ṽgine. Laquale era in quel tempo occupata ad compore una pace intra due persone discorde: & hauendo gia composti e pacti della pace: era ꝑ andare in un luogo non molto lontano doue perfectamente si stabilisse la tractata pace. Et in questo uedendosi presentare inanzi la misera donna: & nō potendo schifare: uoltossi con occhio alquanto sdegnoso & cōturbato inuerso madonna Bianchina: & in modo lamenteuole & doloroso gli

dixe. Dio omnipotente ui perdoni madonna. Che e/ questo che
uoi hauete facto! Non e/ egli assai quel che io patisco dalli demonii che anchora mi fate uenire auanti alli occhi altri che dal demonio son tribulati! Et decto questo uoltādosi alla indemoniata dixe al demonio. Non e/ bene inimico della pace che tu im-
pedisca questa pace: che io uho a terminare. Ma in questo mentre pone el capo/nel grēbo di costui. Et expectami fin che io torno. Non fini appena la parola: che constrecta la donna pose el-
capo in gremio dun frate heremita domandato Sācti: elquale haueua decto la ṽgine: delquale faremo nel processo special mētione ꝑ el miracoloso benefitio che da lei riceuette: & alhora actualmente si trouaua con lei. La ṽgine dunq; si partí/andando a terminare quella pace: & el demonio di quella misera constrecto in
quel grembo: gridaua forte: & diceua. Perche mi tenete uoi qui
afforza! Lassatemi ui prego andar uia: perche qui troppo duramente son cruciato. Rispondeuono li astanti. Et perche non ti
parti tu: chi ti tiene! Nō e/ egli apto lo uscio! Et egli rispose. Quel
la maladecta mi ha legato & mi tiene. Et domādando loro qual
fusse quella maladecta: nō uolse mai nominarla pel nome suo:
o forse anchora non poteua: ma diceua rabbiosamente. Quella/
quella/quella inimica mia. Et allhora el frate heremita diceua.
E/ pero costei cosi grande inimica tua! Rispose gridando. E/ la
maggiore che io hoggi habbi in tucto el mōdo. Allhora li astāti
per impaurirlo che non gridasse tanto diceuono. Tace che ecco
Catherina. Et lui la prima uolta rispose. Io so bene che anchora non uiene: ma e/ hora nel tal luogo: come ueramente era. Et
domandando loro: & che fa lui! Respose. Cosa che grandemē-
te mi dispiace: come suol fare continuamente. Et in questo gridaua molto piu forte cō strane uoci dicēdo. Deh perche son tenuto qui a forza! Et uedeuasi chiaramente: che secondo che la benedecta ṽgine li haueua comādato/ non moueua niente quel capo del destinato luogo. Doue essendo gia stato piu spatio di tēpo finalmente diceua. Ecco che hora ritorna quella/ quella maladecta. Et alla domanda de circunstanti assegnaua ad hora per
hora li luoghi doue ueramente la sancta ṽgine arriuaua: & quan
do finalmente giunse alla porta della casa/ dixe. Ecco che hora
entra dentro. Et gia entrando ella nella camera doue haueua legato el Demonio/egli con strida & clamori altissimi/diceua. Ah

Et perche mi hauete constrecto qui? Ad cui la sancta rispose: Leuati su misero: & esci di questo corpo prestamente. Lassa libera questa creatura del Signore: & non ardire gia mai piu da questo punto in la affliggerla. Ad questa parola subito si uedeua che q̄l maligno abādonate tucte le altre membra di quel corpo; si raccoglieua nella gola della meschina: & iui gonfiandola marauigliosamēte generaua horrore & compassione a tucti che la uedeuano. Allhora la sacra ṽgine con le benedecte mani toccandola & faccendo in quel luogo el salutifero segno della Croce: subito messe in fuga lacerbo inimico: & al tucto rese libera quella donna in presensia di molta turba che era uenuta per uedere el miracolo. Ma p̄che la misera tormentata quando fu lassata dalla oppressione del maligno: restaua tucta languida & afflicta: la misericordiosa ṽgine con le proprie braccia prendēdola & con tucto el pecto sostenendola comādo che gli fusse portato ristoratiuo cibo: accioche confortata alquanto senetitornasse ad casa sua. Et cosi fu facto. Et quando quella per poco spatio di tempo ritornata in se stessa & ne ueri sentimēti cognobbe el luogo doue era: & la gente che era intorno: piena di stupore, domandaua da suoi che lui lhaueuano cōducta. Doue sono io? Et chi mi ha qua menato? & quando son uenuta io in questo luogo? Et manifestandoli loro la uerita come era stata uexata dallo spirito maligno: essa di nulla ricordandosi solo questo confessaua: che si sentiua del corpo fracassata, nō altrimēti che se fusse stata battuta da un duro & grosso bastone. Et finalmente uoltandosi alla gloriosa Sposa di IESV Catherina dallaquale intese hauere riceuuto tanto benefitio: humili gratie rendendoli prese cōmiato: & con li suoi libera & sana & confortata senza altro aiuto ritornossi alla propria casa. Questo miracolo fu tanto noto che anchora uiueno piu che trenta persone che con li occhi proprii lo uiddero. Et cosi confidentemente senza alchuna trepidatione, o contradictione nella prenarrata sententia conuenendo confermano. Molti altri segni fece la uergine, circa la liberatione di simili persone uexate dalli Demonii. Et non son scripti in questo libro. Ma questi son scripti per instructione del piatoso lectore che uorra credere alla testificata uerita: accioche comprehenda la singular gratia di questa ṽgine contra le potesta infernali. Et come e bene cōueniente che chi uince el Demonio nelle proprie tentationi gua tlagni nō piccola authorita sopra le forze sue : come anchora q̄l lo che cede & lassasi superare dal Demonio : meritamēte per iustitia diuina merita esser dato nelle sue mani : come interuēne al primo Padre nostro & alla antica Madre. Et ad noi interuerrebbe ogni giorno se Dio non li hauesse proueduto. Et guai guai ad noi miseri peccatori se la abundantia del sangue di IESV nō hauesse mitigato questo rigor della iustitia per qualche tempo : fin che habbiamo luogo di penitentia in questo mōdo. Et questo fa che li peccatori non sono dati in tucto & per tucto in libera potesta del Diauolo. Ma nō gia per questo e che qualche potesta nō gli sia permessa per el nostro proprio peccato. Et tanto questa potesta cresce : quanto crescono li peccati in moltitudine & nel disprezo & nella perseueranza. Dallequal cose Dio si degni scamparci per quel suo benedecto sāgue & per li meriti della Madre sua M A R I A & delli Angeli & de sancti suoi & singularmente per emeriti della gloriosa sancta nostra facta in questo modo madonna sopra li pessimi inimici Demonii.

¶ Qui finisce el Secondo Libro.

Incomincia el Tertio & ultimo Libro.

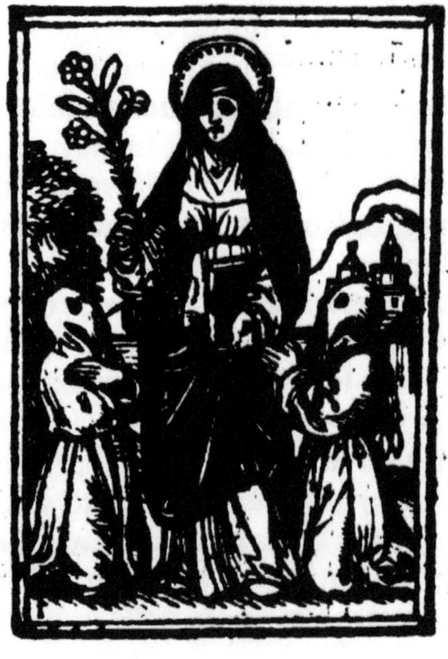

Libro Tertio & Vltimo della Vita di Sancta Catherina da Siena.

Del dono della pphetia. Et di molte cose predecte dalla nostra sancta vgine circa li stati della chiesa: & singularmente circa la sancta renouatione laqle senza dubbio molte & molte uolte li fu mostrata ĩ chiarissime visioni. Capitolo. Primo.

IO Rendo uerissimo testimonio quanto posso a tucto el mondo circa molte pphetiche uerita appartenẽti alla chiesa militãte: dellequli parte sono uerificate insino ad un minimo iota: Et parte nõ dubitiamo chẽ si hãno ad uerificare in ogni modo: sapendo noi chiaramẽte q̃to q̃sta benedecta dõna fu singularmẽte priuilegiata da Dio: nel chiaro lume della pphetia. Correua lo Anno della salutifera ĩcarnatione Mille trecẽto septãtacinq : & regnaua legitimo Põtifice Gregorio. xi. dalla obediẽtia delquale molte delle terre sue appartenẽti al dominio della Chiesa Romana erono iniquamẽte ribellate. Et essendo noi in Pisa con la sancta ṽgine: uẽne nuoua della rebellione della Cipta di Perugia. Dellaq̃l nuoua prẽdẽdo io molta amaritudine cõsiderando delli miseri Christiani tanto poco amore di Dio: & gia nissuna reuerẽtia alla scã chiesa sua: & a sũmi Pastori: & tãto disprezo delle excomuniche: & tanto pestifera auaritia nõ solo in occupare la robba delle priuate persone: ma quella della Sposa di CHRISTO guadagnata con tãto pretioso sangue: Et per questo percosso io dẽtro nel core di graue afflictione tucto mesto & dolente adnuntiai alla vergine non senza lachryme cosi cordiali come di ochio corporale la infelice nuoua. Era meco frate Pietro da Velletro al presente penitentiere nella chiesa Lateranense di Roma. Allhora alle parole & alle lachryme mie la uerace pphetessa rispõdẽdo da pricipio comicio meco sopra le medesime miserie del populo christiano (come p excessiua charita sua soleua) teneramente condolersi: mostrandomi piu chiaramente el graue scandolo ad tucta la chiesa di Dio: & la misera perditione di tante anime ribelle a Dio faccendosi ribelle al sũmo Pastore. Ma uedẽdo ella che in quel ragionamẽto ero excitato ad piu abũdantia di lachryme uolẽdo ristagnare el mio piã

eo porgendomi maggior dolore mi dixe. Padre non cominciate
ad piangere hora perche troppo ui restarebbe da piangere. Questo che uoi al presente uedete e lacte & mele, respecto a qllo ch
ha a seguitare. Et io risposi. Che dite uoi madre? Et e possibile ue
dere maggiori miserie nel populo di CHRISTO, non essendo
restata ne deuotione ne reuerentia alcuna uerso la sancta chiesa?
Et faccēdosi beffe delle sententie & scomuniche le cipta famose:
come uediamo al presente: che resta altro se non che publicamēte
si nieghi in tucto la fede? Allhora ella dixe. Padre questo e hora peccato delli layci: ma presto uedrete che peggio faranno li che-
rici. Ad qsta parola diuentato stupido dixi. O misero me. Adūq
ancor li clerici si rebelleranno dal sōmo Pontifice Romano? Et
lei dixe: Bene lo uedrete uoi: qdo lui uorra correggere li costumi
loro peruersi. Vedrete dico che scādalo uniuersale susciterāno a tut
ta la sancta chiesa. Et sara quasi come una peste di heresia ch di-
uidera & porra scissura picolosa nel ouile di IESV Xpo. Dinuo
uo ad questa pessima nouella tracto quasi fuor di me stesso la domandai. O Madre mia hauieremo dūq nuoue heresie o nuoui
heretici? Dixe ella. Nō sara ppriamēte heresia: ma scisma & diuisione di tucta la Christianita. Et pero apparechiateui ad patiētia pche e necessario che queste cose uoi le uediate. Et decto questo: conciosia che lei fusse prompta per reuelarmi piu oltre: uedēdomi non dimeno troppo afflicto per quello che haueuo inteso e
saputo: io tacetti. Et confesso che allhora interpretando con lin-
tellecto mio le sue parole caddi in errore & restai ingannato: peroche io mi pensauo tutte queste cose douere uerificarsi al tempo
del sōmo Pontifice Gregorio che allhora regnaua: & morto lui
questo non mi ricordauo piu della prophetia. Ma poi che fu creato Vrbano. vi. & io uiddi el terribile scisma & la iniqua rebellione delli superbi prelati ricordatomi della prophetia della sancta
Sposa di CHRISTO: ripresi me stesso del poco intellecto mio
come ueramente poco uso allintelligentia di simili prophetie. Et
ad me pareua ogni hora mille anni di ragionarne con la uerace
prophetessa. Laqual cosa mi concesse Dio. Peroche ella per comandamento di Vrbano fu constrecta andare a Roma poi che
fu cominciato lo scisma terribile. Et allhora io le ricordai tucto
quello che ad Pisa mi haueua reuelato: della qāl cosa ella non era
scordata. Ma mostrando che la teneua ad memoria: & uolēdo

mi piu oltre reuelare nuoue cose/aggiūse qste parole. Come allhora ui dixi che le infelici occorrētie di quel tēpo erano lacte & mele ad comparatione di quello che haueua ad succedere & hor lo uedete con li ochi uostri successo / come anchor ui predissi che lo uedreste: cosi ui dico hora dinuouo che quello che hora uedete e/ come un giuoco di fanciulli / respecto ad quello che ha da sequire ne tempi futuri. Et narrandomi singularmēte alchune cose ch io haueuo anchora ad uedere: mi nomino el Regno di Sicilia cō la patria Romana & le Regioni circunstante: doue era īminente di proximo grande flagello. Et hora sa bene el cielo & la terra / se quelle parole si sono troppo bene uerificate. Viueua in ql tempo la Regina Giouanna. Hor quante tribulationi dipoi sieno seguite / & allei: & al successore: & ad tucto el Regno: & ad quelli che di parti remote uennero: & quāte distructioni di terre / & oppressioni di genti: non e/ necessario narrare: essendo noto ad luniuerso: & lassato scripto ī memoria alli posteri nelle Croniche & hystorie di uarii authori. Ma accioche nō sia alcuno che dica come Achab diceua di Michea & come sogliono dire li fastidiosi homini del mondo. Costei non ci ha prophetato altro che male. Io son contento notificare al cielo & alla terra el bene che ella piu uolte cōstantemēte non ad me solo: ma ad molti altri che sono optimi testimonii si degno reuelare. Accioche del thesoro pphetico di questa sancta tu riceui le cose uechie & le nuoue: cioe le uerificate: & quelle che in ogni modo si uerificheranno. Vedēdo io dunq tanta chiara uerificatione delle cose passate: fui facto sollecito & curioso dintendere dellaltre. Et dixi. Doppo tante percosse & flagelli che sono preparati alla chiesa ne tempi futuri/ che ha ad sequitare charissima madre? Rispose. In un modo occulto & īperceptibile alli homini. Dio ha deliberato con simili anghosce & tribulationi purgare la Sposa sua: Et doppo questo suscitare lo spirito delli electi suoi. Et nascera tanta reformatione alla sancta chiesa di Dio: & tāta rinouatione di sācti Pastori: che solo a pensarlo exulta lo spirito mio nel Signore. Et come altre uolte & spesso ui ho reuelato / la Sposa che hora e/ tucta sordida & deforme / sara allhora bellissima & ornata di collane preciose & coronata di diademe rutilanti & relucēti dogni uirtu. Et tucti li populi fedeli si allegrerrāno essere decorati di tanto sācti Pastori. Et li populi anchora infedeli / tracti dal buono & soaue odore di CHRISTO ritorneranno al catholico ouile : & conuertiranosi al uero Pastore & Vescouo delle anime sue. Ringratiate adunq; el Signore elquale doppo tanta tempesta ui rendera un sereno molto grande. Et cosi decto si tacq; . Et io che son certo che el Signore e/ molto piu prompto alla dolceza della misericordia che alla amaritudine della iustitia: spero fermamente che come li mali predecti singularmēte dalla ueridica bocha di questa sacra ṽgine son uenuti: cosi li beni infallibilmente doppo e desiderati & giusti flagelli senza dubbio sequitaranno. Et da tucto q̄sto successo uerificato/sara manifesto ad tucto el populo del uero & spirituale Israel elq̄le habita da Dan īfino ad Bersabe: cioe a ueri & buoni Christiani: come la sancta Vergine Catherina da Siena sara stata fedele & uerace prophetessa del Signore.

¶ Delli flagelli reuelati alla sancta vergine che dieno uenire sopra li capi della sancta Chiesa : & della mirabile reformatione sua : & conuersione delli infedeli alla uera fede di IESV CHRISTO. Capitolo. II.

Circa la Sancta Reformatione & Renouatione della Sposa di IESV CHRISTO : anchora che frequentissimamente : con certeza di chiarissime reuelationi affermasse & asseuerasse hauere ad essere in ogni modo come e/ decto: & come appare scripto piu uolte nel Dialogo suo / & nelle orationi sue : lequali el piu delle uolte erano facte in abstractione dalli sensi / & altissima coniunctione con Dio : non dimeno singularmente si legge in una Epistola laquale e/ insieme con le altre stampata & publicata al mondo nō senza prouidentia di Dio come ueramēte dixe Aldo Manutio Romano nella sua ueridica prefatione che fece ad quelle Epistole dedicate per lui ad Pio. III. Senese sōmo Pontefice / & in quel tempo Cardinale di Siena : El tenore notabilissimo della Epistola per darla nelle sue proprie parole e/ questo.

¶ Al Reuerēdo Padre Frate Raymōdo da Capua dello ordine de Frati Predicatori / & ad Maestro Gioāni terzio del ordine de frati heremiti di .S. Augustino / & ad tucti li altri loro cōpagni q̄do erano a Vignone al nome di IESV Xpo Crucifixo & di MARIA dolce. Epistola cēto dua. Cap. III.

Dilectissimi figluoli miei ĩ CHRISTO IESV, io misera matre cõ desiderio spasimato ho desiderato di uedere equori & li affecti uostri chiouati in Croce, uniti & legati con qllo legame: che lego & inserẽdo anesto Dio nel homo & lhomo ĩ Dio. Cosi desidera lanima mia di uedere equori uostri & li affecti inserti & anestati nel uerbo ĩcarnato dolce IESV: si, & p si facto modo, chẽ ne demonia, ne creature alcune ui possino separare. Bẽche io nõ dubito, chẽ se uoi sarete legati & ĩfiãmamati del dolce IESV: se fussero tucti li demonii dello ĩferno, cõ tucte le malitie loro, nõ ui potrãno separare, da si dolce amore & unione. Adũq io uoglio, poi chẽ e, di tãta forteza & di tãta necessita, che uoi non ui restiate mai di accrescere legna al fuoco del sancto desiderio: cioe legna del conoscimẽto di uoi medesimi: poche queste sono quelle legna, che nutricano & mãtengono il foco della diuina charita: laqͥl charita si acquista nel cognoscimento & nella inestimabile charita di Dio. Et alhora si unisce lanima con el proximo suo: & quanto piu da della materia al foco, cioe, legna del conoscimẽto di se, tanto cresce il caldo dello amore di CHRISTO & del proximo suo. Adunq state nascosi nel cognoscimento di uoi: & non state fuori di uoi: accioche Malatasca non ui pigli con le molte illusioni & cogitationi luno contro a laltro. Et questo sarebbe per tollerui la unione della diuina charita. Et pero io uoglio, & ui comando che luno sia subiecto allaltro: & luno sopportatore de difecti dellaltro, imparãdo dalla prima dolce uerita: che uolse essere el piu minimo & humilmente porto tucte le nostre iniquita & defecti. Cosi uoglio che facciate uoi figluoli charissimi. Amateui, amateui, amateui insieme & godete & exultate, peroche il tempo della estate ne uiene. Peroche il primo di di Aprile, la nocte piu singularmẽte Dio aperse e secreti suoi, manifestando le mirabil cose sua: si, & per si facto modo che lanima mia nõ pareua che fusse nel corpo, & riceueua tanto dilecto & plenitudine, che la lingua non e, sufficiente a dirlo, spianando & dichiarando apertamẽte sopra il mysterio della persecutione, che hora ha la sancta Chiesa: & della Renouatione & exaltatione sua: laquale die hauere nel tẽpo aduenire dicendo che il tempo presente e, permesso per renderli lo stato suo, allegando la prima dolce uerita due parole, chẽ si contenghono nel Sancto Euangelio. Cioe. Eglie di bisogno che lo scandolo uengha nel mondo. Et poi subgiunse. Ma guai colui pel quale uiene lo schandolo. Quasi dicesse. Questo tempo di questa persecutione i permetto per diuellere le spine della Sposa mia: che e tucta imprunata. Ma non sono gia cagione io delle male cogitationi delli huomini. Sai tu, come io fo? Io fo, come io feci quando ero nel mondo: che feci la disciplina & flagello delle funi: & cacciai coloro che uendeuano & comperauano nel tempio: non uolendo che della casa di Dio se ne facessi speloncha di latroni: cosi ti dico che io fo hora. Imperoche io ho facto una disciplina delle creature: & con epsa disciplina caccio e mercatanti nel mondo, cupidi & auari & enfiati per superbia, uendendo & comperando e doni dello Spirito Sancto. Siche con la disciplina delle persecutioni delle creature li cacciaua fuora. Cioe che per forza di tribulatione, & di persecutione, li tolleua el disordinato & dishonesto uiuere. Et crescendo in me il foco, mirando uedeuo nel Costato di CHRISTO Crucifixo, entrare el popolo Christiano, & lo infedele. Et io passauo per desiderio & affecto di amore per el mezo di loro: & intrauo con loro in CHRISTO dolce IESV, accompagnata cō el Padre mio sancto Domenico & Giouanni singulare, con tutti quanti e mia figluoli. Et allhora mi daua la Croce in collo: & lo uliuo in mano. Quasi come uolesse: & cosi diceua: che io la portasse ad luno popolo & allaltro. Et diceua ad me. Di allo ro. Io ui annuntio gaudio magno. Allhora lanima mia piu si empieua. Abnegata era con e ueri gustatori, nella diuina essentia per unione & affecto di amore. Et era tanto el dilecto, che haueua lanima mia, chē la faticha passata del uedere la offesa di Dio non uedeua. Anzi diceuo. O, felice & aduenturata colpa. Allhora el dolce IESV sorrideua: & diceua. Hor e aduenturato el peccato, che e nulla? Sai tu quello che sancto Gregorio diceua, quando dixe. O, felice & aduenturata colpa? Qual parte e quella, che tu tieni che sia aduenturata & felice? Et che dice sācto Gregorio? Io rispondeuo come epso mi faceua rispondere: & diceuo. Io ueggio bene Signor mio dolce, & bene so, che il pecchato non e degno di uentura, & non e aduenturato ne felice in se: ma per el fructo che esce del peccato. Questo mi pare che uolesse dire Gregorio. Che per lo peccato di Adam, Dio ci dette el uerbo dello unigenito suo figluolo: & il uerbo dette el sangue:

Onde dando la uita, el rende la uista con grande fuoco damo-re: Siche il peccato dunq; e, aduenturato, non perlo peccato: ma per lo fructo & dono, che habbiamo depso peccato. Hor cosi di-co io. O felice & aduenturata colpa: perche della offesa che fan-no li iniqui christiani, persequitando la Sposa di CHRISTO, nascera la exaltatione, lume & odore di uirtu in epsa Sposa. Et era questo si dolce, che nõ pareua che fusse nessuna comparatio-ne, della offesa alla imensa bonta & benignita di Dio: che ĩ ep-sa Sposa monstraua. Allhora io godeuo & exultauo, & tanto ero uestita di certeza del tempo futuro: che mel pareua possedere & gustare: & diceuo allhora con Symeone. Nũc dimittis seruum tuum domine secundum uerbum tuum in pace. Faceuansi tanti mysterii, che la lingua non e, sufficiente a dirlo: ne cuore a pen-sarlo: ne ochio ad uederlo. Hor qual lingua sarebbe sufficiente ad narrare le mirabile cose di Dio! Non la mia: di me misera miserabile. Et pero io uoglio tener silentio, & darmi solo ad cer-care lhonore di Dio & la salute delle anime: & la renouatione & exaltatione della sancta Chiesa: & per la gratia & forteza dello Spirito Sancto, perseuerare infino alla morte. Et con questo de-siderio io chiamauo, & chiamero cõ grãde amor & cõpassione, el nostro Xpo in terra: & uoi Padre con tucti quanti echari figluo-li, & dimãdauo & haueuo la uostra petitione. Godete dunq; go-dete & exultate. O, dolce Dio amore, adempi presto edesiderii de serui tuoi. Non uoglio dir piu: & nõ ho decto niente. Stentan do muoio per desiderio. Habbiatemi cõpassione: pregate la diui na bõta & CHRISTO ĩ terra ch̃ pito si spazi. Perseuerate nel-la sancta & dolce dilectione di Dio. Adnegateui nel sangue di Xpo Crucifixo: & p nessuna cosa uenite meno: ma piu cõforto pi gliate. Godete, godete nelle dolce fatiche. Amateui, amateui, amateui insieme. IESV dolce: IESV amore.

¶ Del Pastor sancto riformatore del ouile di CHRISTO: & come per li flagelli non sara purgata la sancta chiesa.

Capitolo. IIII.

Reuelo anchora lei: che Dio haueua proueduto di un sancto Pastore uero & pieno di uere uirtu cõmẽdabili non nelli occhi delli homini: ma nelli ochi di Dio. Questo gli mostro una uolta el Signore come ella scri

ue nella Epistola al numero cento septe ĩ queste parole formali.
Dixe el Signore ad questa deuota Sposa sua madre & nostra. Ri
sguarda in me & mira lo Sposo di questa Sposa : cioe / el sũmo
Pontifice : & uedi la sancta intentione sua : laquale e/ senza mo
do. Et come e/ sola la Sposa : cosi e/ solo lo Sposo. Io permetto
che con li modi equali egli tiene senza modo : & col timore che
egli da alli subditi spazi la sancta Chiesa. Ma altri uerra che con
amore laccompagnera & riempira. Et aduerra di questa Sposa
come aduiene della anima che imprima entra in ępsa el timore
& spogliata de uitii poi lo amore la riempie & ueste di uirtu. Tut
to questo sara cõ el dolce sostenere. Dolce & soaue ad quelli che
in uerita sinutricheranno al pecto suo. Ma fa questo che tu dica
al Vicario mio che giusto al suo potere si pacifichi & dia pace ad
qualunche la uuol riceuere : & alle colomne della sancta Chiesa
di / che se uogliono remediare alle grande ruine / faccino questo
che epsi si unischino insieme / & sieno uno mantello ad ricopri/
re emodi che apparono defectuosi del padre loro : & ponghinsi
una uita ordinata & significa loro che temino & amino me & ri
trouinsi insieme gittando ad terra loro medesimi : & faccendo
cosi io che sono lume gli daro quello lume che sara necessario al
la sancta Chiesa : & ueduto che glihanno fra loro quello si deb/
ba fare con uera unita promptamente / arditamente / & con grã
de deliberatione lo referischino al Vicario mio : egli allhora sa
ra constrecto di non resistere alle loro buone uolunta : peroche
egli ha sancta / buona & perfecta intentione. La dichiaratione
aperta delle proposte parole e/ questa. El Signore / elquale e/ co
me chiarissimo specchio di ogni cosa : la fece risguardare in lui per
un modo occulto ad chi non ha experientia delle alte reuelatio/
ne. Et questo fece accioche riguardasse piu chiaramente el som
mo Pontifice Vrbano Sexto nelli interiori secreti della anima:
& mostrogli che el decto Vrbano haueua buona intentione di re
formare la Chiesa : ma che la exercitaua senza modo : cioe con
zelo non secondo la scientia & misericordia / perche uoleua per
timore nella uerga di ferro correggere quelli che erano incorri/
gibili. Et come la Sposa era sola : cosi era solo lo Sposo : cioe/
che lo Sposo nõ era aiutato in quella opera da alchuno / ma ab/
bandonato : perche anchora quelli che uoleuono riceuere questa
correctione erano pochi & abandonati. Ma Dio sapientissimo

che ua disponendo ogni cosa ordinatamente & con suauita dice che permetteua al Pōtifice q̄l zelo rigoroso nel bastone della iustitia: accioche al manco p timore cominciasse la Sposa adultera a ritrarsi dalle sordide sue operationi & peccati. Et q̄sto e, el modo elq̄le uuole tenere Dio: pche per li precedenti flagelli & tribulationi che uerrāno sopra la Sposa: essendo li peccatori angustiati: & pdendo p forza di angustie grandi el dishonesto uiuere, sarāno li serui & electi di Dio cōstrecti a uoltarsi al Signore, & ricognoscerlo p amore: & domādarli pace & trāquillita. Et p q̄sto mezo obterrāno la misericordia sua: & egli uinto ci dara el uero Pastore: ch̄ per amore & non p forza reggera le pecorelle sue. Et po dixe ella. Ma altri uerra che con amore laccōpagnera & riēpira uolēdo manifestamēte notificarci del sancto & angelico Pastore gia tāto tēpo desiderato da buoni: & pmesso da Dio a piu serui suoi. Nota unaltra cosa ancora o homo di Dio: parlo a colui che ha orechie da intendere. Dixe ultimamente: & piu uolte la sācta ṽgine che q̄sta renouatione si ha da fare col molto sostenere de serui di Dio: cioe con orationi, p̄ghi, piāti, & sospiri, & graui martyrii de ueri serui di Dio. Questo medesimo in piu luoghi afferma: & che benche li flagelli uēghino nō dimeno p q̄lli li homini uniuersalmente nō si cōuertirāno: ma li sancti desiderii de ueri serui di IESV, costrignerāno la misericordia sua a diffūdersi copiosamente in terra: come li buoni & amatori dello honor di Dio desiderano grandemente & aspectano.

¶ Disgressione del traductore, circa le uerita prophetate dalla sancta nostra: oue si assegnano dodici ragioni cōtra la opinione de contradictori. Cap. V.

MOlte sono le cagioni per leq̄li nō crede el mōdo alli p pheti: & spetialmēte a q̄sta uerita della futura renouatione della chiesa gia tanto tēpo p̄decta dalli sancti & serui di Dio: liq̄li nō e, possibile ch̄ habbino īgānato: ne e, ī alcū modo uerisimile ch̄ loro sieno stati īgānati, hauēdola tāto chiaramēte & tāto fermamēte & cō tāta cōstātia p̄nūtiata.

¶ La Prima cagione e, pche hoggi son tāte tenebre nel mondo che buona parte delli homini siridono delle cose della fede: & nō solamēte repugnano alle moderne: ma ancora alle antique prophetie cōtenute nelle scripture sancte & uerificate nel p̄tioso sangue di IESV Xp̄o. Delliq̄li alcuni pēsano che el mōdo sia recto ad caso. Altri p fato & costellatione de cieli. Altri p humana sapiētia & prudētia in tucto negādo la puidentia del magno Dio. Altri, & buona parte se tu li domādi q̄l che credano nō sanno rispondere: ma uiuono senza cōsideratione di fine alcuno: poco, o nulla distanti dalle bestie. Questi tali hoggi regnano nel mondo alliq̄li le cose di Dio son facte come sogni: ma nō gia cosi le poetiche fabule: & le falsita delle diuinatorie astrologie & altri studii uani & inutili: aq̄li la piu parte delli homini attendono cō tucta la diligētia & cura loro. Nō e, dunq̃ marauiglia se come animali & carnali non son capaci de consigli del grande Dio.

La Seconda e, pche le pphetie notabili leq̄li sidegna el Signore notificare al mōdo son q̄si sēpre adnūtiatrici della ira sua cōtra li capi grandi & maxime ecclesiastici. Peroche dalla lor mala uita & pessimi exēpli Dio si muoue tutto acceso cōtra loro come radice & fomēto di tucti emali. Onde epsi che dalla pphetia intendono: che Dio pcede: & giudica: & uuol punire cō seuera giustitia le colpe loro: & uuol torgli la hereditaꝺ&la cura della uigna & darla a gente che lauori & facci fructo: si cōturbano, si sdegnano: & pche nō li torna bene uogliono cō la puersa uolūta nō credere q̄llo che la ppria coscientia (se uolessero posata mēte giudicare) li approuerebbe. Et pche la plebe cieca facilmēte si lassa guidare da q̄sti capi ciechi: nō e, marauiglia se li ciechi guidati dalli ciechi īciāpano & cadono nella fossa. Et pare a loro buona ragione poi che q̄sti grā maestri nō credono che nō debbino esser ueres come ācora arguiuano cōtra el Saluatoř dicēdo. Guarda se alcū de Principi crede in lui. Et nō sanno q̄l che Paulo dice alli buoni & sēplici xpiani. Cōsiderate la uostra electiōe come nō molti saui del mōdo, nō molti potēti, nō molti nobili: ma le cose stolte & īferme del mōdo ha electo Dio p confundere le gagliarde. In q̄sto modo Dio fonda le cose sue, acciocħ lhuomo che uede con ochio chiaro, che nō e, fondamēto di forza humana, uedēdo poi seguitare lo edifitio grande, confessi essere stato el dito di Dio, & la uirtu sua: & el zelo sancto della casa sua.

La Terza e, pche li adulatori & satelliti di q̄sti satrapi & gran maestri, homini che guadagnano la uita cō le bugie come parasiti & gnatoni, inimici & derisori della sapiētia di CHRISTO, uāno fingēdo molte calūnie cōtra li ueraci ppheti: leq̄li spargendosi facilmēte pel uulgo: & essendo pronta la turba ad credere el male:tolgano la fede alle uere pphetie. Cosi aduenne p tutti tēpo cōtra la sancta nostra. Et cosi fu sempre & sēpre sara cōtra li ueri serui di IESV Xpo: acciochesi uerifichi la parola sua. Se hanno pseguitato me & ancor uoi perseguitarāno dixe CHRISTO a suoi Discipuli. Et lantiquo Symeone prophetādo testifica come IESV CHRISTO e posto in resurrectione & ruina di molti: & come un segno alquale e contradecto.

La Quarta e pche anchora hoggi uiuono li moderni pharisei abscosi socto la pelle di agnellino: & almodo usato si accordano cō li scribi & pōtifici. Alcuni p īuidia. Altri per timore: chi di nō pdere la reputatione: & chi di nō esser cacciato da suoi nidi: ne p seguitato. Molti per farsi beniuoli egrā maestri & salire ne gradi maggiori. Et pche ueggono poi chē la pphetia li morde: li scopre li minaccia: come aspidi sordi & generatione di uipere nō odono: & rēdeno ueneno. Ma o miseri loro che son gia tāto cecati chē si pensano pseguitādo la uerita di CHRISTO pnūtiata da sācti ppheti suoi pstare obsequio & sacrificio a Dio. Ma chi sara che li dimōstri fuggire dalla ira che e īminēte sopra la testa loro?

La Quinta e pche molti cō lo ingegno loro & secōdo el senso che alcuna secreta passione gli porge hāno interpretato le prophetie: o q̄to al tēpo: o q̄to al modo: nelq̄l debbeno uerificarsi. Et pche el piu delle uolte son restati ingānati po hāno pduta la fede & sono incorsi in altri infelici lacci & laberinthi. Et dicano: ella dixe cosi: & poi nō fu. Et nō dicano. Io la intesi cosi & nō mi apposi: pche io haueuo passione. O q̄te passioni sono nelli cori humani. Et beato chi si cognosce. Molti hāno supbia & nō inclinano el capo. Molti altri hāno odio & desiderano uendetta. Et sol credono pche la pphetia annūtia male cōtra elor nimici. Et poi q̄do ueggano che Dio pmette che sieno exaltati si adirano & pdono ogni fede. Et e ben giusta cosa: poi che hāno lo ochio iniquo & pieno di sangue & nō di misericordia: ne si muouano dallo amor della gloria di Dio: ma dal pprio affecto. Questa sara la iustitia loro che di qua & di la saranno tormentati.

La Sexta e pche ancora molti de buoni sono stati troppo impatienti & poco exercitati nelle puidētie di Dio: & hauerebbono uoluto uedere subito uerificar le cose. Onde pel corso lūgo del tēpo: hāno mormorato cōtra la sancta nostra: & nō intēdono che ella nō pose mai tēpo certo: anzi come dice el Padre beato Raimundo: domādando egli curiosamēte circa el tēpo nō pote mai hauere altra risposta: se nō che el tēpo era posto nella pⁱudentia del Signore. Nō sanno li homini ancora come Dio fa notificare q̄si tucte le pphetie grandi & īportanti lūgo tēpo īnanzi: & uuole ch̄ sieno significate ī tal modo come se di pximo hauessero ad uerificarsi. Et q̄sto ordina cō grā sapiētia p q̄lli ch̄ per q̄sto mezo uuol trarre fuor del mōdo alla sua uerita: poche lui suauemente dispone ogni cosa. Et se da pricipio apprehēdessero el tēpo si lūgo: nō li darebbeno attētione: & direbbeno. Io ō allhora sato morto. Io le uorrei uedere agiorni miei. Et cosi pochi si emēdarebbono. Il che e: cōtra al fine della pphetia. Et po ordina el Signore che lhomo stia sempre pauroso & sospeso: & cosi sileui dal peccato: o: della carne: o: della supbia: o: dauaritia: & apoco apoco si uadi limando: & lassi ogni passione & zelo: & ogni odio contra el proximo: & cōuertisi a Dio in pura uerita: nō altro desiderando che lhonor suo: ne altro odiando che el peccato. Et cosi facēdo comincia essere illuminato & cognoscere q̄to li abyssi della pⁱudētia di Dio son pfondi & inscrutabili: & cosi caminādo ī simplicita di fede: & assiduita di orationi: & fermeza di patientia uede certo che non e: ingānato ne uuole ingānare. Et sta in pace & aspecta ebeati giorni liq̄li el mōdo nō crede. Et non māca el Signore in q̄sto mezo di suscitare sēpre nuoui pphetí che affermano & pdicano el medesimo: & homini illuminati & buoni che lo credono & lo sanno defendere: come habbiā ueduto: & puossi leggere nelli libri ancor di piu sancti canonizati alli tēpi nostri: come e: sancto Antonino & altri deq̄li nō accade far mētione in q̄sto loco. Ordina ācora el sapiētissimo Dio le pphetie ī q̄sto modo dalla lūga: accioch̄ lhomo sia piu certo della sciētia & pⁱudētia sua: pch̄ ātiuederē le cose future p molto spatio īnāzi e: opa piu manifesta di Dio: & poi q̄do uēgono cō maggior marauiglia siri sguardano: & dassi loda & cōfessiōe al nome suo & alla sua bōta.

¶ La Septima e: pche in uerita lhomo che e: sottoposto al tempo: & alla graueza della carne: altrimēti misura el tēpo che nō fa Dio. Alq̄le mille anni: come dice el ppheta son come el giorno di hieri che e: passato. Et p q̄sto quasi in tucti e pphetí leggiamo che cēto: o: dugēto: o: trecēto anni: anzi molti secoli son reputati quasi un giorno pⁱsente: come e: noto ad chi ha experientia delle scripture. Et po Augustino parlādo allo homo egregiamēte dixe.

Quello

Quello che ad te e tardo, a Dio e presto. Cõgiugniti cõ Dio & sara presto ancora ad te. Et in q̃sto passo offendono quasi tucti li huomini & molti p tanto tẽpo credono q̃to loro stessi misurano cõ la corta misura dello ĩtellecto loro, o grauato, o poco eleuato da terra. In q̃sto caddero ancor li discipuli del Signore q̃do si lamentauano doppo la morte sua: & diceuano come scriue Luca. Noi credauamo che hauesse ad ricõprare Israel & sopra tucto q̃sto son tre giorni ch e stato morto. Odi ĩpatiẽtia. Tre giorni giudicauano essere un lũgo tẽpo: & po meritorno esser ripresi dal Signore ĩ aspre parole: q̃do dixe: O stolti & tardi di cuore a credere in ogni cosa pdecta da pphetì. Erano ancor loro impfecti & pẽsauano che el Signore hauesse a liberare el popolo di Israel secõdo la carne & corporalmẽte & circa le signorie tẽporali. Et po nõ ĩtẽdeuano errãdo nelle scripture: & fu bisogno che el Signore li admaestrasse. Et cosi si aggira sempre chi pẽsa piu al tẽporale che allo spirituale: degno per certo di pdere luno & laltro. Ma lhomo illuminato nelle scripture sãcte si quieta & tace: & cõsidera come suol parlare Dio p bocha de pphetì mirabilmẽte: & ĩ q̃sto medesimo modo circa e tẽpi. Et ascolta la parola di Abacuch q̃do dice. Expecta se ti pare che tardi el Signore: perche uenẽdo ne uerra & non sara tardo.

¶ La Octaua e pche uedẽdo q̃sto el demonio cõ sottile astutia per ĩgãnare, fa dire ad molti gia disperati de nostri tẽpi che Dio ben rinouara la chiesa sua: ma che el tẽpo sara lungo. Questi passano ĩ uno altro extremo, hauendo ueduto che molti nellaltro si sono ingãnati. Al mãco lassassero costoro el tẽpo nella puidẽtia di Dio: & credessero ch lui puo far uenire le sue uerita q̃do alla sapiẽtia del mõdo pare ĩpossibile. Et po io ardisco dire, cõfortato nelle sãcte scripture ch io credo ch hora sia el tẽpo ch ne uiene el Signore: & nõ tarda: pche lui che nõ mẽte gia mai, dice cõ la sua bocha che lhora sua e lhora di ladro: ch uiene q̃do lhomo nõ lo aspecta & nõ lo crede & sta securo & dorme. Quãdo nõ e piu fede ĩ terra: q̃do (come dixe Paulo) supabũda el peccato: q̃do e pieno el mõdo di tenebre & dignorãtia delle cose di Dio: q̃do tucta la terra e cõfusa p la expectatione & timore. Hor nõ ueggono li occhi xpiani el misero mõdo le uarieta, le mutationi dellistati & listabilita de Regni: comotioni delle gẽti: oppressioni de tyrãni: di qua Turchi: di la heretici: p tucto pfidi & tiepidi sẽza modo.

senza legge/senza charita alcuna: & ch̃ e peggio/nel mezo della Cipta di Dio / ifinita supbia & ambitione / imẽsa auaritia/pōpa & gloria intollerabile / gola pfonda/luxuria indicibile/rapine & igiustitie & falsita horribili: tenebre incōparabili: odii tenaci pieni di ueneno & obstinatione: & cose horrende al cielo & alla terra! Per loro e/ bastẽmiato Dio: & li maligni heretici nō hāno altra piu potēte ragione nelli occhi de semplici che la pversa malitia/ & mala uita delli ecclesiastici. Io nō dico che qsta sia giusta cagione p negare la fede & essere heretico: ma dico bene che e/ fortissimo fondamēto p credere che sia colmo el sacho: & Dio ne uēga gagliardo con la spada. Et per tanto ad tucti qlli che dicano che qsto non e/ tēpo di rinouare la casa di Dio: Io rispōdo con le parole di Haggeo ppheta: elqle diceua ad nostro pposito. Questo populo dice che nō e/ ancora uenuto el tēpo di edificare la casa di Dio. Et po dice Dio p Haggeo ppheta. Ditemi uoi. E/ egli tēpo ad uoi habitare ne palazi incrustati di oro: & la mia casa resti desolata & diserta. Et po dinuouo dice el Signore delle uirtu. Risguardate cō occhi del cuore le uostre uie. Voi hauete molto seminato & poco ricolto: hauete māgiato & nō siete satii: hauete beuuto & non siete inebriati: ui siete coperti & nō siete riscaldati: & qllo che ha cōgregato qlche pecunia in sua mercede/lha messa in un sacho ptuso senza fondo. Et cosi dice lo Dio delli exerciti. Queste parole lassero ĩterpretare ad chi toccano. Ad me basta cōcludere che allhora suol uenire Dio in giuditio quando nō si crede ne si expecta: & quando e/ pieno el sacho de uitii come manifesto si uede nelli infelicissimi tempi nostri.

¶ La Nona e/ pche ad chi guarda in terra pare che le cose sieno inclinate apunto a cōtrario alle uerita pphetate: poche molti spirituali che faceuano pfessione di credere / son caduti & nō credono piu nulla. Dipoi pare che le cose siraffreddino / o che uadino come sogliono cōdocte dalle secōde cause: come ch̃ Dio nō si impacci piu di noi/ nō puedēdo a tāti disordini che abōdano sopra la terra. Ma certamēte in qsto si puo cognoscere la uerita di qste prophetie: poche la sancta nostra nō senza notabil cagione dixe (come disopra e/ scripto) che Dio uoleua fare qsta renouatione in modo ĩperceptibile alli homini. Et in una Epistola scriue che alhora Dio fara qsto qdo alli homini parera tucto lopposito. Parole ueramēte degne di stāparle nella memoria & custodirle molto bene: poche facilmēte le nescano. In uano adūq; si affatica chi senza particular lume cerca itēdere e modi & le uie del Signore. Ad noi douerrebbe bastar sapere ch Dio puo cioche e uuole. Lui suscita e morti: & da victoria alli feriti & pstrati in terra: Lui suscita delle dure pietre figliuoli di Abraā. Lui spoglia e gagliardi: & cōfunde e triōphāti: depone e poteti della sedia: si come e scripto. Deposuit potentes de sede. Queste cose si dilecta fare el Signore nel suo zelo p cōfundere la supbia de Gigāti: & sūmergere le naui de Tharsi. Cosi si ipara la uiua fede dalli exēpli antiqui de sācti Padri. Abraā uolse occidere Isaac & farne sacrificio a Dio per suo comādamēto. Et nōdimeno nō dubito mai che di Isaac haueua ad nascere el seme pmesso. Et dixe nel suo cuore. Dio non mēte: ad lui nō e impossibile alcuna cosa. Egli lo resuscitera i ogni modo. Et pero lhomo admaestrato nelle scripture sancte ferma lochio aquilino in alto cō lūga sofferentia: contra le sperāze terrene: cōtra e giuditii del mōdo & de suoi saui: cōtra le irrisioni delli hypochriti: & le paure de timorosi: & le beffe delli animali & ignorāti. Et se uede cadere molti nō si marauiglia: ma dice. Costoro erano homini soctoposti alle tētationi, alle battaglie, a timori humani & mōdani: a diuerse cōcupiscētie: & di nuouo fissa li occhi i alto cō assidue meditationi & orationi: riceuēdo le beate ispirationi: & cōferēdo nel cor suo le antique hystorie delle diuine puidētie: & cosi bene informato da Dio ua dicēdo ad ogni homo come fu detto alla Samaritana. Noi gia nō crediamo piu p la parola tua. Noi stessi habbiamo ueduto & udito da lui.

¶ La Decima e pche molti si pēsano che el ppheta sappi ogni cosa & ogni cosa facci secondo el lume della pphetia. Et po qdo poi di qlche cosa nō ueggano lo effecto inteso dal ppheta si scandalizano: come fecero cōtra la sancta nostra: poche ella cōsigliaua & sollecitaua el scō passaggio cōtra li ifedeli: & poi nō hebbe effecto. Ma qte cose muoue Dio & ispira ne cuori humani & nō po hāno effecto: pch lhuomo resiste a Dio. Dette Catherina prudēte cōsiglio ad Papa Gregorio circa lordine del sācto passaggio & replicādo egli che prima era bisogno cōporre li xpiani i pace: e ella mirabilmēte replico in qsta sentētia. Padre Sancto ad pacificare li xpiani nō e miglior uia che ordinar qsta ipresa: pche li soldati & gēte darme, che sono fomēto della guerra uolētieri si uolgerāno cōtra li ifedeli: pche nō e homo si maligno che della ar-

te sua nella q̄le si dilecta nō uogli piu q̄sto seruire a Dio: mandimo
sperādone doppio soldo: oltra el tēporale la rimissione de peccati suoi. Tolto dunq̄ el fomēto sara tolta la guerra: come tolte le
legna si tolle el fuoco. Et ecco Sancto Padre che di q̄sta opera se
guirāno piu beni. Prima darete pace a christiani che uorrāno star
quieti: & q̄sti bellicosi saluerāno almeno lanima morēdo in giusta guerra p el Signore loro: chē altrimēti difficilmēte si potrebbe-
no saluare. Et se pur piacesse al Signore donarli victoria, tanto
maggior bene seguirebbe dilatādosi la Sācta Fede: & secōdo la
opportunita della victoria potreste cō altri Principi pcedere piu
īnanzi ad maggior triōpho. Questo fu el prudente cōsiglio della
Vgine: elquale se fusse stato preso, forse nō succedeua tāto crudele
scisma: ne tāte guerre ītra li miseri Christiani cō detrimēto di tāte anime q̄te si puo credere esser perite in eterno. Et pero nō erro
Catherina ad cōsigliare opa si honoreuole & fructuosa: ma bene
errorono q̄lli chē nō riceuerono el sano cōsiglio. Et nō fu mai uero che lei dicesse, o in spirito di pphetia, o altrimēti ī alcū modo
chē el passaggio alhora douesse hauer effecto. Questo nō dixe mai
ne potea dire, come pphetessa sēpre uerace & prudēte: che nō
dixe mai cosa che fusse falsa: si come ben testifica el Beato Padre
Frate Raimundo, ad tucta la Chiesa militante.

¶ La Vndecima e, pche el peruerso Sathana nō dorme ad mandare ancor lui li suoi pphetí. Et alcuni instiga a cōtradire apertamente alle uerita pphetate. Altri cō piu soctile astutia muoue a
dire el medesimo, pur con q̄lche errore & bugia. Et poi che son
finalmēte scoperti & trouati seminatori di scādali & di false doctrine & hypochriti maladecti: li homini che nō hāno la discretione delli spiriti rimāgano cōfusi. Et ogni cosa reputano ingāno &
opera diabolica: & nō credono gia piu ne a falsi: ne a ueri. O q̄ti
sono stati a nostri tēpi pphetí del Diauolo, presumptuosi a dire
Dio lha decto & nō era uero. Quāti sono intrati in q̄sta renouatione & hāno determinato e tēpi secondo lo spirito fallace & son
rimasti īgānati & cōfusi. Cosi si impara dalle sancte scripture che
nō māda mai Dio e suoi pphetí ueri, che p obtenebrar la uerita,
el demonio nō mādi li suoi falsi: Dio mādo Moyse cōtra Pha-
raone: & el demonio mādo li incātatori a fare e medesimi segni
& pdigii. Al tēpo de Esaia & Hyeremia, Ezechiel & Michea &
finalmēte tutti li altri antiqui pphetí uēnero molti falsi & seduc-

tori. Al tẽpo di Xpõ, & intorno a q̃lla eta q̃ti falsi Xp̃i uẽnero! Legghisi nelli acti delli Apostoli di Theoda & di Iuda Galileo. Et nelle hystorie delli medesimi hebrei. Legghisi di Barcozba: el quale fingendo esser Xpõ, fu destructo cõ tucti li seguaci suoi da Adriano Imparadore cõ tãta & si crudele strage ch̃ forse doppo la prima destructione loro nõ fu udita mai tale. Et po essẽdo stati a nostri tẽpi tãti bugiardi ꝓpheti & expositori di scripture di ꝓpria testa: & tãte uarie ꝓphetesse & spiritochiese: ad me da grã fede ch̃ el sia stati ãcora de ueri come la scã nostra: liq̃li habbino ꝓphetato q̃sta renouatione: & che li tẽpi sieno imĩnẽti ĩ ogni modo: poi ch̃ el diauolo ha tãto studiato & ãcora studia cõ li suoi mẽbri a offu scare q̃sta uerita: & torla delli cori delli homini diabolici & mẽ daci. Siche q̃llo che ad molti pusilli da scãdalo, ad me aggiugne fede & fermeza: che lo Dio delli exerciti apparira & presto.

¶ La Duodecima e, pche tãto ha operato el Demonio che q̃sta ꝓphetia della sancta Renouatione e, gia reputata come uno scã dalo: & appena sene puo ragionare: & luno dice allaltro. Tace che tu fai scandalo. Altri dice tace che tu nõ fai fructo. Ma ad me pare udire ch̃ Dio dice. Se costoro tacerãno, le pietre griderrãno. O Signore e, forse mala nouella la reformatione della sãcta chie sa! lo aduenimento de sancti Pastori! la cõuersione delli infedeli! labundãtia della gratia & misericordia di IESV Xpõ! Per certo (se io nõ son stolto) da che CHRISTO uẽne in terra p fino ad q̃sta hora: nõ uenne mai da cielo piu felice & piu giocõda nuoua che q̃sta allaquale ogni core di uero xp̃iano douerrebbe exultare in spirito: & cõgiugnere le palme a rẽdere cõtinue laude & gratie alla supexcellẽte diuina bonta & misericordia. Solo el peruerso Sathana cõ li suoi membri ha da turbarsi pche ha ad perdere el regno suo. O uoi dũq; segnati del beato segno del sãcto Baptesimo come ui potete cõtentare di q̃sto presente misero stato della chie sa! Paraui po che stia si bene ch̃ nõ sia necessario altro spirito nella casa di Dio! Certo uoi medesimi siete testimonii che hauete spre zato el Baptesimo: uoi stessi ui dichiarate inimici della gloria & uictoria di CHRISTO: poi che questa uetusta de peccati ui pia ce. Et la sancta Renouatione, suona male nelle uostre orechie. Lhuomo p certo facilmẽte crede & spera, & ode cõ allegreza q̃llo che ama & desidera: & nõ cõ faccia turbida & piena di ira. O yme miseri meschini noi doue siamo cõdocti! come ben rispondano ecostumi de pastori & delle pecore con la sancta regola del sacro Euãgelio! Oyme i oyme doue e/ la fede & la charita i doue e/ la sciẽtia delle scripture, e fructi della doctrina & pdicatione & buono exẽplo! O scãdalo, scãdalo. Ben dixe alla vgine & sancta nostra IESV Xpo. Et necessario che uẽga lo scãdalo: ma guai a colui p cui colpa uiene. Et cõ tucto qsto nõ si puo gia sicuramẽte credere ne parlare di renouatione: come se Dio nõ fusse piu ne ĩ cielo ne in terra: & nõ uedesse tãti mali che abũdano nel mõdo pcagione delli pastori che pascano se stessi & non le pecorelle. Et po la sancta nostra pdisse che p forza di tribulationi & angustie che Dio pmettera, li sara tolto el dishonesto uiuere. Gia el Signore ha facto el flagello delle funi & bẽ lo puo uedere chi nõ e/ cieco. Io nõ dico, ne dixi mai, ne mai diro (p gratia del mio Signore) che sia giudicio, o potesta terrena lecita sop e sõmi Põtifici. Anzi dico & grido di nuouo, come ho scripto & gridato con Bonifatio martyre & cõ tucti li sãcti Theologi che furno, che sono & che sarãno; che se el sõmo Pastore fusse peggior che un demonio tenẽdo la uera Fede di CHRISTO nõ pde p qsto la authorita, o potesta circa la dispẽsatione de sacramẽti, o daltra cosa chi hauesse mai sancto Pietro Papa come Papa: & nõ altro giudice hãno sop se: ch Dio. Et lui sara bene assai. Erra come supbo & ignorãte, o seductore, o seducto chi crede, o afferma altrimẽti. Et piu erra chi psume ĩ cõtrario. Dio p li peccati delli mẽbri pmette li capi leprosi & capelui: & senza alcuno ĩfluxo ne mẽbri loro: excepto che ĩfluxo di lepra & di malitia. Leuino dũq li populi e peccati & Dio dara buoni Pastori. Ricorriamo al uero Pastor IESV Xpo cõ le oratiõi ĩ uera penitẽtia & feruẽti desiderii: & lui si plachera & mãdera enuoui lauoratori nella uigna. Altro rimedio nõ e/ ĩ terra lecito cõtra costoro. Et po ĩuano abaiano hoggi la piu parte de xpiani che li pare esser sauii: che pdicano le abominatiõi de plati, & sacerdoti, & falsi religiosi: cõ ochio sdegnoso piẽ di uẽdecta, cõ cuore stribũdo di sãgue & nõ di salute. Nõ e/ qsto el remedio (dicono tucti e sancti & cosi pdisse la sancta nostra) ad rinouar la chiesa. Questa sola e/ uera medicina p suscitare lo spirito della Sposa. Penitentia de peccati, desiderii, orationi, & molta patiẽtia & sostenere de serui suoi. Chi puo intẽdere intẽda. Siche falsamẽte sirepruta spirituale alcuno & psume sẽza ragione far fructo nella casa di Dio, se nõ entra p qsta porta ĩsieme cõ tucti li ueri

ri serui di IESV Xp̄o: cõ ogni largheza di charita extesa p fino
iuerso li inimici & pprii psecutori: come richiede la pfectiõe della legge xp̄iana. A q̄sto modo facẽdo sẽza dubio si placchera (dop
po q̄lche giustitia cõtra li obstinati) lira ĩpetuosa di Dio: abũde-
ra la misericordia: & piouera sop̄ e nostri capi beate g̃tie gia tãto
tẽpo p e serui suoi ppheti ad noi pmesse: & rẽdera el decoro & la
belleza sua alla sua Sposa: & sara lodata Catherina da Siena come uera pphetessa & apostola di tãta renouatione. La q̄le p̄sto ci
conceda el Signore come sperano & aspectano tucti li buoni ad
gloria del nome suo sãcto & benedecto & g̃lioso ĩ secula. Amẽ.

¶ Di molti fructi che fece la scã ṽgine p mezo della pphetia
ĩ salute di molte anime. Cap. VI.

PER. Piu chiara cõfirmatione del pphetico lume di q̄sta
ṽgine, noi rẽdiamo testimonio, come p̄disse el fine & in
felice morte di molti: che psequitauano la scã chiesa. El
nome de q̄li, p buona cagione, giudico meglio tacere. Ma nõ tace
ro gia una mirabile & particular g̃tia: ch̃ haueua nel penetrare le
secrete & ĩtime cogitationi de glhuomini: & singularm̃te di tutti
e domestici: & q̄lli de q̄li la salute, Dio haueua cõmesso a lei. Io so
di me stesso (& cõfessolo ad gloria sua, bẽche ne sequiti la mia cõ
fusione ĩ cõspecto di tucto el mõdo) come lei piu uolte mi riprese
di certi pẽsieri, che mi occupauano la mẽte: & io scusãdomi cõ bu
gia: ella ardi replicarmi. Perche mi negate q̄llo che io ueggio piu
chiaro, che uoi medesimi? Et doppo che ripreso mi hauea dolcemẽte, soleua aggiugnere salutifera doctrina, con lo exẽplo ancor
di se stessa: a medicina del mio core ĩfermo p pprio amore.

¶ Fu ancora nella Cipta di Siena un Caualiere nobile & ualente nelle arme, domãdato Messer Nicholo de Saracini: el q̄le gia
ueterano p la graueza delli anni era tornato alla ppria Patria &
casa: & come accade pseuerãdo nel uiuere allegro, nõ pẽsaua gia
mai poter morire. Et ancora che da la ppria dõna & da altri parenti, p uolõta di Dio, fusse molto stimolato a cõfessare e peccati
sua: nõ dimãco egli obstinato si facea beffe dogni salutifero cõsiglio p lanima sua. Et pche in q̄l tẽpo la ṽgine sacra opaua mirabili effecti ne quori dellindurati & inuecchiati ne peccati: in tãto
che nõ era si disperato & ptinace, che alla sua parola nõ restasse
uinto: & di cio era publica fama nella Cipta. Onde q̄lli ch̃ procu-
rauano la salute di q̄sto misero uechio, tentorno di psuaderli che

a scoltassi un giorno q̄sta sancta: dellaqual cosa egli ridēdo dixe.
Che ho io affare cō q̄lla dōnicctuola? Che bene mi potrebbe ella
fare ī cēto anni? Allhora la moglie sua dolorosa ne ua ad trouare la ṽgine, & narragli la stupenda dureza del suo marito. Onde
lei facta sitibūda di q̄lla anima, una nocte gliapparue ī sogno ad
monēdolo che obedisse, circa la salute del anima ꝓpria, alla don
na sua: altrimēti none scāperebbe leterna dānatione. Spauētato
dunq; ad q̄sta visione, dixe alla dōna. Io ho ueduto q̄sta tua Catherina ī sogno. Io harei uolonta di parlarli, se forse fussi tale: q̄le
epsa me apparsa. Et ādossi subito a cōfessare a frate Thomaso cō
fessor̄ della scā nostra. La dōna udito q̄sto, tucta allegra dinuouo
truoua la ṽgine Catherina & cō molti rigratiamēti & ꝑghi (ꝑ mio
mezo) cōduxe el mal uixuto marito alla sua ꝑsentia nella chiesa
di. S. Domenico: doue faceua oratione. Laq̄le come ītese del ca
ualiere si leuo: & cō grata accogliēza lo riceuette. Ad cui egli subito cō molta reuerētia dixe. Madōna io ho facto el comādamē
to uostro. Io ho cōfessato epeccati mia a Frate Thomaso uostro
cōfessore. Et ella rispose. Bene hauete facto. Et meglio ancor fare
te ꝑ lo aduenire, se come siete stato buon soldato nelle arme secu
lare, diuenterete buō soldato di Dio nelle arme sua della sancta
Fede & Sperāza & Charita. Ma ditemi. Hauete uoi interamēte
cōfessato tutti li peccati uostri? Rispose. Tucti q̄lli deq̄li mi sono
ricordato. Et ī q̄sto pigliādo licētia, poco lo lasso discostare da se
la sacra ṽgine: ch̄ dinuouo lo fe dimādare dalla cōpagna: & dixe-
gli. Vedete (ui ꝑgo) la cōsciētia uostra se hauete lassato alcū pec
cato: & affermādo egli al tucto ch̄ haueua cōfessato ogni cosa: el
la allhora lo tiro da parte: & ī secreto li ricordo un uechio & graue peccato: che lui haueua cōmesso ī Puglia secretissimamēte: elq̄
le la ṽgine non poteua hauer saputo se nō da Dio. Onde diuēto
stupido el Caualiere: & subito con q̄llo stupore si parti & cōfessol
lo & fu absoluto particularmēte di q̄llo. Et nō poteua restare o satiarsi di narrare la gloria di q̄sta ṽgine: & come la Sāmaritana di
ceua, ꝑdicādo ꝑ tucto. Venite & uedete una ṽgine che mha sapu
to dire cioch̄ io ho facto. Nō e, ella scā ꝓphetessa? Et, sēza dubio.
Andate a lei & farete curati. Et da q̄lla hora diuēto tāto suo deuoto, che tucto el resto della sua uita, che fu poco, uixe secondo el
cōsiglio della sua ꝓphetessa: & in gratia di Dio forni la sua ultima
& hora dormie in pace per mezo della sancta nostra.

¶ Vnaltra uolta essẽdo io nel Castello di Montepolitiano mi uẽnero p uisitare frate Thomaso ꝓdecto insieme cõ un maestro ĩ Theologia domãdato frate Gregorio Naddo: & essẽdo ĩ chamino a cauallo & gia ꝑsso al Castello a sei miglia, pla stracheza del uiaggio pẽsorono posarsi alq̃to. Et essẽdo stati obseruati & apostati da certi assassini di strada forse dieci, o dodici, furono da q̃lli assaltati in uno obscuro passo cõ lance & spade terribilmẽte, & faccẽdoli descẽdere da cauallo cõ molte crudel minaccie, spogliãdoli quasi di tucte le ueste, gli menauano cosi ignudi p una ꝓpinqua selua. Et per la uia faceuano intra loro secreti tractati doccidergli & occultamẽte sepellirgli: accioche el peccato loro nõ si scoprisse. Il che chiaramẽte aduertendo frate Thomaso, cõ preghi cordiali & cõ ogni sũmissione gli domãdaua la uita p lamor di Dio: promettendo loro nõ mai reuelare, o scoprire a huomo del mõdo tal caso. Et uedendo che ogni cosa era in uano, subito siricordo della sua madre & figluola uergine Catherina: & dixe nel quor suo deuotamẽte. O, dilectissima figluola ꝟgine a Dio deuota Catherina, soccorrimi in tãto crudel pericolo. Ad pena fini la parola nel suo quore, che uno di quelli ladroni deputato ad occiderlo, subito miracolosamente mutato, dixe q̃ste parole. Perche uoliamo noi admazare questi frati serui di Dio: daquali nõ habbiamo mai riceuuta ingiuria alchuna? Veramente e, un grã peccato. Nel nome di Dio lassiamoli partire & andare ad piacer loro. Son buone persone: & non ci accuserãno. Ad questa uoce & ad tal parole accordandoli marauigliosamẽte tucti glialtri & li panni & cauagli & ogni cosa restituendoli, excepto non so che pochi di denari: gli mãdorono liberi in pace. Ma nota lectore, che in quella hora, che el decto frate Thomaso domando laiuto della uergine: ella essendo in Siena, dixe alla compagna queste parole. Frate Thomaso mi chiama: & son certa che e, posto in grande necessita. Et subito corse alloratione, per uirtu della quale furono mutati equori degli scelerati mal factori: come lo effecto & el fine chiaramente ci fece manifesto.

¶ Era ancora in Siena un giouane nobile della casa Malauolti, nominato Francesco, molto inclinato per forza della giouentu al opere della carne: & anchora che uolentieri udisse la sancta uergine, & per qualche tempo siritrahesse dal peccato: non di manco non poteua perseuerare. Alquale (uedẽdo questo) dixe un giorno la sãcta vergine uera prophetessa. Tu ueni spesso ad me: & poi come uccello che e frenetico ritorni uolando a tuoi ni di consueti. Ma ua & uola doue ti piace: che una uolta piacera al Signore che io ti porro al collo tal giogho, che tu non potrai uolar piu. Verificossi questa parola doppo la morte della Sacra Sposa: peroche per la uirtu potente de meriti & oratione sua, el decto Francesco, morta che fu la donna sua & la suocera, rice- uette el giogho al collo della sancta Religione di Monte Oliue- to: doue per gratia di Dio anchora perseuera: narrando & pre- dicando ad chi lo uuole udire, quanto benefitio habbi riceuuto da Dio p mezo della dilecta Sposa sua. Molte cose circa le pro- phetiche uerita manifestate per questa sancta, & adempiute nel- li occhi nostri potrei scriuere: ma queste hõ giudicato esser basta- ti ad persuadere ad ogni huomo, quanto ella fusse dotata di que- sto prophetico lume. Solo diro come dixe Sancto Gregorio che la uerificatione delle prophetie adempiute: e chiaro testimonio di quelle che non sono adempiute, che si adempieranno in ogni modo. Il che piaccia al Signore far presto presto. Amẽ.

¶ Della particulare assidua gratia che hebbe in penetrare nõ so- lamente le cogitationi del core humano: ma anchora le qua- lita & conditioni delle anime di molti. Cap. VII.

Abbiamo gia testificato disopra, come haueua singu lar dono dal Signore di uedere cõ li occhi della men- te le intrinsiche cõditioni & qualita delle anime di co- loro: che segli presentauano innanzi: lequali molto piu chiaramente uedeua che li acti loro, o gesti del corpo. Onde accadeua tal uolta che molti per deuotione adorandola si ingi- nochiauano dinãzi ad lei: & perche ella tal cosa non prohibiua, molti sdegnosamente mormorauano cõtra epsa: come se per su- perbia, o uanagloria uolentieri acceptasse quelle adorationi. La- qual cosa conferendo io cõ lei, rispose. Sa el Signore che io sono tanto occhupata ad considerare le qualita secrete delle anime di quelli che mi uengono innanzi: che poco, o nulla aduertischo ad lor gesti del corpo. Questo dixe ella ui reuelo in secreto: che dapoi che dal Signore hebbi tanta gratia che per miei preghi li- berasse una anima giustamente deputata alle eterne pene: di cui la mirabil belleza mi fe uedere: non mi si rappresenta piu dinanzi ai alchuna persona: dellaquale io non discerna li secreti del anima sua. Et soggiunse. O, Padre mio se uoi uedesse la bellezza di una anima io nō dubito che porresti mille uolte la uita se possibil fusse per la salute sua. Achadde una uolta essendo io interprete intra el Sommo Pontifice Gregorio Vndecimo & la Sācta Vergine (peroche egli non intendeua la lingua Thoscana: & la Vergine non parlaua Latino) Ella con parole lamētteuole accusaua euitii della Corte Romana, dolendosi amaramente che doue era conueniente che fusse el Paradiso delle delitie delle uirtu: iui abundaua la horrenda puza de peccati infernali. Allequal parole cōmosso Gregorio, domando quanto tempo era che ella haueua praticata la Corte. Et intendendo che erano pochissimi giorni, dixe alla Vergine. Et come dunq in si pochi giorni hai potuto sapere ecostumi della Corte? Allhora ella eleuandosi in alto in faccia di Maiesta: doue prima staua humile & con la testa chinata: con terribile ardire rispose queste parole. Ad honor dello omnipotente Dio ardischo dire: che meglio io ho sentito la puza de peccati horribili che si fanno in Corte quādo son stata lōtana: & nella Patria mia doue son nata: che non sentono lor medesimi peccatori che ogni giorno peccano si grauemente. Ad queste parole el Sommo Pontifice tacq: & nō replico altro: & io diuenni stupefacto ad tanto non cōsueto ardire & authorita: laqual si uede nella Sacra Vergine impresentia di tanto Pontifice. O quāte uolte ancora aduenilua che andando noi per luoghi non giamai piu cognosciuti, molti magnificamēte uestiti & di presentia signorile segli presentauano: liquali ella non poteua per alchun modo risguardare: ne risponderli pure una parola. Et se pure faceuano instancia, ella con uoce assai sdegnosa diceua. Noi douerremo prima uscire de peccati & de lacci del Diauolo & correggere la uita: & poi parlare delle cose di Dio. Et ī queste & simili parole presto rimandandoli da se confusi si liberaua da loro parlari. Et noi ītēdauamo poi che qlle tali psone erano piene di uechi & notabili peccati: infami & publici peccatori.

¶ Vna uolta una donna che difuori in habito & in parole pareua honestissima parlando con la Sācta Vergine nō pote mai uederla ī faccia: peroche ella (come chiaro mi accorgeuo) studiosamente uolgeua la fronte adietro non potēdo comportare ne risguardarla: ne esser da lei risguardata. Onde domādando io poi la cagione in secreto mi rispose. O, Padre se uoi hauesse sentito qlla puza del anima che io sentiuo q̃do parlaua: certamēte haueresti uomitato cioche hauesse hauuto nello stomaco. Intendemo poi che quella tal donna era concubina di un gran Prelato. O, Signore: chi si puo con buona ragione marauigliare de tuoi giuditii! Quando pare che tu peruerti lordine: eleggendo le creature stolte & inferme per cōfundere le saue & le potenti. Hor nō e, egli uero che prima loro, cioe questi saui, puertino lordine in se stessi: quando eleggono la puza per odore: el peccato, per la uirtu: la uil creatura, per el Creatore & Redemptore loro elquale e, sancto, sancto, sancto & benedecto ĩ secula. Amen. Hor non e, degno el Sale infatuato & sciocho che sia gittato fuora, & conculcato dalli huomini & confuso dalla terra: accioche uiua la tua parola giusta & giustificata ĩ se stessa piena di uerita & rectitudine! Et cosi sara ueramẽte. Trapassera el cielo & la terra: ma nō gia passera la parola sua senza uerificatione per fino ad un minimo yota: come la eterna uerita ha per se medesima testificato.

¶ Della efficacia & assiduita delle sua orationi: & del modo dorare admirabile cō fiducia marauigliosa: & come Dio li promesse la Renouatione della Sancta Chiesa, premendoli el proprio quore sopra quella. Cap. VIII.

LA Vergine Sācta Sposa di IESV CHRISTO Catherina ueramente adempieua el comandamento del Sacro Euāgelio quando dixe. E, necessario sempre orare: & non manchar mai. Non si potrebbe scriuere la assiduita, ne credere la facundia & la dolceza delle parole: lequali usaua nelle oratione. Vero e, che si truouono alchune poche delle sue orationi scripte dalli sua familiari, buona parte quando era in extasi tucta abstracta: lequali, come piu uolgari, per nostra doctrina Dio celha riseruate. Io son chiaro che (come aduēne al Padre nostro Sancto Domenico) epsa nō domādo mai cosa chi nō obtenessi, hauēdo cōformata la sua uolōta con qlla del Signore: & ogni cosa domādaua nel nome suo. Chi potrebbe credere la fiducia che mōstraua! Quante uolte diceua. Signore io uoglio che tu lo faccia ad ogni modo. Et quāte uolte si gittaua in terra pstrata, & diceua. Io nō mi partiro giamai di questo luogo p insino che non contenti lanima mia. O con quan to infiãmato desiderio p li figluoli: equali ella haueua presi & tol ti in cura spirituale p zelo del anime loro. Quante lachrymeq̃ti sospiri / q̃ti singhiozi spargeua di & nocte: & singularmẽte p que sta sancta renouatione: laq̃le expectiamo. Et ancora ĩ angoscio so feruore (come appare nel Dialogo suo) unaltra uolta orãdo sillamẽtaua cñ nõ sudaua sãgue: come el suo Sposo Xp̃o IESV. Questa renouatione domãdo cõ tanto quore & con tal passione / q̃li allhora forse si potrã credere: q̃do glhuomini la uedrãno ob tenuta. Allhora nõ parra ad alcuno bugia / che el Signore gli pi gliasse el quore & premessilo sopra la faccia della sãcta chiesa cõ insopportabili suoi dolori: & per q̃sto mezo & p tal uia la lauasse & rendessigli la purita sua. Allhora si crederra che questa ṽgine sostẽne uero & certo martyrio p la sancta chiesa: poche p le pcos se degli demonii ne guadagno dolorosissima morte. Et era tanto laffecto sẽza misura che (come ella soleua dire) se Dio miraco losamẽte nõ hauesse cerchiato q̃l quore: sẽza dubbio sarebbe cre pato. Quãte uolte gli dixe el Signore che lei p uirtu delle feruenti orationi / haueua obtenuta la sancta renouatione come appare cosi nel Dialogo: come ancora nelle Epistole: & nelle sua oratio ni. Pensi dunq̃ ciaschuno di quanti meriti sia appresso Dio que sta sancta Sposa: dapoi che tãto dono ha ĩpetrato p forza di pas sioni / di desiderii & di infiammate orationi.

¶ Di molti altri miracolosi effecti proceduti dalla uirtu delle sua orationi. Cap. IX.

PER Virtu delle orationi di q̃sta sancta fu senza dubbio cõseruato Papa Vrbano da molte nephãde insidie del li inimici: & hebbe in sua potesta el Castello di sancto Angelo: elq̃le sera ad luĩ ribellato. Et fu liberato dal ĩtestine sedi tioni del popolo Romano: elq̃le cõtro al suo Pastore & padre ha ueua leuato le sua ĩpetuose corna. Questa ṽgine ĩ q̃l tẽpo nõ mã giaua ne beueua altro cñ plãti / di & nocte pcorẽdo le diuine ore chte cõ assidue orationi: ĩ tãto cñ gli demonii strideuano sopra el capo suo horribile strida & diceuano. Maladecta tu cñ impedisci le nostre imprese. Senza dubbio noi ti daremo horrenda morte. Alle q̃li parole chiudendo gliorechi la benedecta ṽgine / tãto piu feruẽtemẽte p̃gaua Dio omnipotẽte. Et una uolta sidegno rispõ degli el Signore / & diceua. Lassa fare ad q̃sto popolo el peccato horribile & atroce che lui pensa: accioche io lo punisca secondo e meriti delle sue iniquita: & lo sconfunda della terra dogni uiuē/te. Ma lei pregaua pseuerādo in q̄sta sentētia. O clemētissimo Signore. Tu sai come la Sposa tua / laq̄le tu ricōperasti col sangue tuo pretioso / e / hoggi p tucto el mōdo dilaniata / dissipata & lacerata: Tu sai q̄ti pochi laiutano & difēdano. Tu uedi q̄to crudelmēte li suoi inimici & usurpatori hāno sete del sangue del tuo Vicario. Se q̄sto parricidio horrēdo seguita (misera me) q̄to scādalo / q̄ta miseria uederemo sopra el populo xpiano! Quāti Signore si scādalizerāno cōtra la bonta & sapiētia & puidentia tua / pēsandosi che tu nō habbi / o potuto / o saputo puedere & difendere el tuo Vicario! Tēpera dūq Signor la ira del pietoso animo tuo & nō uoler disprezare la ualuta del pprio tuo sangue: & donaci la misericordia tua. Molti giorni & nocti in q̄sto modo cōbattē/do dalluna parte cō li demonii: dallaltra disputādo col Signore / che li allegaua la iustitia sua: ella finalmēte dixe. Sia facta Signor q̄sta iustitia sopra el corpo della ancilla tua. Troppo uolētieri beuero q̄sto calice della morte p amor tuo & della tua Sposa: come sēpre ho desiderato cō tucto el core & la anima & la mēte mia. Et bene tu ne sei Signor uerissimo testimonio. Ad q̄sta petitione tacq el iudice: & uiddesi bene che fu exaudita la sua oratione: poche da q̄sta hora apoco apoco el populo cesso da ogni romore: & fu spenta ogni cōiuratione cōtra el sancto Pontifice. Ma bene relasso Dio le furie īfernali cōtra el corpo della sācta insultare q̄to uoleuano: liq̄li cō si crudel furor nō cessauano di pcuoterla come apertamēte uiddero molti de familiari: ī modo che la meschina diuēto ī tāta extremita attenuata & cōsumata: che non era altro che pelle & ossa: & era miracolo a uederla che nō dimāco perse/ueraua in orationi & fatiche corporali incredibili piu feruente & assidua che prima ardēdo cōtinuamēte in maggior fuoco di charita. Vedeua ciascuno el liuidi & le enfiature: & fracture della lacerata carne: & cō tutto q̄sto non pmetteua li fusse facto alcuno rimedio / o medicina. Et q̄to piu oraua tāto piu sopportaua con le grauissime pcosse absordissime parole. Impoche diceuano pcotēdola maladecta femina. Tu se q̄lla che sempre ci hai perseguitati hora e / uenuto tēpo di far la uēdecta nostra. Tu ci cacci di questa cipta & noi ti torremo la uita & piu non starai inimica nostra sopra la terra. Laq̄l cosa troppo bene fu uera: poche dalla domenica

della Septuagesima ꝑ fino al penultimo giorno di Aprile:q̄si cō
tinuamēte battuta ī q̄l modo rese lanima al suo Redēptore nella
festa del Beato Pietro Martyre uno altro felice porto del gl'ioso
Domenico. Ma chi crederrebbe le fatiche ch̄ sopporto q̄l corpo ī
q̄lli benedecti giōni! Io so dir certo ch̄ nō era forse māco difficile
ad crederlo a coloro ch̄ cō li ochi ꝓprii lo uedeuano:poch̄ cogno
sceuono ch̄ ū cōpo mōto & īfermo opaua piu ch̄ nō opa unaltro
pieno di uita & sanita. Ma lamor di colui ch̄ e/ uita & da uita ad
ogni cosa faceua q̄sto. Ad cui sia īfinita laude & gl'ia īsecula. Amē

¶ Di molti altri admirabili effecti delle oratiōi sue nelle par
ticulari ꝑsone: & come libero el Padre suo dal purgatorio.
Capitolo. X.

E Ad me manifesto & chiaro:per reuelatione & mani/
festatione di q̄sta benedecta serua di IESV:come ꝑ
le sue orationi el Padre suo scāpo le pene del purgato/
rio:& senza q̄lle subito doppo la morte fu raccolto in
Paradiso. Peroche nella īfermita sua ꝓgando la ꝟgine ꝑ la sua sa
lute:& allegādoli la prima uerita Dio benedecto la necessita del
la iustitia sua:& come nō era possibile sēza giusta purgatione che
q̄lla anima entrasse in cielo:ella instātemēte opponēdosi finalmē
te ꝓgaua in q̄sta forma cō tucto el core. O piu che amātissimo Si
gnor mio:come potro io sostenere che lanima di colui che mi ha
generata ꝑ uirtu & gratia tua:& hāmi nutrito con tāto amore:&
per amor tuo mi ha liberamēte aiutato in q̄sta uita spirituale:sia
afflicta in alcun modo in quelle purgatorie pene! Io ti prego per
tucte le misericordie & bōta tue:che tu non pmetta che q̄lla ani/
ma esca del corpo con q̄sta miserabil sentētia si dura ad lui Padre
& ad me sua figluola. Gran cosa certo:che cōtra la extimatione
delli medici pareua che q̄lla anima fusse ritenuta nel corpo per q̄l
che exteriore forza mētre che cosi alcū giorno ꝑ lei la Sposa pre/
gaua lo Sposo suo. Et finalmēte uedēdo che la iustitia diuina nō
poteua mācare. Ella ultimamēte dixe. Cōuertisi q̄sta iustitia con
tra el corpo mio. Io son parata ꝑ el mio dolce padre sopportare
q̄to el iusto iuditio tuo determina. Piacq̄ al Signore la prōpteza
della buona figluola pel Padre suo. Et dixe. Per amor tuo son cō
tēto leuar da lui le debite pene & porle sopra di te. La q̄l cosa con
allegreza riceuēdo la sancta Sposa subito rispose. Giusto e/ el de
creto & la tua determinatione. Sia facto come tu hai decto. Et

con molta letitia ando ad uedere el Padre che gia agonizaua ad morte: & reuelogli la gioconda nouella per parte dello altissimo Dio. Onde lui con incredibil letitia passando di qsto mondo al Padre eterno: lasso la figluola subito ne dolori di fiācho: liqli ricevette in luogo delle pene debite al Padre suo: & nõdimanco ella non solo con patientia: ma con gaudio incredibile gli accepto: & tanto si mosse in alcuna mestitia di tal caso: quanto se nulla li attenesse. Anzi che dolcemente ridendo con gratiosa modestia quando fu expirato dixe. O Dio uolesse che io fusse: doue siete uoi Padre mio. Benedecto ne sia Dio.

Come per le orationi libero la Madre dallo inferno. Capitolo. XI.

DOppo el benefitio grāde facto al Padre cōuenientemēte ne sequita uno molto maggiore inuerso la Madre: come da pietosa figliola siricercaua. Era Lapa īferma & di giorno īgiorno aggrauaua. Et cōciosia che la uita sua: ancora che nõ fusse molto colpeuole contra el pximo: era nõdimeno assai dānabile nelli occhi di Dio: peroche ella troppo inuersa nelle cose terrene īpatiētemente sosteneua el passo dubio della morte nõ cōformādo la uolūta sua col decreto & uolere di Dio. Onde uedendo qsto la figlia ripiena di pieta: corse subito al Sposo suo effūdēdo caldissimi preghi p la salute di Lapa. Rispose el Signore che se in ql tēpo sidisponesse morire sarebbe ī ogni modo salutifero passo: poche sopraluiuēdo haueua aduedere molte aduersita alleqli nõ era forte p resistere. Vdēdo dunq; la prudēte vgine la diuina risposta con dolcissime parole exhortaua & cōfortaua la Madre che fusse contēta p amore di IESV passare di qsta presēte ad miglior uita. Laql cosa udēdo cõ sorde orechie & con horrore cordiale: pgaua la figluola che piu psto pregasse p la salute del corpo suo: poche nõ si sentiua p accordarsi uolentieri alla morte. Di qui entro la vgine in molta agonia di mēte: & dinuouo & cõ accesi desiderii facta qsi mezana intra Dio & Lapa sua Madre: pgaua lui & exhortaua lei. Pregaua lui che non la lassasse perire se prima nõ si accordaua ad sostenere la morte per amor suo. Lei exhortaua: che douesse humiliarsi al decreto & uolere diuino. Ma stādo ella ptinace nella uolūta sua: dixe el Signore alla Sposa. Di alla tua Madre: che se hora nõ cõsente ad uolere la morte: uerra tēpo q̄do ladomādara cõ extremi desiderii & nõ potra

nõ porta hauerla. O qũto pienamẽte si uerifico la parola della ue
rita: poche fu pcossa in spatio breue di tẽpo da tante tribulationi
nelle cose tẽporali: leq̃li ella tenacemẽte amaua: che spesso ueni
ua in parole q̃si di dispecto & disperatione. Et diceua: Puo essere
che Dio habbi posta lanima in q̃sto mio corpo atrauerso che nõ
ne possi uscire! Tãti figluoli & figluole & nipoti & marito & grã
di & piccoli mi sono morti dinanzi alli occhi: & io sola resto in
uita p nõ uedere altro che afflictioni & dolori! Et in q̃sta amari
tudine di cuore pseuerãdo nõ pensaua in alcũ modo ad cosa spi
rituale ptinente alla sua salute: ne a cõfessarsi: ne ad altra medici
na alla inferma uolũta: & ĩ q̃sto stato piacq̃ a Dio che passasse di
q̃sta uita in disgratia della Maiesta sua. Vedde & cognobbe q̃sto
la sancta Sposa: & cõ ineffabil dolore senza cõsolatione leuãdo
li occhi al cielo cõ pietosi cordogli in q̃ste parole col Sposo suo si
lamẽtaua. Ah Signor mio Dio mio. Son q̃ste le pmesse chi tu mi
hai facte che della casa mia nõ perirebbe alcuno nelle mani del
lo inimico! Et che la mia Madre nõ morirebbe sẽza accordo cõ
la tua uolõta! Et hora senza sacramẽti della chiesa hai permesso
che sia passata. Io ti prego p tucte le tue bonta che io nõ sia frau
data dalle promesse tue. Io non partiro mai di q̃sto loco Signor
insin che la madre mia ritorni alla uita: & io sia facta certa del
la sua salute: acciochè habbino luogo le uerita tue & sia cõsolata
lanima mia. Cosa marauigliosa a dire! Erano assistẽti intorno al
morto corpo nelli officii funebri molte donne & gia hauerebbo
no quasi finite le exequie: se nõ che stauano ĩ expectatione uedẽ
do orare la sancta ṽgine se forse li impetrasse la restitutione della p
duta uita. Saliuano senza dubio nel cõspecto della sõma Trini
ta li feruẽti desiderii, li cordiali preghi, le abũdãti lachryme che
copiosamẽte effundeua. Et uinto dalla ĩmobile pseuerãtia della
terribile Sposa, exaudite furono le altissime petitioni dallo Dio
dogni cõsolatione: & Signor dogni misericordia: & ritorno p uir
tu & Imperio diuino el separato spirito nello abãdonato corpo.
Veddero q̃sto patente tucte le domestiche & familiare di casa: &
altre che sogliano in tal casi cõuenire a cõsueti cordogli. Et parte
di loro udirono le formali parole delle orationi della uergine chẽ
uocalmẽte in grãde anxieta exprimeua: & lo ne sono reduto certo
dalla ppria sua ueridica bocha. O dũq̃ excellẽte gratia della scã
nostra sposa el magno Dio. O uirtu incõparabile del oratione.

El padre dal Purgatorio, la madre dallo iferno libera. Cosi uol
se Dio manifestar laltezza delli meriti della benedecta Sposa sua
accioche corressino li homini alla sua deuotione: & p mezo suo
riceuessino la pmessa salute: laqle continuo ci offerisce el magni
fico Dio quasi p infiniti mezi: se nõ siamo ciechi/o sordi/o pigri
come si uede essere la maggior parte delli homini. Dio ne scãpi:
& degnisi excitare la potẽtia & misericordia sua: & apparire con
abundãtia di Spirito Sancto: accioche ogni homo riceua la doc
trina salutifera del uerbo della uita ad exaltatione & dilatatione
del nome suo nello uniuerso. Amen.

¶ Dunaltro caso marauiglioso & stupendo come p uirtu del ora
tioni: libero due latroni dallo iferno. Cap. XII.

PAssauano in ql tẽpo per le strade principali della Cipta
di Siena due famosi latroni: sopra un carro legati ad un
palo: & dalli carnifici cõ le tanaglie infocate miserabil
mente tormẽtati: secõdo el tenor della giusta sentẽtia determina
ta & lecta sopra li capi loro. Et in ql modo afflicti & menati al
la pena delle forche terribilmẽte gridãdo uociferauano cõ impa
tienti strida. Et senza timore della secõda morte molto piu acer
ba & horribile, andauano disperati spargẽdo crudelissime blasfe
mie cõtra Dio & li sancti suoi. Piacq alla bonta diuina che in ql
giorno la ṽgine si trouasse in casa di una cõpagna & figluola sua
nominata Alexa: laqle hora uiue & regna cõ lei in piu grata cõ
pagnia nella casa maggiore del sõmo Dio. Senti qsta Alexa el
tumulto delle brigate: & le grida de tormẽtati: & dalla finestra uid
de latroce scena & crudele rappresentatione de miseri cõdẽnati:
& subito nuntio lhorribile spectaculo alla pietosa ṽgine: & dixe.
O Madre mia che cõpassione e, dinanzi alla porta nostra! Due
meschini homini son menati alle forche con crudelissimi tormẽ
ti. Alle ql parole excitata la ṽgine ad misericordia corse alla fine
stra p uedere: & molto piu excitata: uedẽdo con li occhi pprii & u
dendo le disperate uoci: si gitto i oratione. Et (come mi reuelo
in secreta cõfessione) uidde allhora manifestamẽte una turba di
demonii intorno alle anime meschine di qlli tormẽtati: laqle ho
sa molto piu incendeua & affliggeua e pouerelli che nõ faceua el
fuoco materiale. Onde raddoppiãdosi cõ molto augumẽto la mi
sericordia nel cor pietoso della Sposa con miserabil lamẽto dice
ua. Ah clementissimo Signore. Perche disprezi tu cosi la tua crea

tura dà te creata ad imagine & similitudine tua: & ricōprata da te cō prezo di si pretioso sangue! della quale hora li inimici tuoi cō tanto oltraggio triōphano! Veggo ben Signor che riceuano secō do li meriti loro. Ma anchora elladrone teco crucifixo riceueua secōdo epeccati suoi: & nōdimeno tu ti degnasti illuminarlo con tanto amore: che merito udire si felice nouella. Hoggi sarai meco ī Paradiso. Tu ti cōuertisti a Pietro che ingratamēte ti negò. Tu trahesti la peccatrice Magdalena. Tu chiamasti Mattheo Publicano. Tu infiāmasti la Cananea col cacciarla da te: & ī ql modo amoroso tanto piu la traheui ad te dolce Signore. Tu riguardasti Zacheo principe de publicani: & inuitastilo ī casa sua ad māgiar cō lui: doue nō altro māgiasti & deuorasti che salute del anime. Veramēte tu eri deuoratore & beuitore di q̄sto uino: cioe della salute delle tue creature: ope delle tue mani: formate ad imagine & similitudine tua. Che posso io dire del numero infinito delle misericordie tue amātissimo Signor mio! Dunq; per tucte q̄lle misericordie che tu hai demostrate a lhuomo: & p q̄lle che sono ancor nella potesta tua amplissima & piena di magnificētia: deghati ti prego soccorrere alle anime tāto afflicte & liberarle dalla morte secōda. Admollisce que duri cori. Cōuertili. Conforta & lucō la potētia della excelsa dextera tua nella uera charita & speranza della tua misericordia. In mētre che parlaua q̄ste parole di fuoco la ṽgine: li demonii ferocemente insultādola diceuano. Se tu nō ci lassi stare: noi operaremo cō li spiriti di costoro & noi entrerrāno in te: & diuēterai arreptitia & indemoniata. Alli q̄li ella rispose. Cioche uuole Dio uoglio io. Et p q̄sto nō cessero pcurare la salute loro: pche Dio uuole. Siche pseuerādo in q̄sti pghi tanto el Saluatore si mosse: & egli stesso q̄do gia erano alla porta della Cipta: apparse dinanzi alli occhi loro tucto ī piagato: da ogni parte uersando sangue: & īuitādoli a penitētia li pmetteua pdono & salute se uoleuono. Ad q̄sta visione illuminati & cōpūti nō senza marauiglia delli abstanti mutano subito le uoci di blastēmia ī uoci di laude & cōfessione: & li piāti duri & disperati in lachryme di cōpuntione & speranza: & cō feruente desiderio domādano li sacerdoti cōfessori. Confessano li peccati: inuocano la misericordia: riceuano le pene uolentieri: & cō fiducia & forteza corrreno alla obbrobriosa morte: & passano alla uera uita. Vero e che come intēdemo poi dalla ṽgine p alcū tēpo furno destinati ti al purgatorio: & per la pseueràntia delle sue orationi ne furono infra pochi giorni liberati. Hora io uoglio lassar pensare al prudēte lectore la excellētia di qsta opera. Facci lui cōparatiōe cō li egreggi fatti de sci passati: & laudi ī ogni modo lo altissimo Dio che ha decorato & ornato li tēpi nostri di tāto thesoro: del qle ueramēte el mōdo non era degno. Siene ringratiato el padre de lumi: elqle riguarda molto piu alla sua bōta che li nostri meriti.

¶ Come un peruerso & excellente peccatore per uirtu delle orationi della Sposa si conuerti al Signore & fu saluo. Capitolo. XIII.

ERA Ancora nella decta Cipta di Siena uno huomo richo molto di richeze della terra: ma pouero & ignudo dogni uirtu: & grauato dogni sorte di uitio & carnale & bestiale: giucatore, & baro: & bastēmiatore crudelissimo: senza amore o timore alcuno del Signore. Di cui el nome era Andrea di Naddino. Era costui giouine di anni quarāta. Et subito pstrato & uinto da una īfirmita pericolosa: diffidato da medici: & lui disperato in se stesso: correua senza dubio alla doppia morte. Vedendo qsto el pprio parrochiano lo uisita & cōfortea: & exhorta che debbi come buō xpiano disporsi p la salute sua. Laql cosa tāto piu beffaua & schifaua qto piu appropinquaua al horrēdo termine. Stauano la moglie & li parēti in angustia & amaritudine grāde di tāta pertinacia. Ricorrono a molte psone Religiose & di nome di sācti tate: leqle deuote psone exhortādolo experimētorno & p piaceuole & p dura uia: hora con lusinghe, hora con minaccie: hor mostrando lamor di Dio nella misericordia: hora lira sua nella iustitia: & lui niente sicōmouea: ma stizzi ogni propria salute disprezādo se staua imobile nella sua prima pfidia. Ecco di nuouo el parrochiano timoroso della pdita di qlla anima lo uisita & exhorta qto puo alli sancti & salutiferi sacramēti: ma ī uano ogni cosa: poche qllo induratoro quore peccādo atrocemēte in spirito sancto rimaneua nella extrema disperatia: beffando el padre della anima sua: & la parola diuina laqual tentaua psuaderli. Intēdo qsto frate Thomaso: & mosso da cōpassione di qlla anima meschina: pēsa p mezo della sacta ūgine restituirli la grā pduta & disperata salute. Va dunqe alla casa della ūgine con grā prestezza: & trouādola rapta in cotemplatione al te orationi & cõtemplationi sue consuete: & essendo quasi nocte uedẽdo non douer turbarla ne potere expectarla/strectamẽte cõ/ messe ad una delle cõpagne sue: che quãdo fusse disciolta da qlla extasi li referisse p parte sua che per obediẽtia & charita riceuesse sopra se la cura della salute di qlla anima chẽ gia appropinqua al/ le porte dello inferno. Fini dunq; qlla extasi & intese la Sposa el/ miserabil caso & el comãdamẽto del suo Padre spirituale. Onde spronata da charita & obedientia subito ricorse alle orationi. Et qto piu cognosceua el caso ĩportante & difficile p obtenere tanto piu si accendeua in spirito. Domãdando el pximo suo/el fratello suo/el cõpatriota suo: ricordãdo sẽpre el prezo grande del sãgue dello Agnello ĩmaculato. Udi el Signore & rispose: che le iniqui ta dello scelerato erono salite in cielo p le horrende blasphemie che si erano udite & recitate dalli angeli nel cõspecto di Dio. Et quello che piu moueua la diuina iustitia era che el sacrilego & im pio peccatore haueua la uenerabile imagine sua & della sua ma/ dre & daltri gloriosi sancti gittata nel fuoco: p laql cosa si era lui stesso rẽduto degno dello eterno fuoco. Allhora piu accesa la Ugi ne dixe. Se tu Signore obseruerai le iniquita nostre/ & chi potra giamai scãpare dal fuoco? Per qual causa ti pgo discendesti di cie lo exinanito & inuilito nel uẽtre di Maria? Tu belleza eterna & ĩmẽsa: tu purita ineffabile: tu splẽdor glioso & faccia rutilante del sõmo padre/ pche uolesti morire nella uitupo sa croce & sparger si ptioso sangue? Forse p punire le iniquita nostre ĩ iustitia: o piu psto p cãcellarle & pagar p noi e nostri debiti ad te stesso nella cle mẽtia tua? Perche mi narri e peccati suoi se tu li hai portati nelle tue spalle: & molto piu satisfacti? Domãdo io forse iustitia & nõ piu psto misericõdia? Uẽgo io a disputar teco p la tua creatura & uoler cõuincerti & nõ piu psto cõfessarti la creatura tua esser con uinta: meritar dãnatione & eterna pena: ma tu solo hauer uinto p lei/ & poter farli misericordia? Ricordati dolce Signore & Spo so mio qdo tu mi dicesti chẽ mi haueui posta a cura della salute di molte anime. Nõ uedi chẽ in qsta uita io nõ ho altro refrigerio chẽ uedere la cõuersione delli peccatori al sacratissimo nome tuo & ho/ me di uera salute? Non sai che qsto e/ la gloria mia & la corona mia? Et son facta uolẽtieri anathema da te & dilõgata p qsto ef/ fecto? Se tu hora mi togli qsto gaudio che altro mi resta di cõsola tione ĩ qsta uita? Ah clemẽtissimo Signore nõ mi scacciare da te.

Nõ mi negare el mio fratello: di cui lobstinato cuore senza dub
bio e/ nella tua mano. Che bisogna piu parole? cõtinuorno le fer
uenti orationi & uarie dispute col Signore dalla hora quinta del
la nocte p fino alla aurora. Et pche la misericordia auanza ogni
opa della mano di Dio/su da lei superata la iustitia. Et finalmẽte
dixe Dio. Le lachryme & li desiderii tuoi hãno uinto. Sia dunq̃
cõuertito el puerso peccatore come tu uuoi. Et ĩ q̃sto lassando la
Sposa apparse allo infermo & dixeli. Perche cagione nõ uuoi tu
cõfessare le offese che tu mi hai facte? Cõfessale p ogni modo: &
io son parato rimetterti le colpe tue. Ad q̃sta uoce che penetro piu
el core chẽ le orechie del miserabile homo q̃si risuscitata q̃lla ani
ma nella sperãza exclamo subito q̃to potette. Andate p el cõfes
sore. Io mi uoglio cõfessar. Io ueggo el Signor mio IESV Xpo
che mi admonisce. Marauigliati li abstanti & allegrati di si lieta
nuoua corrono p el padre cõfessore. Viene: & ode li peccati del
grã peccatore: elq̃le absoluto in terra & ĩ cielo in grãdissima con
tritione & deuotione trapasso di q̃sta uita. O altissima bonta di
Dio: & inscrutabil puidentia. Chi puo disperarsi della sua salute
cognoscẽdo in tãti exẽpli la exuberãte abũdãtia della tua miseri
cordia? Come possono stare obstinati e peccatori risguardãdoti ĩ
Croce & ĩ tucte le ope tue? O stolti o tardi di cuore che nõ ritor
nate al uero Pastor & Vescouo delle anime uostre. O Catherina
magnifica & gloriosa sancta ricordati delle ope tue magne ĩ ter
ra: leq̃li noi laudiamo & ueneriamo cõ stupore. Ricordati della
tua Patria: bẽche ingrata a Dio/a Maria & ad te cõ tucti li altri
sancti che ella ha parturito. Vedi le obstinationi de puersi. Con
uerte e cuori ĩdurati. Illumina e miseri ciechi che come bestie da
carne son guidati al macello che lor nõ neggano. Impetra miseri
cordia p noi al Signore: accioche nelle nuoue tue opere ricogno
sciamo le antique che si narrano laudando & benedicendo Dio
magnifico & victorioso: elquale e/ sempre in se stesso benedecto
ne seculi sempiterni. Amen.

¶ Dunaltra mirabil cõuersione dun nobil giouine Senese p uir
tu delle orationi della sancta. Cap. XIIII.

NElla decta Cipta di Siena uiueua allhora un certo ho
mo chiamato Frãcesco de Tholomei: elq̃le della don
na sua nominata Rabes produxe piu figliuoli maschi
& femine. El primogenito fu domãdato Iacobo: gio

uine scelerato: crudele & terribile: & q̃sti fanciullo cō se ꝓprie mani haueua occiso due homini: & daua terrore a ciaschuno che lo cognosceua. Et digiorno ĩgiorno piu dilōgato dal timor di Dio & sēza alcū freno: di male ĩ peggio correua nel ꝓfōdo dogni peccato. Haueua due sorelle & la prima domādata Ghinoccia sfrenata fanciulla, haueua piu ꝓsto cōseruata la sua virginita ꝑ uergogna che ꝑ amor della uirtu: cōciosia che fusse prōpta ad ogni uanita ꝑtinēte al ornato supfluo & poco honesto del corpo. Queste cose pcoteuano el cor della madre loro Rabes assai giusta & timorata: laq̃le sapēdo le ope manifeste & grādi della ṽgine la cōstrinse come scā zelatrice della salute loro ad parlare alle figluole. Et fu tāto uiuo el sermone che penetrādo ne cori giouenili ĩ tāto li cōmosse che ambe due cōuertite q̃si subito renūtiādo al mōdo & tucte le pōpe sue ꝓseno le sācte ueste dello habito della scā Sposa: & ĩ q̃llo cō tāta penitētia & dispzo uixero: maxime Ghinoccia: che era ad me di bisogno piu ꝓsto ritrarle moderādole: cħ spronarle exhortādole. Come hebbe q̃sto udito el feroce fratello Iacobo che allhora ritornaua di uilla nella cipta sfumādo dira, & spirādo minaccie, supbamēte si uātaua ꝑ forza cauarle lhabito. Et nō era homo che da q̃sta audacia pessima lo potesse ritrarre. Ma un suo fratellino piccolo li dixe. Iacobo tu nō cognosci q̃lla Catherina. Vieni pure a Siena & cōuertira ancor te & confesseratti. Ad q̃sta parola el supbo & ĩpatiēte giouine lo maladixe. Et aggiũse che prima admazerebbe tucti e frati & ꝓei cħ si cōfessasse. Et el fāciullo pur replicaua. Iacobo tu nō la cognosci. Vedrai cħ io saro ꝓpheta. Et lui pur dispregiādo & maladicēdo con molta furia entro nella cipta & ĩ casa sua. Et cō fatica la Madre Rabes lo ritēne la sera cħ nō facesse alcū male secondo la cōsuetudine della sua furia. Onde la mattina sequēte māda per frate Thomaso che plachi el furore del ĩpatiēte figlo. El q̃le assūpto frate Bartholomeo cōpagno suo subito uēne. Et comīciādo ad uolere psuaderē el giouine ad sofferētia: ĩ uano gittaua le parole. Tucte le narrate cose uedeua la ṽgine Catherina in spirito. Et orādo allhora ĩstantemēte ꝑ la salute del meschino cieco: fu exaudita: & ĩspiro Dio cħ parlasse frate Bartholomeo al giouine el q̃le fu dalle parole tocco nel cuore di tal sorte che q̃llo che haueua negato a frate Thomaso cōcesse a frate Bartholomeo: anzi piu ꝓsto alla ṽgine cħ ꝑ q̃l mezo opaua: anzi piu ꝓsto a Dio cħ ꝑ el mezo della ṽgine i-

troducesse la sua gratia nel furibũdo quore. Et subito delibero uo
mitare (p parlare ausãza della vgine) tucto el ueneno della mẽ
te sua: & peccati bestiali liq̃li giamai nõ haueua ĩ sua uita uolsuto
cõfessare a sacerdote: & cosi di Lupo diuẽtato Agnello: & di Leo
ne ĩ catellino: ĩ breue tẽpo daua stupore a tucti e cognoscẽti suoi.
La madre Rabes facta stupida di tanta & si subita mutatione nõ
pareua uedẽdolo che lo credesse. Le giouine sorelle sirallegrano
& rassicurano. Frate Thomaso ritorna p significar̃ alla vgine el
mirabile effecto: ma lei chĩ ogni cosa sapeua pchĩ ne era stata ope-
trice: poi che spiccata fu dalli strecti abbracciamẽti del Sposo suo
dixe alle cõpagne. Laude & gratie habbiamo a rẽdere al magno
Dio: poi che p sua pieta q̃sta mattina Iacobo de Tholomei e sta
to liberato dal demonio. Et in q̃llo apparẽdo frate Thomaso &
narrãdo dipoi q̃l medesimo: dixe la cõpagna. Io lho saputo ĩnãzi che uoi parlasse. Catherina pur hora lo diceua. Et allhora la
benedecta Sposa cõ ogni maturita scoprẽdo el secreto dixe. Gra
tie & laude allo altissimo. Cõsiderate el bel guadagno dello inimico. Lui credeua furare due pecorelle: & lui ha pduto el bocco-
ne che haueua gia deuorato. Cosi gli ĩteruiẽne spesso q̃do uuole
alzare le corna cõtra li electi di Dio. Et douerria pur giamai sapere che dalla mano di Xpo nõ puo rapire pecorella alcuna. Ec
co dũq li fructi della scã nostra. Ghinoccia uixe ĩ mirabile abstinẽtia & cõ allegreza ĩcredibile in lũghe infirmita traduxe la uita
sua & cõ indicibil gaudio rẽde lo spirito nel suo ultimo giorno al
Signore. Frãcesca sorella parimẽte cõ molta religione & purita
uiuẽdo: seguito inde a poco la sorella ridendo nello ultimo pũto
della morte. Iacobo fratello da q̃l pũto semp̃ uixe pacifico nello
stato laudabile del matrimonio cõ gratia di Dio & delli homini
reuocato dalle furie bestiali & desiderii giouenili. Di tucto sia be
nedecto el sangue pretioso di IESV in uirtu delquale ogni opera buona de sancti suoi procede.

Di uno altro mirabil fructo delle sue orationi nella cõuersione di uno homo inimico della pace & de parenti suoi. Cap. xv.

SEgue uno altro nõ meno stupẽdo fructo delle sue oratiõi della vgine. Era nella decta cipta di Siena uno ho
mo molto famoso fra li homini del mõdo pieno di pru
dẽtia carnale & seculare: laq̃le a Dio non sta subiecta:
homo terribile & da guerra: chiamato Nãni di s̃ Vãni. Costui e

neua capitali inimicitie p uarie igiurie cō molti/secōdo lo abuso abominabile di qlla Cipta. Et essēdo abstuto come maligno serpēte cō silētio & dissimulatione poneua īsidie alli suoi inimici: li qli timorosi della abstuta & feroce ptinacia sua cō molta submissiōe richiedeuano p oportuni mezani da lui pace. Ma lui cō prudētia maligna & bugiarda rispōdeua : che uolētieri farebbe ogni pace pche poco curaua tal cosa se li altri alli qli piu atteneua si inclinassero. Et nōdimeno era lui che dinascosto īpediua che la pace nō si facesse. Intese qsto la sacra vgine: & desideraua parlarli p cōuertirlo: ma lui la fuggiua come el serpe fugge lo īcātatore. Ma pur finalmēte p īportunita dū frate heremita di. S. Augustino amico suo pmesse di ādare alla vgine & udirla: ma dixe ch sapeua ch sarebbe īuano ogni pace. Ando adūq; a trouar la vgine ad hora deputata: ma ella p casi īpōtāti alla salute di altri aīe nō era ī casa ma piacq; a Dio che io fussi lui ch ācora expectauo la nostra scā. Et admonillo sapēdo el caso ch nō li īcrescesse alqto expectare. Et p leuarli tedio lo īntrodussi nella scā cella della ācilla di Xpo. Et pch lo uedeuo pur atediarsi: & uoleuasi gia partir/cominciai ītrare ī ragionamēto delle guerr sue suadēdoli qto poteuo la pace. Egli mi rispose. Io nō posso dir bugia ad uoi che siete Sacerdote & Religioso: me ad lei che itēdo grā cose della sua sāctita. Sappiate che io son qllo che nō uoglio far pace & īpedisco li altri p fino che ueggo la mia uēdecta: & cō el sāgue dello inimico faro pace & nō altrimēti: nō mi date piu molestia. Et cosi decto uolēdosi partire sēza piu udir una parola / ecco che la vgine da simile opa torna: & cō charita & gra uenuta da cielo lo saluta: & domāda la cagione della uenuta sua. Rispose & replico tutto qllo che ad me haueua decto: & singularmēte che non si facesse piu parola di pace: pche era determinato nō farla. Alhora la docta maestra cō marauiglioso modo: hor ūgēdo: hor pūgēdo: lo molliua & stimulaua. Ma pur nella durezza sua pseuerādo: fermo lorechia serrādo ad usāza di aspido sordo. Il che uedēdo la sapiētissima vgine: cominciō mētalmēte orādo uoltarsi a Dio. Notai & cōsiderai qllo acto & gesto della vgine & sperādo dal cielo psepero successo & si ue tenilo alqto abada cō le parole. Che piu? Poco dhora stecte che Vāni dixe. Io nō uoglio essere si rustico con uoi che io ui nieghi el tutto ogni cosa. Et drizzādosi per partirsi dixe. Io ho qtro guerre della tale affectatela come uolete. Et uolēdosi ī ql puncto partire diceuā. O Dio mio: q̄ta cōsolatione sētio nella mēte p q̄sta parola ch̄ io ho decta della pace. Et soggiūse. Ah Signor Dio q̄l uirtu e: q̄lla ch̄ mi trahe & tiene! Io nō mi posso partire. Io nō posso negar alcuna cosa. O chi mi tiene! O chi mi strigne! Et parlādo ī q̄sto modo sidiruppe tucto ī lachryme: & diceua. Io mi tēgo uinto. Io nō posso resister. Et īginochiādosi cō abūdāte piāto dināzi alla v̄gine dixe / Io faro sāctissima v̄gine cioche tu comādi: nō solo ī q̄sta parte circa la pace cō ogni homo: ma in q̄lūche cosa che ti piace. Io cognosco che el demonio mi ha tenuto ī cathena īsino ad hora. Hora io sō disposto fare q̄to mi cōsigliate. Cōsigliatemi accioche lanima mia sia libera dalla Cathena del demonio. Ad q̄ste parole la sacra Sposa che gia era p la oratiōne tracta ī excesso di mēte: tornata bene ne suoi sēsi dixe. Hora hai bene īteso dilectissimo figl'o el picolo doue eri posto. Cōsidera la differētia ītra te & Dio. Ho parlato teco p la salute tua: & tu hai disp̄zata la mia parola. Hōne parlato cō Dio: & lui mi ha exaudito. Fa dūq̧ penitētia figl'o: accioch̄ q̄lche calamita repētina che ti accadesse nō ti p̄sterna & mādi p terra. Veramēte cosi resto cōpūto el giouane alle parole che cō grādissima cōtritione mi cōfesso tutti li suoi peccati: & fece pace p le mani della scā v̄gine cō tutti li inimici suoi: & cosi sirricōcilio col sōmo Dio p̄seuerādo di uiuere secōdo el cōsiglio mio. Vero e: che doppo la sua cōuersione poco tēpo īterposto: fu p̄so & posto ī carcer p malefici p adietro cōmessi. Et dubitādo io che nō hauesse a durare col Signore ī penitētia p esser nouella piāta / lo raccomādauo alla Madre nostra. Et lei mi rispose. Nō dubitate: ma siate hora certo che Dio li ha pdonato le pene eterne poi ch̄ le uedere cōmutare ī q̄ste tēporali poch̄ le tribulatiōe lo farāno piu cognoscēte di Dio & piu paciēte p amor suo. Nō dubitate. Et certo p lo aiuto suo cosi fu: poche el giouine cāpādo la uita fu cōdēnato ī alcūa q̄tita di pecunia. Et subito che fu liberato: ogni cosa attribuēdo a Dio p emeriti & orationi della gl'iosa scā nostra: liberamēte nelle sue mani fece dono di un palazo p̄sso alla cipta ad q̄ttro miglia. Oue ella con licētia del sōmo Pōtifice Gregorio. xi. cōstitui p le v̄gini ū Monasterio & degli nome scā Maria Regina Angelorū. Questo basti li alcūi q̄sti infiniti fructi delle orationi sue p esser degno di memoria hō uolsuto nō tacere. Sia di tucto gl'ia & honore del Signore bñdecto IESV: & della madre sēpre bñdecta v̄gine Maria. Amē.

¶ Della facũdia & eloquẽtia diuina della ṽgine & potestà mira
bile della parola: õde q̃si ĩfinito fructo delle anime pcedeua.

Capitolo. XVI.

Q Vãto potesse q̃sta ṽgine cõ la gr̃ia della attractiua parola sopra ecori delli homini nõ sarebbe credibile se li
molti & mirabili effecti non fussero di cio cõseguitati
chiari & manifesti a tucto el mõdo. Io lasso le psuasioni delli pec
catori cõ tãto dolce & mãsueto modo: che se uera madre di loro
fusse stata non hauerebbe dimostrato minima parte di pieta. Et
ueramẽte era piu uera madre: pche spiritualmẽte del uẽtre & piene
za della sua uolũta parturiua q̃lle aĩe: & poneuale in luce nel cõ
specto di Dio. Molti libri nõ basterebbono p scriuere la moltitu
dine delli scelerati & pessimi peccatori ch̃ da q̃sta gl'iosa scã p ĩ-
fusa gr̃ia della lingua furono cõuertiti, maschi & femine, grãdi &
piccoli, nobili & plebei, obstinati & ĩuechiati nelle horribile iniu
stitie & iniq̃ta: homicidiali, ladroni, & altri ĩmersi & accecati ne ui
tii carnali di nephãda & ĩdicibile ĩpudicitia. Quãti ĩduxe ad stret
ta uita della scã religiõe: doue fecero p li sua meriti admirabile p
fectione di sãctita: come e del beato Stephano della Certosa &
molti altri: liq̃li, o p esser ãcora ĩ uita, o p altri rispecti ho giudicato nõ essere oportuno di nominarli! Basta alloro ch̃ p q̃sto mezo
sono scripti nel libro della uita. Breuemẽte raccogliẽdo ogni cosa
io testifico cõ le parole di. S. Hieronymo & dico. Se tucte le mẽbra d̃l mio cõpo si cõuertissino ĩ lĩgue, nõ basterebbeno ad narrar̃
& raccõtar̃ tucti li fructi del aĩe: e q̃li pduceua q̃sto arboro bñdec
to: piãtato ueramẽte allato a riui corsiui del acq̃ de celesti doni d̃l
lo spo scõ nel nome di Xpo IESV Sposo bñdecto del aĩa sua.
Io uiddi molte uolte q̃do ĩ alcũo pegrinaggio passaua p le strade
cãpestre, o pianur̃, descẽdere dalli mõti diqua & di la da ogni bã
da, tãta moltitudine di gẽte a cẽtinaia & migliaia: leq̃li nõ solamẽ
te alla parola sua: ma ãcora alla p̃sẽtia si sẽtiuano illuminati, pur
gati & risuscitati dalla morte del peccato. Et cõ piãti & cordogli
correuano alli cõfessori (itra liq̃li ero uno io ĩdegnamẽte) come cor
rono q̃lli ch̃ fuggono el caualiere, o el bargello & e ministri della
iustitia. Et p q̃sta cagione Gregorio. xi. stupefacto di tãto fructo
del aĩe fece bolle aplīche, & cõcesse lettere patẽti & manifeste per cõ
fessori astãti allei ch̃ potessino absoluer̃ da ogni caso, che puo el
plato della diocesi. Ma io so bẽ dir q̃sto che nõ era ad noi possibi
le resistere & sopperire alle moltitudine ch̃ lei mãdaua. Onde fre

quete mte era di bisogno che lassassimio q̄si ogni refectione & recreatione corporale: & molte uolte appena allhora della sera pigliauamo ū poco di solleuamto di cibo. Et cōfesso io la mia ĩpfectione/che ero tal uolta tāto affannato/oppsso/stracho & sopfacto che q̄si ero diuētato odioso & fastidioso ad me medesimo/perdēdo el gusto & q̄si ogni sēso. Onde ella/dicio accorgēdosi/comandaua agli altri sua figli & figle che ministrassero ad noi & seruisseno ĩ ogni minima cosa: poche ella mādaua epesci alla rethe & noi gli riceueuamo: & non era giusto che noi ministrassimo alli exercitii distractorii & ĩpeditiui da tale opa si piaceuole & grata & accepta nel cōspecto del Signore. Ma sopra ogni cosa q̄sto ci recreaua che noi uedauamo la scā ṽgine in q̄lle mirabile ope che faceua tāto exultare & allegrarsi ĩ Dio salutare suo: & cō tāta giocōdita cōfortarci/che sola la sua p̄sētia ci faceua scordare dogni fatica & pder ogni tristitia cōceputa & ĩnāzi causata. Questa ṽgine cō epistole piene di sōma ḡtia & facūdia ad Papi/ad Re/a Principi/ad Cardinali/Vescoui/plati a signorie a republiche & communita/a cipta dini/a religiosi & religiose/a seculari/maschi & femine/fece tāto fructo nella uigna del Signore/che pur solo ad pēsarlo e/ uno stupore. Ma tu/o huomo chi poco piu oltre risguardi che elluogo/o el tēpo & lobiecto presente/q̄to p̄sto riscordi delle mirabili opere dello omnipotēte Dio ne serui suoi!

¶ Di molti efficaci sermoni che oro & fece la ṽgine ĩ p̄sentia de sōmi Pōtifici & religiosi: p̄feriti & decti cō auctorita & potesta grāde & nō come epharisei. Cap. XVII.

Ecce questa docta maestra delle gēti molti sermoni efficacissimi cō stile & gratia mirabile in presentia di Papa Gregorio .xi. Et domādata poi da Vrbano suo successore / in publico concistorio fece si mirabile & terribile oratione circa la prouidētia di Dio particulare sopra la chiesa sua & sopra el Vicario suo: elquale era (come arditamēte dixe sapere per manifesta reuelatione) el decto Vrbano: & in tal modo riprese la uilta & paura loro & poco animo / chi stupidi & nō manco cōfusi cognosceuano chiaramēte per manifesto & p̄sēte experimēto/che nō epsa/ma Xpo in lei parlaua. Onde Vrbano cōfortato dixe alli astanti Cardinali / q̄ste parole. Ecco fratelli quanto siamo repreēsibili ĩ conspecto dello omnipotēte Signore per esser in questo modo paurosi. Questa donnicciuola ci confunde. Non dico gia dōnicciuola ĩ disprezo suo: ma exprimēdo

la fragilita del sexo: elqle naturalmente e piu subiecto al timore. Et hor uedete che cosa e qsta. Doue ella douerrebbe temere e
qdo noi ben fussimo animosi & securi: noi siamo timorosi & pu
sillanimi gittati p terra: qdo ella e costăte & ardita. Grăde cōfusio
ne pcerto e la nostra: poi che habbiamo bisogno de conforti du
na dōna. Ma almanco acceptiamogli poi che con manifesta ueri
ta ha decto che el Vicario di CHRISTO nō debba temere se
bene segli opponesse tucto el mōdo. Piu assaissimo puo Xpo che
tucto el mōdo. Et decto qsto uolrădosi alla sancta ugine cō gra
uissimo testimonio la cōmĕdo: & molte gratie spirituali per la sa
lute del anime & ad lei & alli suoi liberalmēte cōcedette. Questa
medesima sacra ugine psuase al Papa doppo che p sui preghi ri
hebbe el Castello di sancto Agnolo in sua potesta: che discalzato
& cō epiedi nudi con lachrymose penitĕtia & deuota pcessione:
seqĕdo tucto el popolo uisitasse la ueneranda chiesa di săcto Pie
tro: & rĕdesse gratie al magno Dio di tăto beneficio. Laql cosa se
guitto con molta recreatione & cōsolatione spirituale de buoni &
pfecti xpiani. Persuaseli ancora la pace con li Fiorĕtini: & cosi fu
posta nelle sue mani: & cosi tractata p suo mezo & miracolosa
mēte stabilita & cōfermata: laquale per adrieto haueua hauuti
molti impedimēti diabolici come appresso narreremo. Fece an
cora una uolta (ad richiesta don Nicolo Priore della Certosa mol
to suo deuoto) un sermone ad tucti e monachi suoi. Et fu tanto
ad proposito & di tanta efficacia: che epso Priore chiamato Frate
Bartholomeo da Rauĕna rende certo testimonio: che se la ugine
fusse stata dĕtro nel quore loro: nō hauerebbe meglio scoperto &
medicato alle passioni & difecti loro: desquali egli era dĕtro p ha
uere udite le cōfessione secrete di ciaschedumo. Et poi dipoi altro di
xe: se nō che noi siamo in mille modi certificati: che nō qsta dō
na: ma CHRISTO in lei mirabilmĕte parlaua.

¶ Delli tractati dimportanza che furono cōmessi nella prudĕ
tia della sancta ugine: Et come fu mandata dalli Fiorĕtini al
Papa p la pace: & fu rimessa la pace dal Papa nelle mani sua.
Capitolo. XVIII

LA Cipta di Firenze: laql p ladrieto soleua essere uera
& obediĕte figluola del Sōmo Padre Vicario di Xpo
in terra: i ql tĕpo qdo correua lăno. 1375. pla colpa
de superbi & captiui cipta dini: & per instigatione diabolica: forse

anchora pigliādo occasione (nō p cio ragioneuole) dalli capitul
gouerni delle persone ecclesiastice: diuēto & fecesi rebella dalla
Apostolica sedia, congiugnēdosi cō li inimici suoi. Onde accad
de chi si ribellorono da Gregorio Papa quasi tucte le cipta & ter
re sue leq̄li prima possedeua: che erono (come si diceua) ī nume
ro.6o. Cipta Episcopali & diecimila terre murate. Per liq̄li infeli
ci successi cōmosso el sōmo Pōtifice fulmino terribili pcessi cōtra
li Fiorētini: in modo che quasi p tucto el mōdo erano psi & spo
gliati li lor mercāti: & priuati di ogni lor bene & cōmertio con le
genti. Fu dūq tucta la Cipta p q̄sta cagione cōstrecta ad pcurar
si pace con el sōmo Padre & Pastore loro. Et pche itese che la fa
ma della Madre nostra era chiara nel cōspecto depso Pōtifice: p
cio ordinorono li primati che io prima andasse ad lui & tentasse
mitigare la ira giustamēte cōceputa. Et subito epsi mādorono per
Catherina: laq̄le obedēdo nella uolūta di Dio & caminādo: spo
co era distāte dalla Cipta q̄do li Signori li andorono incōtro ho
norādola & pgandola che p amor del Signore pigliasse fatica di
andare insino al Papa in Auignone: & cōporre & solidare cō ep
so pfecta pace. Con dolce charita riceuette la sacra vgine q̄sto pe
so: cōfidādosi nel Signore nō altrimēti che se fusse stata certa del
lo effecto: per la parte del sōmo Pōtifice. Vēne dūq. doue io gia
ero gito: & si efficacemēte parlo cō el sōmo Pastore cō tāta per
suasione: che io che fui interprete intra loro (pche el Papa par
laua latino & ella uulgare thoscano) testifico ī uerita ad tucto el
mondo che Gregorio subito psuaso dixe alla vgine. Accioche tu
ueda chiaramēte che io uoglio pace & concordia: sia ogni cosa ri
messa nelle tue mani. Solo ti raccomando lhonore della sancta
Chiesa. In q̄l tēpo respirando un poco dalle sentētie apostoliche
la Cipta di Firēze: certi cipeadini inimici della pace & di ogni be
ne della Chiesa: pieni di ogni ingāno & fallacia: liq̄li allhora co
me principali reggeuano la Cipta, parlauano pace difuori cō la
bocha: ma dētro, occultamēte īpediuano ogni sancto effecto che
accio li haueua pcurato la vgine: laq̄le iniquamēte ingānorono
nō mādādo publico cōsenso p publico testimonio come si richie
deua circa la cōpositione della pace: si liberalmēte posta nel iudi
cio & arbitrio della sācta. Onde el Papa dixe allei. Credi ad me
Catherina, li Fiorētini ti hāno igānato: o nō mādarāno la rispo
sta: o uero mādādola nō farāno lo effecto che tu cerchi. Et uera

mente cosi fu: poche pur uenẽdo finalmẽte li Ambasciadori dando parole alla sacra ṽgine: risposero cħ non haueuano cõmissione di cõferire alcuna cosa con epsa. Il cħ uedẽdo lei ancor che cõfessasse la malignita & ꝑtinatia loro: nõ dimeno mitigaua el sõmo Põtifice: mirabilmẽte suadẽdoli che piu ꝑsto sostenessi & sopportassi, come pietoso Padre cħ uẽdicasse la iguria come giusto giudice. Et in q̃sto alq̃to posandosi la cosa, delibero el decto Põtifice: ꝑ mirabile mouimẽto della sãcta, in uirtu della parola sua ritornare alla ꝓpria Sedia Romana gia tanto tẽpo abandonata dal suo Pastore: differẽdo q̃sta faccẽda della pace ĩ q̃lli tẽpi ad simili tractati piu oportuni. Et cosi ritornãdo lui ad Roma: & noi in Thoscana ꝓcuraua continuo quãto potetua la benedecta Sposa cibo dolce del anime al suo Sposo.

Come la ṽgine fu rimãdata da Papa Gregorio alli Fiorentini con pacti della pace posti liberalmente nella sua mano. Capitolo. XIX.

Ebbi io in q̃l tẽpo singular familiarita cõ un nobil cittadino Fiorẽtino giusto assai & timorato: di cui el nome era Nicholo de Soderini. Et ragionando sopra lo ingãno loro con giuste querele: risposemi che inuerita q̃sto era peccato di pochi della Cipta: & liq̃li ꝑ essere ĩ magistrato & piu potẽti ꝓualeuano alla moltitudine: & se q̃sti fussero priuati delli tribunali doue siedono sẽza dubio ogni giusta pace si cõporrebbe. La q̃l cosa udẽdo io cõferi cõ la ṽgine: & di suo mãdato andai al Vicario di CHRISTO ad Roma con molti utili & honoreuoli tractati ꝑ la sancta Chiesa se fussero stati riceuuti. Et intra li altri reuelai al Sõmo Põtifice q̃llo che impediua la pace cõ li Fiorẽtini come haueuo udito. Et ĩde ad pochi giorni fui domãdato per parte del Papa: elq̃le mi dixe. Io ho riceuuto lettere che cõtẽgono cħ se Catherina andera ad Fiorẽza sara facta la pace. Et io risposi: che nõ solo Catherina: ma tucti noi suoi figliuoli & figliuole ꝑ la obediẽtia della sancta Chiesa erauamo apparechiati al martyrio. Et egli alhora replicãdo dixe. Nõ e buono che tu uadi: ꝑche ad te sarebbe pericolo: ma ella ꝑche e dõna & hãnola in reuerẽtia ꝑ la fama grãde della sanctita sua: credo che andera sicura. Cosi adũq; fu concluso. Et el sõmo Pastore scripse lettere di mirabile testimonio mãdãdo ꝑ sua oratrice la madre nostra. Fu riceuuta in Firẽze dalli deuoti di Dio cõ molta deuotione &

reuerētia: & p mezo del decto Nicholo Soderini parlo cō molti delli buoni ciptadini: alliq̄li facilmēte psuase la sancta pace. Dipoi alli Capitani della parte Guelfa tanto terribilmēte expose la uerita della ingratitudine & supbia di q̄lli pochi che īpediuano tāto bene: chiamandoli destructori del ben comune & degni dessere priuati dogni magistrato nella republica: aggiugnēdo la manifesta utilita della pace: nō solamēte p lo stato tēporale: ma molto piu ancora p la salute delle anime: mostraua el rigor della iustitia cōtra loro: pelq̄l meritauano ogni detrimēto nel tēporale & nello spirituale. Allegaua la mansuetudine & prōpta uolūta del Pōtifice ad pdonare: & cōciliarsi come buō Padre cō loro. Fu di tāta efficacia la parola: che acceso q̄l magistrato cō molti de buoni ciptadini alla uerita & utilita della pace andorono alli Signori & psuaserō che in ogni modo domādassero al Pastore & Vescouo primo del anime loro clemētia & pace. Et pche alcuni manifestamēte si opposerō: & uno di q̄lli Capitani della parte guelfa che erano octo ī numero piu uiuacemēte haueua cōtradecto: furono priuati delli publici magistrati: del che doppio fuoco ne susciterono certamēte cōtra la uolūta della sacra Vgine. Pero che q̄lli maligni che furono priuati si excitorono p inuidie & ambitioni populari: & p uēdecta manifesta ad far priuare ancora delli altri: & fu tāto numero de priuati: ch̄ nō piccolo romore cōmosse nel populo. Et bēche la prudēte Vgine detestasse questo disordine publicamēte (dolēdosi di q̄lla īprudētia: onde era uenuto che la medicina che doueua dar pace di fuore: p loro odii & iniq̄ uendecte haueua creato intrinseca & intestina guerra) nō dimeno li maligni cōtinuo ministrādo legna al fuoco concitorono el furore del populo: & cacciorono fuor della Cipta tutti q̄lli che erano stati authori di q̄lle priuationi: & alcuni ne furono in tumulto occisi: & molti de buoni p paura si fuggirono. Et essendo la plebe in q̄l furioso feruore psuasa da bugiardi & maligni: pēsandosi falsamente che la Sposa di IESV fusse stata motrice di tanta pturbatione: cominciorno a gridare. Andiamo & pigliamo & ardiamo in casa q̄lla iniquissima donna. Altri diceuano. Tagliamola ī pezi. Et a q̄ste uoci impauriti q̄lli che la teneuano ī casa le decterno cōmiato dicēdo: che nō uoleuano p suo amore ch̄ li fusse bruciata la casa. Credete uoi che niētero nel core o nella faccia la Vgine si mouesse ī alcū pericolo? Niēte certo. Anzi sorridēdo & confortando li tādo li altri si partí & ando ī uno orto distāte:& li doppo poca di exhortatiōe alli suoi figli si pose ī oratione. Et orādo nel orto cō Xpo, uēnero cō assai tumulto li ministri di Sathā cō arme, spade & lance & cō grādissime uoci diceuano. Doue e, qlla mala femina? Doue e? Ad qste uoci bestiali leuata la scā Sposa dalle orationi come se a beatissime noze ne andasse, corse īcōtro alli nimici: & affaccia scōtrandosi in uno che cō la spada nuda era apparechiato al sacrilegio: & gridaua piu forte delli altri. Doue e, qsta Cathe rina? ella cō lieta faccia īginochiādosi ī terra dixe. Io sō: sō epsa. Tolle me: & lassa stare qsta famiglia. Allhora ad qste parole ferito colui che uoleua ferire: abādonato da ogni forza & ardimēto: diuēne si stupido & timoroso ch̄ nō pote piu stare dināzi alla glo riosa faccia della scā piena di īfocato spirito: molto piu prompta nel riceuere le ferite che el crudel carnifice nel darle. Onde ella in una epistola diritta ad me narrādomi el sopradecto caso siduole cō accese parole piene di pietosi lamēti p nō hauer cō effecto rēduto el sāgue allo īsanguinato agnello. Era nōdimāco tāta paura inerata p ql furore populare in ogni buono della cipta & ancora nella famiglia della ṽgine, che nō hauēdo ardire alcūo di riceuer la piu ī casa tucti la cōsigliauano ch̄ si douesse partire. Ma epsa cō fortata nel Signor & come uera pphetessa certificata del futuro ef fecto della pace dixe. Io nō son p partirmi fin che la pace nō sia stabilita. La ql cosa poco dipoi interuēne morto Gregorio cō Vrbano successore: & furono nella Cipta di Firenze gastigati buona parte di coloro che furono causa di ql tumulto: spetialmēte cōtra la ṽgine. Siche rēdisi certo ognuno che Dio uēdica le igiurie & el sangue de serui & ppheti suoi, a tēpo & luogo & modo che altri nō lo crede & nō lo pēsa. Et guai, guai a coloro ch̄ hauerāno gia, mai opato cōtra li ueri serui & mandati di Dio: o uero come dubito p lo aduenire, che ancora opererāno: pche e, necessario che uēghino li scandali. Ma guai, guai ad coloro p cagion delliqli uerrāno li scādali come testifica el Signor p bocca delli ppheti suoi. Dio si degni illuminare le tenebre del mōdo. Amē.

¶ Della doctrina spirituale che spargeua: & delle dispute che ha ueua cō homini litterati: liqli rimaneuano stupefacti & cōfusi & spesso cōuertiti ad miglior uita. Cap. XX.

Q Vāta doctrina spirituale fusse īfusa nella ṽgine sono testimonio le opere che ha lassate. Et come ad gloria di Ch cerone testifica Quintilliano: colui sappi di hauer facto pficto a cui assai piacera Cicerone: cosi io molto piu uerameñte ardiro dire in molto piu utile & fructuosa doctrina. Colui p certo si reputi esser docto nella uia dello spirito chi potra intēdere & cō dilecto gustare/la stupenda doctrina senza dubbio uenuta da cielo & sparsa in terra p la uenerabil bocha di q̄sta ṽgine. Quāta sapiētia o/Signore/appare & uedesi in q̄l Dialogo/della puidētia tua alli huomini (e q̄li po alq̄to ti gustano!) Quāta nelle Epistole! Cōfessi ad mio picolo: cōfessi dico sop̄ di me/ciascūo: & sia sauio q̄to si uuole/che se tale ope & tal doctrina non gli piace: nō le itēde. Son certamēte ope del Signore. Cōtēgono doctrina & sapiētia remota & molto lōtana da el piacere & dalla delectatiōe delli orecchi: & ancora e/discosta dalle supbe obstētatione/le q̄le genera & causa la sciētia seculare. Casto parlare e/q̄l del Signore: empie el cuore di uerita: inimico dogni demōstratione & uanita: purgato septe uolte ne septe doni dello Spirito Sācto. Ma hora p uenire a particulari experimēti. Perche certi Religiosi/solo in nome/non odorono altro chi philosophi: & nō gustano se nō materia & forma: moto & motore: tēpo & luogo: & in simile cose cōsumano eloro anni/pdēdo uerameñte la materia & la forma: cioe/el corpo & lanima/nella supbia: & muouōsi leggiermēte/& cōsumano el tēpo cō poco pficto della sancta Religione: dōde uēgono poi in luogo che nō sel pēsano: hauēdo la cappa & lhabito de sancti Padri Religiosi: alli q̄li simili Religiosi i nome/se tu nō parli come loro/sei subito odioso & reputato ignorante: huomini finalmēte soli nella sapiētia cō li q̄li (secōdo el loro parere) morra la sapiētia: dico che q̄sti tali pche sono spesso/come nuoui pharisei nimici della sapiētia di Dio nelli huomini idioti & ignoranti: & nel suo quore obtenebrati/uāno mordēdo & lacerādo le ancille di CHRISTO/cō derisioni & morsi: & niētedimāco alla fine restano sbeffati & cōfusi: ben certamēte farebbono a partirsi dalle loro obstinationi: & p tāto ho giudicato esser buono narrare un caso notabile chi narra ar .ora el Beato Stephano Certosino figluolo spirituale & discepolo della nostra sancta. Et parmi bene narrarlo nelle pprie sue parole. Onde lui cosi scriue nella uita della nostra Catherina. Quādo Papa Gregorio .xi. daua grādissima audiētia/& portaua molta reuerētia in Auignone ad q̄sta sācta ṽgine: tre grādi prelati parlorono di lei al Papa (uedano epsi con che animo) dicēdo. O Beatissimo Padre qsta Catherina da Siena e/ella di si grā sāctita/come si dice? Ilqle rispose. Veramē te noi crediamo ch sia una sancta vgine. Et loro dixeno. Noi lā deremo auisitare se piace alla uostra Sāctita. Et egli rispose. Cre diamo che ne sarete edificati. Vēnono adūq a casa nostra subi to doppo nona nel tēpo della state. Liqli bussādo allusciolo io cor si adaprirli: & dixōmi. Di a Catherina che li uogliamo parlare. Laql cosa poi che lhebbe intesa la Sacra vgine/andogiu ad epsi insieme cō Maestro Giouāni suo cōfessoro & certi altri Religio si: & i uno luogo cōueniēte la feciono assectare in mezo. El prin cipio loro comincio da grāde supbia/irritādo qlla vgine cō mor dace parole: dicendo tra le altre cose. Noi ueniamo da parte del Sācto Padre: & desideriamo dintēdere se ti mādono li Fiorētini come si dice. Et se glie uero/nō hāno eglino qlche ualēte huomo elql possin mandare p una cosa di tanta īportātia ad si facto Si gnore? Ma se epsi nō ti hāno mandata/molto cene marauigliamo: ch essendo tu uile feminuccia hai psūptione & ardire di par lare di si grā materia col nostro Signor Papa &c. Ma ella/come īmobile colōna pseueraua/dādo humili & efficacissime risposte p modo ch qlli sene marauigliauono molto: & hauēdoli satisfac to di tal materia pienamente/gli pposono molti & grādi dubbii: maximamente di qste sue abstractioni/& suo andare in extasi/& del suo modo singularissimo di uiuere. Et pche dice Lapostolo che Langelo di Sethanasso si trāsmuta in Angelo di Dio: ad che si accorge epsa se le ingānata/o/no? Et dixerono & proposerono molte altre cose: & fu in effecto plungata la disputatione p fino alla nocte. Alcuna uolta Maestro Giouāni uoleua rispōder p lei & bēche epso fussi Maestro nella sacra Theologia/qlli po erono tanto docti che in poche parole el cōcludeuano/dicēdo. Voi ui douerresti uergognare dire tal cosa in nostra presentia: lassate ri spōdere ad lei: pche ci satisffa molto piu che uoi. Ma tra qlli tre ci era uno Arciuescouo del ordine de Frati Minori: elqle pcedēdo cō supcilio & fronte di pharisco (secondo che si uedeua) alcuna uolta nō pareua ch uolessi acceptare le parole della Sacra vgine ma li altri dua si leuorno finalmēte cōtro di epso/dicendo. Che cerchate piu oltre da qsta vgine? Lei/senza dubbio/ha dichiarato qste materie piu apertamente & piu abondātemēte che habbiamo mai trouato dalcuno doctore. Decte ancora apertamēte molto piu segni uerissimi: & i qsto modo fu discordia fra epsi. Finalmēte si partirno tucti edificati equalmēte & cōsolati. Et referēdo al Papa chi nō trouorno mai una anima si humile/ne cosi illuminata: elqle pero qdo intese che haueuono cosi irritata qlla vgine/ne hebbe grāde dispiacere & molto sene excuso dināzi a epsa dicendo/chi loro haueuono facto qsto senza sua uolōta: & chi se eglino uenisseno piu/chi li facessi serrar luscio in su la faccia &c. El di sequēte Maestro Francesco nostro da Siena medico del Papa mi dixe. Cognosci tu qlli prelati che uēnero hieri a casa uostra? Al quale risposi di no. Allhora mi dixe. Sappi che se la sciētia di qlli tre fussi messa in una bilācia: & nellaltra fussi messa la sciētia di tucti quelli che sono nella Corte Romana: pesrebbe molto piu la scientia di quelli tre. Et ti so dire che se non hauessimo trouato questa vergine Catherina hauere un saldo fondamento/non harebbe mai facto el peggiore uiaggio. Poi la laudo molto cō cordiale parole: lequale io lasso per breuita &c. Queste sono le parole formale del Beato Stephano.

¶ Della doctrina sūmaria & in breuita repetita del suo Dialogo cōposto in abstractione: & di una oratione alta & cordiale che fece allo altissimo Dio. Cap. XXI.

Hora (dixe el Signor a Catherina) ho satisfacto dilectissima & charissima figluola al desiderio tuo dal principio del sermone & parlar mio infino allultimo della obedientia. Impoche/se ben tiricorda/nel principio mi domādasti cō desiderio anxietato/si come io ti feci adimādare/chi io facessi crescere el fuoco della mia charita nel anima tua: mi domādasti dico/qttro petitione. Luna dellequle fu una p te/alaqle io ho satisfacto/alluminādoti della mia uerita: & mōstrandoti in che modo tu cognosca qsta uerita: laqle desideraui di cognoscere: cioe/che col cognoscimēto di te & di me/col lume della fede ti dichiarai in che modo tu uenivi al cognoscimēto della uerita. La secōda che tu domādasti/fu/che io facessi misericordia al mondo. La terza fu p el corpo mistico della sancta chiesa: pregandomi che io li tollessi le tenebre & la psecutione: uolendo tu che io punissi le iniquita loro sopra di te. Onde in qsto ti dichiarai/che niune pena che sia data in tēpo finito p se medesima sola & p sua ppria uirtu puo satisfare alla colpa comessa contro ad me bene īfinito. Ma satisfa se la pena e/cōgiūta col desiderio del

anima/ & con la cõtritione del quore. El modo io telho dichiara
to. Anche ti ho risposto che io uoglio far misericordia al mõdo:
mõstrãdoti che la misericordia e/ ad me ꝓpria. Onde per misericordia & per amore inextimabile che io hebbi a lhuomo/ mãdai
el uerbo & lunigenito mio figluolo: elquale/ per mõstrartelo ben
chiaramẽte telo posi in similitudine dun ponte: elquale tiene dal
cielo alla terra/ per la unione della natura diuina/ nella natura uo
stra humana. Ancor ti mõstrai per illuminarti piu della mia uerita: come el ponte si saliua con tre scaloni: cioe cõ le tre potẽtie
del anima. Et di q̃sto uero põte ad te mõstro ti figurai & assimi-
gliai q̃sti tre scaloni nel corpo suo si come tu sai: p li piedi/ p lo co
stato/ & p la bocca sua: nelliq̃li ho posto tre stati del aĩa: cioe lo
stato ĩpfecto/ lo stato pfecto & lo stato pfectissimo: doue laĩa giu-
gne alla excellentia dello amore intrinseco/ & unitiuo. Et in ciascheduno ti ho mõstrato chiaramẽte/ quale e/ q̃lla cosa che gli tol
le la impfectione & fallo puenire alla pfectione: & per qual uia si
ua ad q̃lla. Et delli occulti ingãni del demonio ti ho decto: & del
ꝓprio amore spirituale. Et hotti parlato in questi tre stati delle re
prensioni/ che fa la mia clemẽtia: delleq̃li luna ti posi facta nella
uita: laltra nella morte: liquali son q̃lli/ che senza speranza mo-
rono ĩ peccato mortale: delliq̃li io ti posi che andauano di socto
al ponte p la uia del demonio: raccõtandoti delle miserie loro.
Et la tertia reprehẽsione ti posi facta nel ultimo iuditio generale: & parlai alcuna cosa della pena delli dãnati: & della gloria de
beati: quando hara rihauuto ciascheduno le dote del corpo suo.
Anche ti promessi & pmecto/ che col molto sostenere delli serui miei io reformero la Sposa mia: inuitandoui a sostenere & pa
tire: & lamentandomi teco delle iniquita loro: & mõstrandoti la
excellentia delli ministri: nellaquale io li ho posti: & la reuerentia che io cerco che li seculari habbino alloro: mõstrandoti la ca
gione pche per loro difecto nõ debbe diminuire la reuerentia in
loro: & quãto mi e/ dispiacere el cõtrario. Et dixiti della uirtu di
q̃lli/ che uiuono come angeli: facẽdo mẽtione insieme cõ q̃sto del
la excellẽtia del Sacramẽto. Anchora sopra li decti tre stati/ uo
lendo tu sapere delli stati delle lachryme & dõde epse pcedono/
telo narrai & accordateli con q̃sti/ & hocti decto/ che tucte le lachryme escono della fontana del quore: & ordinatamẽte ho asse
gnato pche: & dixiti come sono cinq̃ stati di lachryme: & contati

come el quinto genera la morte. Hotti ancora risposto alla q̄rta
petitione di q̄llo che mi pregasti: cioe che prouedessi al caso parti
culare aduenuto. Onde io p̄uidi si come tu sai. Et sopra questo ti
ho dichiarata la p̄uidētia mia ī generale & ī particulare dal prin
cipio della creatione del mondo insino al ultimo: come ogni co
sa ho facto: & fo con diuina p̄uidentia, dando & p̄mectēdo cio
che io do tribulatione & cōsolatione temporale & spirituale: & fo
ogni cosa p̄ uostro bene: accioche uoi siate sanctificati ī me: & la
uerita mia si adēpia ī uoi. Peroche la uerita mia fu q̄lla cō laq̄le
ui creai, accioche hauessi uita eterna: laq̄l uerita ui e facta mani
festa col sangue del uerbo unigenito mio figluolo. Ancora nel ul
timo ho satisfacto al tuo desiderio: & decto q̄llo che io ti p̄messi
di narrare della p̄fectione della obediētia: & della ī p̄fectione del
la disubidiētia: & onde uiene & chi e q̄llo chi uela tolle: & hotela
posto p̄ una chiaue generale & cosi e. Et hocti detto della parti
culare: & de p̄fecti & delli ī p̄fecti di q̄lli chi sono nella Religione
di q̄lli difuora della Religione, di ciascheduno distinctamente. Et
hocti decto della pace che da la obediētia: & della guerra che de
la disobediētia: & q̄to si īgāna el disobediēte dichiarādoti che la
morte uēne nel mōdo p̄ la disobediētia di Adā. Hora io Padre
eterno sōma & eterna uita cōcludo apertamēte, uoi p̄ la obediētia
del uerbo ī carnato unigenito mio figluolo, obtenere uita eterna.
Et cosi come tucti dal primo uostro antiquo parēte cōtrahesti la
morte: cosi tucti, chi uuole portar la chiaue della obediētia, hāno
cōtracto la uita dallo homo nuouo Xp̄o dolce IESV: del q̄le io
ui ho fatto uno pōte: p̄che era rotta la strada del cielo. Onde passādo
uoi p̄ q̄sta dolce & diritta uia: laq̄le e una uerita lucida cō la chia
ue della obediētia, uoi passiate p̄ la tenebra d̄l mōdo: & nō ui offē
dino: & nel ultimo cō la chiaue d̄l u̇bo e diserrato el cielo. Ho
ra ti īuito a piāto: te & li altri serui miei: p̄che cō piāto & cō humile
& cōtinue oratiōe uoglio fare misericōdia al mōdo. Corri dūq̄ p̄
q̄sta strada della uita, accioche nō sia ripsa, ādādo tu lenta; imperoche
che piu ti sara domādato da me hora, chi prima: īpoche ti ho ma
nifestato me medesimo nella uerita mia. Guarda dūq̄ che tu nō
eschi mai della cella del cognoscimēto di te: ma ī q̄sta cella conserua
& spēdi el thesoro, elq̄le e una doctrina di uerita fōdata ī su la ui
ua pietra Xp̄o dolce IESV: & e uestita di fulgētissima luce laq̄le
discerne le tenebr̄. Di q̄sta dūq̄ ti ueste dilectissima figla ī uerita.

Sequita la Oratione.

ALlhora qlla anima hauẽdo ueduto cõ lochio del intellecto & cõ lume della sanctissima fede cognosciuta la uerita & la excellentia della obediẽtia: & hauendola ueduta con sentimẽto & gustata p affecto con spasimato desiderio/speculãdosi nella diuina maiesta rendeua gratie ad lui/ dicendo. Gratia & gratia sia ad te/padre eterno/ chĕ non hai disprezata me factura tua: ne hai uolta la faccia tua da me: ne disprezati li miei desiderii. Onde tu luce nõ hai riguardato alle mie tenebre. Tu uita nõ hai riguardãto ad me/che son morte: ne tu medico alle mia graue infirmita. Tu purita eterna nõ hai riguardato ad me/che son piena di fãgo & di infinite miserie: tu che sei infinito/ad me che son finita: tu sapientia/ad me che sono stultitia. Di tucti quãti questi & di molti altri infiniti mali & difecti che sono in me/ la tua sapiẽtia/la tua clemẽtia/la tua bõta & el tuo infinito bene/nõ mi ha dispreza/ta: ma nel tuo bene mi hai dato lume nella tua clemẽtia ho trouato la charita tua & la dilectione del proximo. Chi ti ha dũque cõstrecto ad q̃sto? Non alcuna mia uirtu: ma solo la tua charita. Questo adũq3 medesimo amore ti cõstriga ad illuminare lochio del mio itellecto nel lume della fede: acciochè io cognosca & intẽda la uerita tua manifestata ad me. Donami Signore chĕ la memoria sia capace a ritenere li beneficii tuoi. La uolonta arda nel fuoco della tua charita: elqle fuoco facci uersare al corpo sangue/ dato p amore di sangue: & cõ la chiaue della salutifera obediẽtia mi facci aprire la porta del cielo. Questo medesimo ti adimãdo cordialmente p tucte le creature che hanno in se ragione & in comune & in particulare & p lo corpo mistico della chiesa. Io confesso & nõ lo niego/chĕ tu mi amasti prima chĕ io fussi: & che tu mi ami ĩeffabilmẽte come pazo della tua creatura. O deita eterna. O trinita eterna: laq̃le p la unione della natura diuina tãto facesti ualere el prezo del sangue del tuo unigenito figluolo. Tu trinita eterna sei un mare pfondo: nelquale quãto piu cerco/ piu trouo: & quanto piu trouo/ piu cerco te. Tu quasi insatiabilmente satii lanima: pero che satiãdosi lanima nello abysso tuo nõ si satia: pero che sempre permane & pseuera nella fame di te: & affamisce di te Trinita eterna/desiderãdo uederti cõ lume nel tuo lume. Onde si come desidera el ceruo al fonte del acq̃ uiua: cosi desidera lanima di uscire della prigione del corpo tenebroso: & uederti ĩ uerita. O q̃to tẽpo stara nascosta la faccia tua alli occhi miei? O Trinita

nita eterna, fuoco & abysso di charita, dissolui horamai la naui
cella del corpo mio: poche el cognoscimento che tu hai dato di
te ad me nella uerita tua, mi cōstrigne a desiderar̄ di depōre & las
sare la graueza del corpo mio: & di dare q̄sta uita per la gloria &
laude del nome tuo: peroche io ho gustato & ueduto cō lume del
intellecto nel lume tuo, labysso tuo Trinita eterna: & la belleza
della tua creatura. Onde riguardādo me ī te, uidi me essere īma
gine tua: donādomi tu, Padre eterno della potentia tua: & della
sapiētia tua & del intellecto: laq̄l sapientia e appropriata allo uni
genito tuo figluolo: Et lo Spirito Sācto elq̄le procede da te & da
el figluolo mi ha dato la uolōta: donde sono apta ad amare. Tu
Trinita eterna sei factore & io tua factura. Ho conosciuto nella
creatione, che di me facesti mediante el sangue del tuo unigeni
to figluolo: che tu sei īnamorato della belleza della tua factura.
O abysso, o deita eterna, o Mare profondo: & che piu poteui da
re ad me: che dare te medesimo! Tu se fuoco che sempre ardi &
nō cōsumi. Tu se fuoco che cōsumi nel calor tuo ogni amor pro
prio del anima. Tu sei fuoco che tolli ogni freddeza: che sempre
ardi & nō cōsumi. Tu sei fuoco che allumini: & col lume tuo mi
hai fatto cognoscere la tua uolōta. Tu se q̄llo lume sopra ogni lu
me, che dai allochio del intellecto lume sopra naturale in tanta
abōdantia & pfectione che chiarifichi el lume della fede: p laq̄l
fede ueggio ch̄ lanima mia ha uita: & ī q̄sto lume riceue te lume.
Onde nel lume della fede acquisto la sapientia nella sapiētia del
uerbo del tuo figluolo. Nel lume della fede son forte & cōstante
& perseuerante. Nel lume della fede spero: & nō mi lassa manca
re nel cāmino. Questo lume mi insegna la uia. Et senza questo
lume anderei in tenebre: & pero ti dixi Padre eterno che mi illu
minassi del lume della sāctissima fede. Veramēte questo lume e
un mare: peroche nutrisce lanima in te mare pacifico infino a tā
to che tucta sia in te. O mare pacifico, Trinita eterna. Laqua di
q̄sto mare nō e turbida & p cio nō genera alcū timore o paura:
anzi da notitia della uerita. Questa e aq̄ chiarissima: poche ma
nifesta le cose occulte. Onde doue abōda el lucidissimo lume del
la fede tua, lanima e q̄si chiarificata di q̄llo che ella crede. Que
sto e uno spechio secōdo: elq̄le tu Trinita eterna mi fai cogno
scere: che riguardādo in questo spechio & tenēdolo con la mano
dello amore: mi representa me in te che sono creatura tua: & te ī

me p la coniūctione che facesti della deita nel humanita nostra. Nel lume di qsto specchio cognosco & representamisi te sōmo & infinito bene. Bene sopra ogni bene: bene felice: bene incōprehēsibile: & bene inextimabile: Belleza sopra ogni belleza: Sapientia sopra ogni sapientia: poche tu se epsa sapientia. Tu cibo delli āgeli, col fuoco della charita ti sei donato alli homini. Tu uestimēto che ricuopri la mia nudita: Tu pasci li affamati della dolceza tua: poche tu sei dolce senza alcuna amaritudine. O dunq Trinita eterna, nel lume tuo elqle mi desti & hollo riceuuto mediante el lume della sanctissima fede, dichiarādomi tu per molte & admirabile dichiaratione, ho cognosciuto la uia della grā pfectione: acciochè cō lume & nō con le tenebre io serua ad te: & sia specchio di buona & sancta uita: & cosi mi rilieui dalla miserabile uita mia: nellaqle sempre insino a hora ti hò seruito in tenebre. Imperoche nō ho cognosciuto la tua uerita: p cio nō lho amata: Ma pche nō ti hò cognosciuto? Perche non tho ueduto. Per qual cagione nō tho uisto cō lume della sanctissima & gloriosa fede? Imperoche le nugole del amor proprio hanno offuscato lochio del itellecto. Ma tu uerita eterna dissoluesti & scacciasti (mediāte el tuo lume) le tenebre mia. Et chi potra aggiugnere & peruenire alla tua bleza: & renderti gratie di tanto smisurato dono: & di tanti beneficii: equali mi hai concessi & donati: & della doctrina della uerita, laquale mi hai data? Laqual doctrina certamēte e una gratia particulare, oltre alla gratia generale: laqual dai a laltre creature. Volesti certamente condescendere & inchinarti alla mia necessita & anchora dellaltre creature: lequale per tēpo aduenire in quella come i uno specchio risguardādo si specchieranno. Tu adunq Signore per me ad te medesimo rispondi & & satisfa: cioe, infundendo & mandando in me un lume della gratia tua: acciochè con tal lume io ti renda gratie imortale. Vestimi: uestimi di te uerita eterna: siche io cōtra a questa uita mortale cō la uera obedientia & con lume della sanctissima fede habbia uictoria: delqual lume mi pare che dinuouo hora inebrii lanima mia. Amen.

Della mirabil sicurta & cōfidentia che haueua nella uerita di Xpo: & come nō temeua chi puo uccidere el corpo & poi e finito la potesta sua: & del desiderio intēso del martyrio singularmēte p la scā chiesa. Cap. XXII.

Q Vāta securita & fiducia hauesse nella forza della uerita: lo testificano li gui picoli eq̄li animosamēte assume-
ua nō hauēdo riguardo ad alteza di homo & nō guar
dādo ī faccia dalcuno: ma arditamēte parlādo la uerita
cō sōma & mirabil prudētia. Tractādo dūq; cō Papa Gregorio
ardue faccēde ptinēti allo stato gēto della chiesa: essēdo lo iterp̄te
ītra loro: nō dubito mai aptamēte admonirlo p parte di Dio sē
za alcū minimo segno di adulatiōe: del uero modo di reggere &
pascer le pecorelle sue secōdo la uolūta di Dio. Et oltra molte par
ticulari exhortatiōi dixe q̄ste parole ī p̄sētia de Cardinali: ueram-
te degne ch̄ egli & tutti li successori suoi hauessero custodite & ob
seruate. Venite dixe ella cōtra alli uostri falsi figli & ribelli cō la
māsuetudine della croce & nō cō el furore delle spade: & uedrete
che li lupi porrāno el capo loro nel grebo uostro humiliādosi sotto la potēte uostra mano. Nō sta bene al Vicario di Xpo col coltello tēporale cōbattere cō li inimici. Et p q̄sto fu ripreso Pietro
q̄do pcosse Malco: & fugli decto mecti el tuo coltello nella uagi-
na. Gia e narrato ācor disop̄ cō q̄to ardire riprese e pessimi costumi della corte Romana ī faccia d̄l medesimo Pōtifice. Et habbiamo ācora scripto q̄to cōfidētemēte assaltata ī Firēze dal tumulto
delli ēpti si pose socto la spada di q̄l maligno ch̄ nō si cōfūdeua
uolere sāgue della ācilla di IESV Xpo. Ma che dolore hebbe ella q̄do uidde che alla sua parola pse lanimo & le forze: & che nō
pote dar allhora la uita p lopa di Xpo! Quāto uiue & ifocate paro
le mi scripse narrādomi tal caso! Quāta sete del martyrio dimo-
straua ella ī parole & ī facti: ācor ch̄ tucta la sua uita fusse martyr-
rio & la morte nō fusse altro ch̄ uscir di martyrio! Vnaltra uolta
ācora tractādosi ch̄ ella īsieme cō unaltra scā dōna chiamata pur
Catherina figla di scā Birgitta di Suetia andasse alla Regina di
Sicilia Giouāna p rimuouerla dalla psecutione ch̄ allhora faceua
come feroce Lupa cōtra la scā chiesa & cōtra del sōmo Pastor Vr
bano. vi. & finalmēte nō hauēdo tal cosa effecto: pche ne al Papa
piacq; ne ācora a q̄lla altra Catherina: io lo nūciai alla scā ūgine
che allhora cō molte pene iaceua nel lecto, aggiugnēdo che q̄sto e
era miglior cōsiglio p cagione della fama & honor uirginale: pche
nō fusse dalle ligue captiue maculato essēdo luna & laltra giouā-
netta: & nō māco p li picoli della uita che ne poteuano seguitare
dalli scelerati homini che nō hāno timore ne di Dio, ne de scī-

ne delli homini. Allhora udẽdo qsto la vgine cõ ũ scõ feruore &
cõ alta uoce terribilmẽte replicãdomi dixe. Se Agnesa & Margarita & le altre scẽ vgini hauessero guardato a simili cose nõ haue
rebbero giamai ĩ testa la ptiosa corona del martyrio. Deh Padre
nõ habbiamo ãcor noi lo Sposo nostro cħ ciaccõpagna? Nõ puo
egli custodire & defẽdere la pudicitia nostra & la uita dalle mani
delli pphani: & dalla turba ignobile de pcaci & maligni? Vani
son p certo qsti pẽsieri: & piu psto pcedono da poca fede & debil
cõfidẽtia nel Signore che da uera prudẽtia. Allhora io pcosso dal
le calde parole & dalla uerita di qlle: vgognãdomi della mia ĩp-
fectione: ma nõ meno rallegrãdomi della sua pfectione notando
& cõferẽdo nel mio core la fermeza & forteza della fede sua: nõ
potei se nõ diuẽtar muto & tacere. Piacerebbemi ãcora che mol
ti leggessero le uiue parole cħ ad cõfusione mia mi scripse con tãta charita dolẽdosi d̃lla tepidita & pusillanimita mia cħ fuggiuo
la uia del scõ martyrio. Quãte uolte pla renouatiõe d̃lla scã chie
sa pgaua el Signore: cħ la facesse morir ĩ tormẽti: & dipoi ritornar
ĩ uita ad altrettãti martyrii: & dinuouo morisse & ritornasse ĩ uita ad nuoue passioni: & cosi facesse tãte uolte qte fusser bastãti ad
obtenere qsta scã renouatione. Quãte uolte diceua: Signor fãmi
pesta ĩ tutte le mẽbra: tutte lossa & tutte le medulle del cõpo mio
& rẽdi el decoro & la cõueniẽte bellezza alla tua Sposa. Nõ si po
trebbe scriuere quello assiduo ardore & desiderio che haueua di
spargere sangue & rẽdere sangue allamor di IESV. La Epistola
che ad me scriue circa qsta faccẽda e piena di questo nome sãgue
come sempre haueua in bocha IESV dolce IESV amore. In co
stei uedemo rinnouati li antiqui feruori delli antiqui Martyri
Ignatio, Lorenzo, Vincentio & tãti altri laudati p tutta la chie
sa. Et ben prophetco ella come nelle Epistole sue si legge che anchor Martyri nouelli haueua ueduto p la chiesa sua sancta.

¶ Della patiẽtia & perseuerantia nelle infinite fatiche & passio- ni sue per fino alla morte: & del uero ultimo martyrio suo Capitolo. XXIII.

Perche la pseuerãte patiẽtia ha lopera pfecta come scriue lo Apostolo Iacobo: nõ sẽza cagione cõcluderemo
questa uita sua nella patiẽtia & pseuerantia p fino alla
morte. Certamẽte chi ben raccoglie qto e decto puo ben cognoscere che tutta la sua uita nõ fu altro che patir male & far bene: &

ceuer male & réder bene. Quáte furono le tribulationi da dome
ſtici ſuoi dal padre, dalla madre, dalli fratelli, dalli ſerui, q̄do ella
era cōſtrecta cōſentire a Spoſo terreno: & a ornarſi come fanno
le donne del ſecolo & delle uanita: q̄do come ſchiaua la tractor
no faccēdola la fante delle fanti! Et ella cō q̄ta patiētia ſopporto
le grauiſſime ingiurie! Quáta patiētia ancor fu q̄lla, q̄do gouernā
do q̄lle dōne īferme di abhomineuole infirmita, dalla prima rice,
ueua i ꝑmato uillanie & ribrotti & ſchernimēti, dalla secōda odio
mōtale, dalla terza (cħ fu molto peggio) la īfamia della scā pudi
citia & uirginita ſua! Et ella alla prima reſe dolceza di parole & ob
ſequio di gouerno ꝑ fino alla ſepultura cō le ſue scē mani & guadā
gnōne la lebra: alla secōda oltra el gouerno & oltra cħ ſi beueua
la putrida marcia đl cācro ſuo, rese uita & ſalute eterna ī uirtu del
le orationi ſue. Et alla terza ī luogo della īfamia riceuuta gli reſe
honore & riuerētia & ſelli ricognoſcere el peccato & leuogli lira
di Dio iminēte ſop̄ la teſta ſua. Quāta patiētia hebbe cō li Padri
della aīa ſua, cō le ſuor, cō le cōpagne circa el māgiare, circa la frē
quētia della scā comunione! Io teſtifico cħ secōdo cħ ella mi cō
feſſo. Queſta era uña delle maggior tribulationi che portaſſe nel
aīa ſua. Et nō fu alcuna pſona bē domeſtica ſua dalla q̄le ella nō
riceueſſe q̄lche īgiuria. Ma q̄te publicħ mormorationi & detrac
tioni ſoſtenē! Et nō ſi uāto mai alcuno di hauerla ueduta pur un
poco ne primi moti turbata: o cħ riſpōdeſſe mai una bruſca paro
la excepto q̄do era tocco lhonor dello Spoſo ſuo. Quāta patiētia
fu q̄lla ꝑ le male ligue che diceuono cħ haueua el demonio adoſ
ſo, nō māgiādo ne beuēdo, q̄ta paſſiōe patiua q̄do andaua poi ad
māgiare, q̄ta, q̄do andaua poi a douitarē el cibo! Bē diceua ella
che andaua alla giuſtitia & ad purgare epeccati ſuoi. Suoi ſenza
dubbio diceua q̄lli che erano noſtri: ma suoi pcħ ſop̄ le ſue ſpalle
li poneua ꝑ purgarli come ſe fuſſero ſtati ſuoi, Imitādo in q̄ſto lo
Spoſo ſuo & coſi adēpiēdo la ſua scā legge. Quāta patiētia fu de
flagelli cħ ſoleua ogni giorno tre uolte cō la cathena di ferro per
cotēdoſi cōtinuamēte ꝑ fino ad molta abūdātia di sāgue, & q̄llo che
era maggiō duolo cō cāti ribrotti & cōtradictiōi della madre! Cħ
dico de baſtiōi poi della dura cathena di ferro pō cħ eīgeua le te
nere carne ſoſtep fino ql loſſo? Cħ diremo di q̄lle acq̄ bollēti del
bagno cħ pli ſuoi peccati (come ella diceua) cō tāta mirabile ſof
ferētia riceueua ſop̄ lo ignudo corpo? Le aſſidue uigilie & orationi

& cōtéplationi: nelleq̄li fu sopra ogni misura patiētissima: q̄to pē siamo che fussero piene di affanni, di sudori & di agonia! Le peregrinationi & li incōmodi de uiaggi, la sollecitudine cōtinua de figluoli & figluole che da lei erano gouernati cosi nel tēporale come nello spirituale q̄ta cura & afflictione gli causauano! Quanto pati nō solo dalli maligni detractori: ma ancora da q̄lli che non si uergognauano sop̄ q̄sto tormētarla nel corpo! Accadde piu uolte che stando ī extasi alla messa: alcuni homini pessimi & ancor maligne dōne cō pūgenti chiodi la feriuano nelle tenerissime carni. Et ella niēte simoueua. Se nō ch̄ poi che era disciolta dalle diuine cōtiūctioni sentēdo le crudel pūture: & uedēdo el sangue uersare in terra: amaramēte delle ferite sidoleua. Vna Signora spetialmēte con sōma industria fece una mattina tal cosa che senza misericordia gli passo quasi un piede cō uno stile di ferro: & non accade nominarla. Ben e nominata nella uita che scriue el Beato Stephano della sancta nostra. Ne mi piace nominare uno altro misero: che forse ad lui meglio stato sarebbe se nato nō fusse: elq̄le p tale sacrilegio fu in tal modo da Dio punito euidētemente: che pure ad pēsarlo mi uiē cōpassione. Questo misero homo doppo elgrauissimo peccato, fu p̄so subito da una nō cognosciuta & īsolita phrenesi & smania. Et come da molte furie fusse distracto ī qua & in la: fuggiua, & diceua. Aiuto, aiuto: ch̄ el bargello mi uuol pigliare, & tagliar la testa: Et cosi molto tēpo sēza remedio trauagliato: alla fine parue ch̄ ritornasse alla prima sanita di mēte. Et una nocte dinascosto uscendo fuor dun Castello doue era: & ītrādo ī una selua: lui se stesso cō un capestro di canape piu p̄sto strāgolo p forza che sospēdesse, o appiccasse: poche nō pendulo, o sospeso: ma in piana terra fu trouato appiccato a uno ramo darbore. Vera testimonāza ch̄ Dio sa uēdicare crudelmēte le ingiurie de serui suoi. Io lasso stare q̄te uolte stando ella in q̄lle extasi cō fastidio & tedio di molti: fu cō calci & uiolētemēte gittata fuor della porta della chiesa: doue poi ritornādo in se cō pietosi lamēti rēdeua testimonio che sentiua miserabili dolori dalle riceuute pcosse: & nō dixe giamai una minima parola cōtra q̄lli ch̄ lhaueuano in q̄l crudel modo tractata. Lasso ancora stare e tumulti & li insulti facti ad lei cō tanta igratitudine nella Cipta di Firēze. Nō e pero buono p̄termettere le grauissime īfirmita di q̄l tribulato corpo: leq̄li furono cōtinue p tucta la uita sua: E dolori del fiā to che p la salute del padre suo gli furō dati / cō edolori intensi & cōtinui della testa & p dir ī una parola: acciochè ben simil fusse la Sposa allo Sposo: non era sanita in alcuna parte delle mēbra sue dalla piāta del piede p fino alla cima della testa. Quāta patientia fu qlla che hebbe cō li demonii īfernali! Imprima nelle illusioni & visioni: ī qlle terribil battaglie & stimoli della carne! Veramēte uinse cō mirabil patiētia tucto lo inferno. Et dipoi qte uolte era gittata da loro: hora nel fuoco: hora nel fango da cauallo/o in altri pcipitii piu pericolosi. Quāte uolte ancor acerbissimamēte la pcoteuano cō durissimi flagelli cō īcredibil furore cō horrēde uoci! Et ella sēpre lieta / sēpre ridēdo gli dileggiaua & scherniua: & finalmente cō humil patiētia triōphaua di loro. Che passione & qual patiētia fu qlla qdo lo Sposo suo cōfixe le sue mani: & li piedi: el costato: & ipresse le stigmate nel corpo suo/& donogli tucte le passioni che egli p noi si degno humile & māsueto sostenere! Che dolore crediamo che fusse quādo epso medesimo Sposo gli prese el cuore & trasselo del corpo & premeualo tanto gagliardamente sopra la faccia della sancta Chiesa! Et finalmēte pseuerādo in qsta patiētia fu data nelli ultimi giorni suoi (come ella stessa dà uera testimoniāza ad tucto el mōdo) nelle mani delli Demonii: nō gia cō legge & cōditione che pdonassero alla uita: come si legge del patiente Iobbe: ma liberamēte che la tormētassero qto li piaceua p fino ad morte. Hor chi possiamo credere delli crudeli inimici che poteuano exercitar ogni potesta loro sopra el miserabil corpo della loro inimica! Nō e/ pēna che lo possi scriuere. Che bisogna piu parole! Certamēte p qlli tormenti & dolori īmensi come uera martyre di IESV: p la Renouatione della sācta Chiesa & del uero Pastore rendette la uita allo Sposo suo nel/ Anno Trigesimo terzo della eta sua: come ancora aduēne al nostro Signore: acciochè ancor qsta similitudine ītra lo Sposo & la Sposa nō mācasse. La qle hora in cielo porta la corona dogni victoria per mezo della pseuerāte patiētia infino al extremo puncto. Degnisi pregare p noi lo Sposo suo IESV dolce / IESV amore & la sua sempre benedecta suocera MARIA dolce / MARIA amore. Amen. Amen.

¶ Del suo felicissimo trāsito di qsta uita & del sūmario & abbreuiato tenor del suo ultimo smone & parlar facto alli figli & figle sue pieno di deuota charita & di pfecta doctrina. Cap. 24.

SAppiendo la Vergine sancta Catherina, p diuina reuelatione l'hora ppria del suo passaggio di q̄sto mondo al Padre eterno, & allo Sposo del anima sua Xp̄o IESV: cōciosia cosa che sempre hauessi amato li suoi cħ con lei erono restati & pseuerati nelle tētationi & tribulationi uolse maximamēte ī q̄sto suo ultimo fine ricordarsi di loro & imprimerli & stāpare nel cuore loro el testimonio del amor suo: cħ epsi ancora non si potessin giamai scordar̄ di tale & tāta charita. Conuoco dūq̄ & raguno tutti li domestici & piu chari figluoli & figluole spirituale, excepto me che nō fui degno desser p̄sente. Et con lūgo & magnifico sermone, pieno di fuoco & di zelo di Dio omnipotēte, exhorto tucti generalm̄ete ad animoso, cōstāte & gagliardo proficto della sōma & ultima perfectione. Et perche furono scripte in substantia molte buone & memorabile sententie & precepti: pero essendo piaciuto al Signore che al manco ne sia restato memoria: giudico fructuosa cosa di scriuerli in sententia ad proficto & utilita delle anime desiderose di salire al mōte della perfecta uita. Prima dunque dixe.

❡ Al huomo che ueramēte si accosta al seruitio di Dio se pfecta mēte lo uuol possedere e necessario spogliarsi ignudo di ogni affecto carnale & sensitiuo: nō solamēte della robba, o della gloria del mōdo: ma ancora di ogni creatura: di parēti, ppinqui, amici, familiari, & finalmēte di se medesimo. Et cōfesso che p continua inspiratione diuina: q̄sto fu el primo & ultimo suo studio dalla tenerella eta sua p fino alla mōte. Nō puo: diceua ella: lhuomo seruire īsieme a Mamōna, o creatura alcuna & a Dio: ne capire insieme pfectamēte nel suo core Dio & altra cosa fuor di Dio.

❡ Itē dixe: che se alcuno si pensaua potere uenire ad tal purita di sgōbrarsi dal pecto ogni altra affectione fuor di Dio, sēza la frequētia cōtinua delle orationi fondate in uera humilita: costui era seductore & īgānatore di se stesso. Et aggiugneua cħ lhuomo cħ fa oratione debba uenire a tal cōsideratione cħ si pensi nō p suoi meriti: nō p orationi: ma solo p la bonta & misericordia di Dio essere senza dubbio exaudito. Et aggiūse come ella uedēdo cħ la oratione era necessario & singular mezo a ricteuere accrescimēto & pfectione di tucte le uirtu: nō gcto mai la īa sua dalla oratiōe. Et diceua cħ era la oratione di due sorte: una uocale: & laltra mētale: & cħ la uocale si douea usare nelle hore canoniche, & la mētale cõtinuamẽte: ĩ acto/ q̃to fusse possibile secõdo la discretiõe & ne cessita della uita: ma ĩ habito sẽpre mai/ & ha lla cõtinuo ĩ uolõta.

¶ Itẽ dixe: che uidde chiaro p el lume della uiua fede: & q̃sto si scolpi altamẽte nella anima sua: come q̃lunche cosa che accade- ua ad lei & alli altri pcedeua da Dio nõ p odio: ma p uno ineffa bile amore ch̃ porta alle creature sue: & p q̃sto cõstãtemẽte si fixe nel cuore la uirtu della sancta obedientia: laq̃le exercito sempre cõ tãta prõpteza come se q̃llo ch̃ el p̃lato parlaua actualmẽte hauess se ueduto & udito pcedere imediate dalla bocha di Dio: dicẽdo nel suo cor: cõ uiuace fede. Dio mi parla cosi/ o p la necessita del la mia salute/ o per accrescimento delle mie uirtu.

¶ Itẽ dixe: ch̃ p acquistare uera purita della mẽte/ era necessario custodirsi da ogni iudicio del pximo/ & da ogni uano parlamẽto delli facti del suo fratello: & solo risguardare ĩ ogni cosa la uolõ- ta di Dio che tucto pmette ad buon fine. Onde cõ molta effica- cia come certa di q̃sta ueritta cõstãtemẽte affermaua: che nõ do ueua lhomo p q̃lũche causa giudicare alcuna creatura: cioe come giudice disprezare/ o uero cõdẽnare: ancor che cõ ochio certo ue- dessi el peccato manifesto: pche piu psto dobbiamo hauer cõpas sione & misericordia & pregare p epso peccatore ch̃ in tal modo disprezare & condẽnare q̃llo/ elq̃le el uero iudice non ha dispre- zato ne condẽnato: anzi posto el pprio sangue p la salute sua. Et soleua per bocca di Dio aggiugnere questa parola: che molti per non obseruare questo precepto sono stati impediti dalla pfectio- ne della uita: laquale per la excellentia delle altre opere hauereb beno acquistata come ueri sancti di Dio.

¶ Itẽ dixe: che una fixa consideratione & fiduciale speranza ch̃ da la diuina puidentia/ era potente a fare saltre lhomo gagliarda mẽte al monte dellogni pfectione cõ acquisto di ogni charita & pa- tiẽtia & pseuerãtia in q̃lũche tribulatione. Et cõfessaua hauere p experiẽtia cognosciuto: ch̃ la puidẽtia di Dio era tãto grãde abys so & tãto extẽsa: che era ĩpossibile al tucto ad ochio humano cõ prehẽderne la minima parte. Et uidde sẽp uerificato q̃sto: che ad chi spera ĩ Dio nõ mãcaua mai q̃sta puidẽtia alla sua salute: anzi mol to piu che lui medesimo hauesse possuto cõ ligua domãdare.

¶ Molte altre salutifere doctrine aggiunse leq̃li nõ sono scripte. Et finalmente concluse lo amoroso sermone in amore con mol ta istãtia & humilita: pgandoli & stringendoli nel uinculo della

charita:

charita: come comāda la scā legge christiana. Dicēdo cō un feruente modo di parlare & repetēdo molte uolte: che ī q̄sto dimōstrarebbono che loro sono & sarāno suoi figliuoli & figliuole spirituali: se starāno īsieme forti ī unione di amore: & che allhora lei demōstrarebbe c̄h sarebbe lor buona madre: anzi che loro sarebbono la gloria & la corona sua. Et come di cōtinuo sarebbe dināzi al Signore, p īpetrar a loro abūdātia della gratia & dello spirito: q̄ta ella haueua p bonta del suo Sposo largamēte riceuuta.

Finalmente con una certa charitatiua authorita comando ad tucti: come cosa molto piaceuole al Signore: che li loro desiderii stessero sempre accesi & con humile & deuota & frequēte oratione dināzi a Dio si offerissero per la reformatione & stato buono della chiesa scā di Dio: & p el Vicario di IESV Xp̄o. Affermādo come epsa sēpre mai: ma piu singularmēte da septe anni passati insino ad q̄l punto haueua offerto se stessa cōtinuamente nel cōspecto di Dio & della bonta sua solamēte per impetrare la scā reformatione: laq̄le Dio li p̄messe nelli tēpi futuri secōdo la misura della sua p̄uidentia. Et cōfesso allhora apertissimamēte: che p obtenere decta gratia haueua riceuute & portate molte pene & īfirmita sopra el corpo suo. Et che erā sēpre cresciute infino ad q̄lla hora p̄sente q̄do diceua sentire actualmente acerbissime & q̄si intollerabili afflictioni. Et manifestamēte dixe: c̄h come Sathan hebbe licentia da Dio sopra el corpo di Iob a tormētarlo cō pene intollerabili: cosi sopra el corpo suo lhaueua hauuta & exercitata: p tal modo che non trouaua sanita in alcuna minima parte delli suoi mēbri: dalla piāta del piede fino alla sūmita della testa & nō era una sola īfirmita: ma molte īsieme sopra li mēbri suoi. Et q̄sto ueramēte era manifesto ad ogni homo che la uedeua: poche era manifesto miracolo el cōportarle maxima cō tāta letitia.

Finito in q̄sto el sermone & nō potēdo ancor finir di parlare: piu familiarm̄te riprese la parola & dixe. Dilectissimi miei, assai mi e chiaro che el dolcissimo Sposo mio ī ogni modo ha disposto & uuole che di q̄sto infocato desiderio in q̄sta uita penoso: & di q̄ste tanto atroci pene sia tracta lanima mia p sua bonta: & ritorni da q̄sto carcere spogliata al pricipio suo. Staua no stupefacti tucti ad uederla parlare & cōsiderare q̄lle pene c̄h mostraua di sopportare senza mostrarle. Le mostraua dico: pche ciascuno uedeua p apertissimi segni che li tormēti erano intollerabili sopra ogni sofferentia. Ma nõ le mostraua: pche nõ si uedeua un acto minimo di tristitia, o di lamẽto. Onde p la cõpassione erano cõstrecti loro a piãgere: mostrãdo chiaramẽte che piu loro sentiuano qlle pene dalleqli erano lõtani che lei medesima che le patiua. Onde la vgine uedẽdoli cosi admirati & lachrymanti dixe. Nõ douete dilectissimi figluoli cõtristarui delle pene mie che mi cõducono ad morte p darmi miglior uita: anzi che douete rallegrarui meco & dirmi buon pro: pche io lasso le pene turbulẽti & passo alla trãquillita della pace nel pacifico mare Dio eterno. Restate con gaudio: pche io fermamẽte ui pmecto chi piu ui saro utile doppo la mia morte che mai ui sia stata, o sia possuta essere in qsta uita tenebrosa & piena di miserie. Vero e, che la uita & la morte mia & ogni mio affecto lo põgo nelle mani dello eterno mio Sposo: apparechiata per amore & honor suo (se fusse capace lanima mia) cẽto uolte el giorno alla morte & ogni tormẽto. Et siate certi se piacera al Signore ch hora ĩ qste pene esca della presente uita che io hauero dato charissimi figluoli el mio corpo a Dio & lui lhauera riceuuto in martyrio & holocausto per la sancta chiesa come ho sẽpre domãdato & desiderato. Et doppo el parlare che comunemente fece ad tucti chiamo in particulare ciascuno di loro: & assegno particularmente singulari precepti & modi di uiuere secõdo leqlita loro. Alcuni mãdo alla Religione. Altri alla uita heremitica. Certi uolse ch fussero clerici seculari. Al le suor della penitẽtia fe prelata Alexa. Et altre molte cose dispose ĩ tal modo prudẽtemẽte che lo exito & el fructo grãde di molti mostro bene cõ qta sapiẽtia hauesse ad tucti pueduto. Vltimamẽte ricordãdosi di me indegno suo figluolo: comãdo che ogni cosa mi fusse referito della uolunta sua: & che di qualunche cosa li occorresse deuessero ricorrere ad me come ad lei ricorreuano ĩ uita. Et finalmẽte domando pdono ad tucti dicẽdo. Benche io habbi cõ molta sete sẽpre desiderato la salute uostra: laqual cosa nõ posso negare: nõdimeno io son certa che ho mãcato in molte cose: cosi p non essere stata ad uoi un chiaro exẽplo di luce spirituale & di uirtu & di opere buone: come si apparteneua ad qlla che doueua essere uera ancilla & Sposa di IESV Xpo: come anchora per essermi poco sollecitata circa le uostre necessita corporali: sopra leql cose da tucti insieme & da qualunche di uoi separatamẽte cõ humilta & instãcia domando pdono. Exhortãdoui

& pregandoui che sequitiate la uia della uirtu per fino al termine della quiete. Perche cosi faccẽdo come ui ho decto sarete el gaudio & la corona mia. Et ĩ q̃sto fini el sermone pieno di extrema beniuolentia & charita. Et subito si cõfesso generalmẽte di tucto el tẽpo della uita sua: & humilmẽte domãdo la Eucharistia sc̃a: & comunicossi cõ indicibil deuotione. Et cõ grande spirito & intellecto domãdaua a tẽpi debiti li ultimi Sacramẽti: liq̃li poi che hebbe riceuuti domãdo la ĩdulgẽtia plenaria obtenuta da due Sõmi Põtifici, Gregorio & Vrbano. Et poi ch̃ ogni tal ꝑparatione fu finita, uenne nellagonia della morte: & cõprehẽdeuano li abstanti una manifesta & terribil battaglia cõ li demonii alli acti & le parole sue. Alcuna uolta taceua: & appresso rispõdeua. Et uedeuasi ancora nel ꝓcesso della disputa che tal uolta derideua lo aduersario: & tal uolta si accendeua cõtra lui. Notorono (come io certo credo) ꝑ uolunta di Dio li circunstanti q̃ste formali parole q̃do pareua che ella respondesse alle calũnie apposteli dal maligno Vanagloria, nõ giamai q̃sto: ma si bene la gloria & laude di Dio. Questo senza dubio ꝑmesse Dio ꝑ le detractioni delli maligni che li opponeuano iniustamente: come io son certo ꝑ hauere fe memoria delle sue q̃si infinite cõfessioni. Et rẽdo testimonio ad tucta la chiesa: che cio ch̃ faceua, o diceua: del ch̃ era calũniata da troppo sauii: era ꝑ chiaro comãdamẽto: o ĩspiratione uiolẽta del magno Dio: ad cui nõ doueua ne poteua resistere: essendo chiaro che piu si debbe obedire a Dio che alli huomini. Siche poi che cosi ꝑ q̃lche spatio di tẽpo fu cõbattuto ĩtra el demonio & la sãcta: & fu facta integra discussione della sua uita: di nuouo ella domãdo el cõfessore & labsolutione generale. Et poi che lhebbe riceuuta si uedeua actualmẽte mãcare a poco a poco: & cosi ancora nõ si poteua cõtenere di exhortare & admonire li suoi figliuoli. Et ricordandosi molto singularmẽte di me come tucti mi referirono dixe ad loro. Dite ad frate Raymondo ꝑ mia parte che di nulla dubiti & in nulla manchi di cõsigliarui & aiutarui: ꝑche io saro sẽpre cõ lui. Et q̃do fara q̃llo ch̃ nõ debbe: io lo daro la disciplina: & emẽdarasli. Questo dicono che frequẽtemẽte repetiua & ĩ q̃ste parole si parti la faculta della lĩgua. Excepto ch̃ nel ultimo pũcto solamẽte dixe. Dñe in manus tuas commẽdo spiritũ meũ. Et cosi rese lo spirito a Dio nella eta di anni trẽtatre ꝑ essere cõforme come uera Sposa al suo Sposo & Signore. Nello anno. 1380. nel mese di Aprile nel giorno di Domenica nella scā solennita del glorioso Pietro martyre dello ordine nostro: che e nel di. xxix. di decto. El q̃le sia festiuo & felice in cielo & in terra ad augumento & gloria sēpiterna della uera ancilla di IESV Xpo. Amen.

¶ Nō sarei grato alla madre mia se io tacesse el testimonio dello amor suo inuerso me indegno figliuolo: corroborando io p q̄sto maxime le sopradecte uerita. Quando in q̄l modo uscie lo spirito della ṽgine in Roma: Io ero in Genoua. Et q̄si in pcincto & ipunto p partirmi & ādare ad Bologna: doue era ordinato el capitolo generale p electione del nuouo maestro: hauēdo io la mattina gia celebrato: & ritornauo nel dormitorio p prēdere le tasche & altre cose al uiaggio necessarie. Passando dunq; dinanzi alla imagine della gloriosa madōna: la salutai secōdo el costume di tucti li frati cō la angelica salutatione. Et ad caso mi fermai alq̃to. Et subito fu formata una uoce: senza suono & pcussione daria: laq̃le nō al orechia corporale: ma alla mētale īteriore porgeua chiaramēte q̄ste parole. Nō temere: nō dubitare di alcuna cosa. Io son qui per te. Io sono in cielo p te. Io ti copriro. Io ti defendero. Sta sicuro & nō temere. Io sto qui per te. Vdēdo io dunq; simil uoce in modo non mai p prima cōsueto: ma tanto chiaro piu q̃to (anzi molto piu) che se da organi corporali fusse pceduta: p la nouita della cosa stecti tucto turbato. Et pēsauo qual fusse q̄sta cōsolatione & cōforto & secura pmessa. Et hauēdo io di pximo salutato la sōma ṽgine: cōsideraua se forse ella mhauesse cosi cōfortato. Et nō hebbi ardire a crederlo: risguardando la indignita mia. Andauo nōdimeno imaginādo meco: che forse era instante sopra la testa mia q̃lche grande tribulatione: o p hauere pdicato io la croce in q̄lla cipta cōtra li scismatici: o p altra cosa p laq̃le la sēpre benedecta ṽgine madre di Dio si era degnata in q̄l modo cōfortarmi: come molte uolte ancora era consueta di fare alli excellēti peccatori. Et cosi per allhora nō fui degno intēdere la uerita come q̄lle uoce consolatrice del anima mia uenissi dalla mia charissima: & sēpre colenda madre Catherina: laq̃le come piena damore & pieta nō uolse passare di q̄sto modo senza darmi q̄l ualoroso cōforto: cognoscēdo bene ella: & meglio lo sposo suo la mia uilta & pusillanimita di cor. Infinite g̃tie ne sieno rēdute & allui & allei.

¶ Di piu mirabili testimonii uenuti da cielo & patēti p pruoua della uera sāctita della scā nostra. Cap. XXV.

ANchor che tucta la uita sua nõ sia altro che euidẽtissimo testimonio della sua alta sanctita. Nõdimãco piacemi publicare de molti & quasi inumerabili q̃lchuno special segno stupendo & mysterioso ad gloria del Signore & sua. Fu dunq̧ reuelato a q̃sta sancta vgine che nel Regno del cielo hauerebbe per cõpagna ĩ grado equale di gloria la beata ancilla di IESV Xp̃o Agnesa da Mõte Politiano: gia suora del felice ordine de Predicatori. Per laq̃l cosa cõ molto desiderio & deuotione obtẽne licentia di andare ad uisitare & honorare le Reliquie sue: Et io con altri de suoi figliuoli la sequitamo: expectando per certo come uoleua Dio q̃lche segno della lor gloria comune. Giunta dunq̧ la vgine al monasterio doue q̃l uenerando corpo ancor integro pseueraua: & hauuto copia di entrare dẽtro & di baciar̃ cõ reuerẽtia la mirãda Reliquia: iclinãdo ella le ginochia ĩ terra p baciarli el piede psẽte tucte le suor̃ q̃llo morto & exanimato corpo: q̃si nõ uolẽdo q̃lla reuerẽtia dalla cõpagna: alzo in alto miracolosamẽte q̃l piede & cosi glielo porse ad baciare. Ma la humile ãcilla Catherina q̃to piu uedeua q̃lla reuerẽtia della cõpagna sua: tãto piu reuerẽtemẽte si iclinaua. Et cosi q̃l piede apoco apoco ritõno allo stato suo. Sparsesi tãto miraculo q̃si subito p tucto: & io ch̃ nõ ero stato psẽte ad q̃llo p esser soprastato ũ giorno ad muouermi doppo lei, ĩtesi poi lo apto mysterio & testimonio dato alla sãcta vgine. Ma uolse el Signor̃ ch̃ q̃sto segno accioche meglio fusse puato nõ passasse senza accusa calũniosa: poche alcune bẽche poche di q̃lle suore che cio manifestamẽte haueuano ueduto ardirono dire: ch̃ p arte del Diauolo cio haueua opato la vgine ad gloria sua: come diceuano cõtra IESV li Pharisei. Per laq̃l cosa cõmosso io p hauere hauuto potesta dal Prouinciale sopra q̃l monasterio: feci subito cõgregarle ĩ capitolo & socto pcepto di obediẽtia domãdai della uerita del miracolo: ptestãdo che nõ uoleuo se nõ uerita. Onde tucte cõfessando ch̃ troppo manifestamte uiddero q̃l piede p se stesso alzarsi & abbassarsi come e decto. Io allhora chiamai dinãzi ad me una di q̃lle calũniatrici piu ardita: & domãdai se cosi era la uerita. Dixe arditamte che si ma che p q̃sto nõ li pareua che tal cosa fusse facta p gloria di Catherina: & andaua ĩterpretãdo la ĩtẽtiõe della beata Agnesa altrimẽti. Ad cui io dixi. Sorella charissima noi nõ ti domãdiamo della cagione di q̃sto miracolo: & ad q̃lle

itẽtione la beata si sua mossa farlo: pche noi nõ crediamo che fu
stata cõsigliera/o secretaria di scã Agnesa: ma solo cerchiamo sa
per̃ della uerita del miracolo: & hauẽdola cosi cõfusa q̃sto miglio
uegli ĩposi la penitẽtia secõdo ch̃ el zelo d̃lla iustitia & lo exẽplo
al timor̃ delle altre ricercaua. Et pch̃ Dio si dilecta alcũa uolta bẽ
chiarir̃ le obstinate mẽti. Ritornãdo p altro tẽpo la nostra ṽgine
ad q̃l scõ luogo (doue haueua collocate due sue nipoti al seruitio
dello altissimo) la prima cosa ando ad uisitare q̃l uirgineo cor
po: & nõ come prima si pose alli piedi: ma si accosto alla testa:
& toccãdo deuotamẽte cõ le sue uiue guance: le guãce della sacra
Reliquia: ma alq̃nto copte di uelo di seta. Et uoltãdosi alle figluo
le sue & ĩprima ad Lisa cognata sua ch̃ lui era p̄sẽte cõ le altre &
q̃si tucte le monache del monasterio/ dixe cõ gratia & cõ molta
letitia. Deh pche nõ cõsiderate al dono che ci e/ stato dato da cie
lo? pche siete cosi ĩgrate? Ad q̃sta uoce excitate tucte/ alzãdo li oc
chi ĩ alto uiddero una Mãna biãchissima & nitidissima & minu
tissima descẽdere da alto: & coprire q̃lli dui corpi delle due sãcte
ṽgini/ luno morto & laltro uiuo tãto abũdãtemẽte: che Lisa empi
di q̃lla abũdãtia ambe le mani: cõseruãdo q̃lli granellini p Reli
quia & testimonio del chiaro miracolo. Et nõ era po cosa nuoua
poch̃ alla decta Agnesa q̃do era uiua/ frequẽtemẽte descẽdeua tal
Mãna sop̃ el corpo suo: & p̄cipuamẽte q̃do era ĩ orationi & cõtẽ
plationi come appare nella leggẽda sua: laq̃le ãcora p misericor
dia di Dio io fedelmẽte scripsi ad gloria del Signore & cõforto de
serui suoi. Et hor p occasione ho giudicato nõ esser fuor di ppo
sito narrare alcuna delle mirabili ope che el Signor ad pua della
exemia sãctita sua si degno manifestar̃ ĩ terra nello ĩgresso & nel
lo exito suo di q̃sta uita. Sappi dũq ciascuno che Dio ĩfuse tante
benedictioni sopra q̃sta ṽgine Agnesa: ch̃ mẽtre ch̃ usciua del uẽ
tre della madr̃ miracolosamẽte si accesero piu luminari nel pprio
loco d̃l parto: & sẽza opa di homo si spẽsono: doppo ch̃ fu ricol
ta nelle mani delle maestre ricoglitrici/ nõ sẽza marauigliosa spã
za di tutti ch̃ astãti uiddero tãto segno & p̄sagio della futura sãcti
ta sua. Nella morte & doppo si e/ ueduto & uedesi miraculo cõti
nuo di q̃l corpo benedecto: elq̃le e/ p tãto tẽpo rimasto ĩtegro & ĩ
corrupto/ sẽza alcũa arte humana: anzi ch̃ e/ chiareza & augumẽ
to di miraculo/ uolẽdo q̃lli della terra p la moltitudine delli mi
racoli (acctioch̃ durasse la deuotione) ĩbalsimar̃ q̃l corpo: uidde

ro bene loro manifesto chnō era bisogno ꝑ pochi dalle extremita delle scē mani & de piedi ne ꝓcedeua tal liquor & si ꝓtioso chi sēza dubio uinceua ogni balsamo. Et fu raccolto dalle suore ī un uaso: & cosi si serua nō sēza stupore delli homini che sono di tal cosa certificati. Nella nocte nellaq̄le rese lo spirito al Signore: li īfātini della terra maschi & femine posti nelli lecti de padri & delle madri loro cō alta uoce diceuano. Suora Agnesa hora e morta & e sancta in cielo. Et uenuta la mattina p diuino spirito si congregorono una grā turba delle fanciulle ṽgini della terra: non uolēdo ad cōpagnia altre dōne maritate o nō ṽgini: & ꝓcessionalmēte andorono cō le candele accese ad honorare la sepultura & offerire alla sācta ṽgine uirginei desiderii & offerte. Queste & altre mirabil cose opero Dio p honore di q̄sta ṽgine Agnesa leq̄li sono meritamēte riseruate nella propria leggēda assai sien q̄ste p piu clarificare el testimonio rēduto alla nostra sācta.

¶ Delli miracoli facti ī uita da q̄sta sācta ṽgine i testimonii appresso ogni populo della sāctita sua. Et prima de sanati dalla pestilentia. Cap. XXVI.

Benche cioche habbiamo narrato pertinēte alla hystoria della Sacra ṽgine nō sia stato altro chi mirabile & exēpli pieni di miracoli: essēdo el modo del suo uiuere cō tāta abstinētia & penitētia & discipline & infirmita & ꝑcosse de demonii & fatiche itollerabili: & li rapti & excessi altissimi & felicissime cōtēplationi & reuelationi & mysterii admirādi interuenuti intra lei & el Signore: & le ꝓphetie uerificate & la potesta di cacciare e demonii dalli corpi assediati: & sopra tutte q̄ste cose: la mirabile authorita di cōuertir le aīe ꝑefficacia uiuacissima di orationi cō Dio: & di facūdia & eloquētia diuina cō li homini & saluar le aīe gia sētētiate al purgatorio: & chi e peggio & piu sēza remedio: dānate allo iferno: leq̄l cose sō piu distesamēte narrate disop̄: Io nō pēso che sieno altro che ueri & excelsi miracoli. Nōdimeno pche li homini del mōdo reputano miracolo q̄si sol q̄llo che appartiene alla salute del corpo o uero q̄lche cosa che cōtra el corso naturale sensibilmēte & in uno momēto ueggano occorrere: ꝑo alcuni miracoli delli molti recitaremo sopra cio admirabilmēte seguiti p le sācte mani di q̄sta ṽgine gloriosa.

¶ Era nel anno. 1378. o circa p iudicio di Dio grādissima peste & ī Siena & p tutto el mōdo. & era tāto crudele che li infermi

di quella solevanõ campare uno o due & al presente giorni commu-
nemente. Per laq̃l cosa io p salute delle aĩe come la pfessione del or
din nostro ricercaua : ad q̃sto fine instituta, Incorsi molti picoli
giorno & nocte discorrẽdo p spirituale aiuto delli miseri pestilẽ-
tiati: & p essere molte uolte stanco dalle uisitationi di molti sole
uo prẽdere alcũ poco di riposo nella casa di sãcta MARIA del
la Misericordia, doue hora e, la Sapiẽtia. Et maxime perche un
Rector di q̃lla era homo exẽplare di laudabile uita & chiara fama, domãdato Misser Matheo ad me molto caramẽte dilecto in
Xpo: & lui nõ meno deuoto alla ṽgine. Per questa cagione dunq̃
& p altre ope pie ogni giorno soleuo fare alcuna posa ĩ q̃lla casa
cõ epso. Accadde che un giorno secõdo el mio costume entrãdo
ĩ q̃lla casa lo trouai dalli suoi fratelli & ministri clerici esser portato come mezo morto nel lecto & domãdãdo io della cagione
risposero. Questa nocte uisitãdo lui uno ĩfermo di pestilẽtia cõ-
traxe q̃l male & sta come uoi uedete tucto absorto sẽza forze &
senza spirito & sẽza ĩtellecto & nõ rispõde parola, come era uero, se nõ che p uolũta di Dio alq̃to posato nel lecto reassũpta una
poca di memoria di se stesso & de suoi peccati mi fe domandare:
& cõfessati li suoi peccati come frequẽtissimamẽte soleua, li diedi
labsolutione & domandãdo io del suo male dixe. Io sento nella
ĩguinaia tal dolore che pare mi si spezi el core p mezo & tãta pas
sion di testa mi peuote ch̃ mi pare hauerla diuisa ĩ q̃ttro parti. Et
toccãdoli io el polso cognobbi che haueua ardẽtissime febri: lori-
na turbida, laq̃le io portai al medico, chiaramẽte mostraua come
mi dixe manifesta peste. Et io domãdãdo se pẽsaua che fusse alcu
no scãpo, rispose. Tẽtaremo q̃to noi potremo p cãparlo essendo
egli tãto utile in q̃sta casa: ma ĩ uero io ho poca sperãza della salute sua. Vẽne alle orechie della ṽgine el caso repẽtino & misera
bile, & turbata ĩ spirito q̃si cõtra q̃l male: tucta accesa di charita
corse alla casa dello ĩfermo & ĩnãzi che appropinquasse ad lui comẽ
cio cõ alte uoci a gridare ĩ q̃ste pprie parole formali. Leuateui su
Misser Matheo leuate su: pch̃ nõ e, tẽpo di star nella pigritia del
lecto. Ad questa uoce subito: & la ĩguinaia & la febre & el dolor
della testa si partirono al tucto lassando libero lo ĩfermo: ĩtanto
che egli exhilarato ridẽdo si leuo del lecto. Et uolẽdo exultarẽ cõ
la scã nostra & adorarla rigratiandola del benefitio della sanita.
ella cio aduitendosi & fuggẽdo e fauori humani, ritorno ĩdietro:

& io che alhor tornato dal medico tucto mesto della mala nuoua séza saper elo pẽsare alleffecto opato dalla miglior medica/la
riscontrai q̃do usciua della porta & quasi in modo furioso uinto
da cordial dolor̃ exclamai. Deh madre mia lasserai tu morir̃ q̄sto
homo tãto caro ad noi & tanto utile p̱ la salute di molti? Allhora lei piena di humilita quasi udẽdo cõ horrore tal parole: & ancora q̄l modo nõ cõmendabile rispose. Che parole son q̄ste che
uoi dite? Son io forse qua Dio che io togli dalla morte chi debbe
morire? Et io allhora arditamẽte p̱ lamore chẽ mi stringeua replicai. Dite q̄ste parole ad altri che ad me. Sapete bene che io so li secreti uostri. Et so che uoi potete hauere q̃to domãdate. Allhor ella uinta dalla ĩportunita mia abbassando el capo modestamente
sorrise un poco: & finalmẽte riguardãdomi cõ lieto uolto dixe.
State di buono animo che p̱ q̄sta uolta non morira. Onde io facto di cio tucto lieto sapẽdo che la parola sua era sempre salda/en-
trai in casa p̱ confortare lo infermo nõ sapendo che non haueua
di cio bisogno: & chẽ q̄llo che io aspectauo da farsi era gia facto.
Et intendẽdo io q̃to era successo uedẽdolo pienamẽte sano & al-
legro/crebbi insieme in marauiglia & in allegreza & p̱ fare el gaudio pieno/q̄lla mattina mangiamo insieme legumi & cipolle &
altri grossi cibi/allegri & ridẽdo & narrando le mirabili cose che
fa Dio & opera per mezo de serui suoi.

¶ Libero ãcor dalla peste ĩ q̄l tẽpo frate Bartholomeo cõpagno
di frate Thomaso piu uolte disop̃ nominato. Ma pchẽ piu mi piace narrare cose accadute fuor di noi altri/pseuerãdo ãcor la decta
peste/uno heremita domãdato frate Sãcti nominato disop̃ fu p̱-
cosso di q̄l male. La q̄l cosa sapẽdo ella lo fece portar̃ dal loco doue fuor della cipta habitaua: alla decta casa di scã MARIA della Misericõdia. Et lui ella cõ le sue cõpagne uisitãdolo & puedẽdoli delle sue necessita lo cõforto come si suol fare ĩ p̄sẽtia di tucti li
astanti. Ma accostãdosi allorechio li dixe nõ dubitate q̃tũche ui
sentisse aggrauare per fino allo extremo: q̄sta ĩfirmita nõ ui dara
morte. Ad noi altri celo q̄sta parola: anzi diceua che la cosa era
mortale & nõ mostraua speranza alcuna. Et pregandola noi che
orasse al suo Sposo che lo sanasse/mõstraua debilmẽte di cio cu-
rarsi. Et ecco che el male accresce/lo infermo si cõduce allo extremo: & tucti gia disperati della sua salute attẽdauamo nõ gia piu
al corpo: ma alla anima chẽ purificata ne sacramẽti cãminassi al-

la gloria sua. Et in q̃sto ritornãdo la ṽgine allorechio del ĩferno dinuouo replico nõ dubitare ch̃ tu nõ morirai di q̃sto male. Ĩntese la parola el frate, bẽche q̃si piu fusse morto ch̃ uiuo & spero fermamẽte cosi hauere ad essere: ĝtũche sentisse priuarsi apoco apoco dogni spirito uitale. Et aspectãdo noi di hora ĩ hora el termine della sua uita hauẽdo gia apparechiata la cera & le altre oportune cose ch̃ lhumanita ricerca alle exequie de corpi morti restamo finalmẽte beffati cõ lieta beffa: poche piu giorni sopraiuẽdo in q̃l modo q̃si ĩ trãsito passo el termine intra elq̃le er cõsueto q̃l morbo opare lo effecto della malitia sua: ma nõ p̃ q̃sto siuedeua prẽder miglioramẽto: p̃ fino che uenẽdo una lra uolta la ṽgine uedẽdolo pur passare di q̃sta uita li dixe dinuouo nel orechio. Io ti comãdo p̃ parte del nostro Signor IESV X̃po ch̃ tu nõ passi hora. Alla q̃l uoce recreato & in breue cõfortato p̃ se stesso sileuo su del lecto & domãdo da mãgiare, ripse nel cibo ogni uigore & apparue ĩ cõspecto di tucti ꝑfectamẽte sano. Et narro tucto q̃llo che la scã Sposa haueua decto & oparo p̃ la sanita sua & come era certo ch̃ p̃ suoi meriti teneua la uita come dipoi ãcor molti ãni uixe ĩ scã religione & cõuersatione laudabile & sẽza querela: dilecto a Dio & alli homini ueramẽte idoneo testimonio di q̃sta uerita.

¶ Nõ sarebbe cõueniẽte cosa ch̃ io narrasse le gratie facte alli altri & tacesse le mie. Et po io testifico ad tutta la chiesa militãte ch̃ hauẽdo io p̃ mia uolũta, & p̃ cõsiglio & exhortatione sua in q̃l tẽpo della peste destinato la ꝑsona mia alli infermi di q̃l male p̃ la salute del aĩe loro cõsiderãdo che fuggẽdo li altri p̃ la cõtagione mi pareua che mi restasse obligatione nõ lassarli abandonati douendo io piu amare & attẽdere alla salute del aĩa del p̃ximo che del corpo mio ꝑprio: & cõfidãdomi ãcor nel Signor ch̃ puo molto piu ch̃ Galieno & piu la sua ĝtia ch̃ li ĩfluxi ro del cielo, o delli elemẽti. Et p̃ tãto ardicamẽte ponẽdomi ad tal opa di misericordia facilmẽte ne guadagnai la pestilẽtia nel cõpo mio. Era circa meza nocte q̃do mi uẽne linguinaia cõ lisiatura della apostema: & subito spauẽtato cognoscẽdo el male comiciai a pẽsar sop̃ la morte. Et ecco un itẽso dolor di testa cõ la febre. Et aggiũsemi afflictione sopra afflictione. Voleuo dire le laude diuine & le debite hore & cõ grã fatica & fastidio le explicauo. Deliberai ãcor facto giorno andare ad casa della ṽgine pur con intollerabile afflictione & trouãdo che era ita ad uisitare uno altro infermo, deliberai mandar p ella & expectarla i ũ lecticello che iui era posto. Ecco dũq che la v̄gine torna & trouãdomi grauato i ql modo ĩteso el picoloso mio male ĩginochiandosi pose la sua sancta mano sopra la frõte mia & orãdo subito fu rapta da sensi: & cosi stecte q̄si p una meza hora & in ql tẽpo sentii cõmuouermi el corpo p ogni parte: & pareuami (come era uero) che fusseno attracti uiolẽtemẽte alle extremita de mẽbri miei tucti qlli humori & maligni apostemi che alle parti & luoghi uitali causauano la morte. Onde sentẽdo manifesto giouamẽto comĩciai a sperare salute. Et allhora la v̄gine sciolta dalla sua abstractione & ritornata a sẽ si sapẽdo che mi haueua impetrata la sanita mi fe portare da mangiare pur cibi da ĩfermi. Et alhora mi sentii cosi pfectamẽte cõfortato & sẽza febre & sẽza dolore alcũo: come se nessuno accidẽte mi fusse interuenuto. Et allhor dixe la v̄gine. Andate ad lauorare p le anime & ringratiate Dio che ui ha liberato da tanto pericolo.

¶ Daltri miracoli circa lopera medesima della sanita delli ĩfermi domestici suoi & altri. Cap. XXVII.

IN Pisa doue ad importunita di molte ancille & deuote di CHRISTO, per special comandamẽto del suo Sposo fu cõstrecta andare p fructificare piu copiosamẽte nella uigna di Dio li fu p̄sentato ũ giouene di eta di anni uenti in circa elq̄le p dieci & octo mesi haueua portato continua febre: & nõ era alcuno medico ne medicina che sollouamẽto gli donasse. Et po era tanto extenuato & macilẽto che nõ pareua uiuo & facilmẽte si poteua temere ĩ breui della uita. Come la v̄gine lo uidde che ueramẽte lo uidde pche nõ manco uidde la anima che el corpo, lo domando q̄to tẽpo era che nõ haueua cõfessato al sacerdote e peccati suoi. Rispose ch̄ era gia piu anni passati. Dixe la v̄gine. Et p q̄sto Dio ti ha data q̄sta disciplina. Et po se tu ti cõfesserai Dio ritrarra ad se la mano. De fede el giouene alla parola & cõfesso ogni sua colpa a frate Thomaso: & absoluto ritorno alla v̄gine, laq̄le ponendoli la sancta mano sop̄ le spalle dixe. Va figlo cõ la pace di Xpo pch̄ io nõ uoglio ch̄ tu porti piu q̄ste febri. Dixe: & fu facto: pche in lei parlo q̄llo che dixe & furno facte tucte le cose: & comãdo & furno subito create. Questo miracolo fu tãto noto: & ad tãti (poch̄ tucti cõ li pprii ochi lo uedemo) ch̄ cõmosse tucta la terra & el giouene ritorno doppo q̄lch̄ giorno alla v̄gine cõ molta deuotione & fede a rẽderli debite g̃tie.

¶ Vna Suora del terzo ordine domãdata Gẽmina familiare & deuota della nostra Madre: stando quasi nel extremo punto della morte/per el male della squinantia che la suffocaua per hauer lo trascurato: & ad un segno di Croce che la Vergine si fece con la benedecta sua mano nella gola / fu disubito liberata.

¶ Vno spiritual figlo & scriptore di qsta vgine / chiamato Neri de Pagliaresi: elqle per cõsiglio & comãdamẽto suo hoggi laudabilmẽte uiue heremita cõ grande odor di uirtu: seqtando la ancilla di Xpo da Siena in Auignone: & poi da Auignone in Italia gia essendo discesi in Genoua: incorse in infirmita tanto terribile & piena di dolori chĩ el pouero giouene tucta la nocte scagliandosi qua & la cõ strida & cordogli cõpassioneuoli & andãdo carponi p tucta la camera nõ trouaua ne luogo ne posa alcũa. Io & li altri lo notificamo alla madre nostra per excitarla a misericordia & uolũta di sanarlo. Et ella dixe. Andate p li medici ualenti di qsta terra che loro lo sanino. Andai & cõ ogni diligẽtia menai subito due medici liqli ordinorno piu medicine: ma uedẽdo che nõ solamente nõ lo haueuano solleuato: ma piu psto aggrauato grandemẽte desperati della salute sua si partirono. Allhora Stephano cõpagno suo unaltro figliuolo & scriptor della sancta nostra/leuato in spirito di feruore da cena: corse nella camera della vergine. Et pstrato alli piedi cõ humili lachryme & instanti pghi domandaua che non lassasse el fratel suo & cõpagno in ql modo perire in terra peregrina/poi che p amor di Dio & p charita haueua preso li fastidii & pericoli del uiaggio p cõpagnia di lei & p deuotione. Toccorno qlle parole el piatoso cuore della Madre & dixe. Questa nocte io mi affatichero p lui. Stephano allhora come certo della futura salute conforto Neri narrandoli la promessa della Madre. Che piu parole? La mattina sequente uisitando la sancta Vergine / dixe a quel male. Io ti comando che tu non uadi piu inanzi. Et allo infermo dixe. Et ad te comando che tu torni sano. Dixe / & fu facto: peroche da quel punto migliorando in pochi giorni rihebbe la pristina sanita.

¶ Stephano che p intollerabili fatiche & gouerno delli infermi di casa fu pso da acutissime febri/solo ad qsta parola della vgine / Io ti comãdo ĩ uirtu della scã obediẽtia che tu nõ habbi piu male subito fu restituto alle prime forze & buona ualitudine: come epso ācor bẽ testifica nella uita: chĩ ha lassato cõposta della scã nostra.

¶ Nella Cipta di Firenze q̃do tractaua la pace intra el Papa & li Fiorẽtini: p li graui scãdali suscitati in decta Cipta cõtra lei dalli inimici della croce, fu cõsigliata da molti che si partisse alli q̃ li ella rispose: che haueua p comãdamẽto da Dio di nõ partire giamai p fin che la pace nõ fusse publicamẽte bãdita in decta Cipta ma che bene p un poco cederebbe alla cõmossa tẽpesta, come dipoi uedemo uerificarsi. Alhora una delle cõpagne chiamata Giouãna mirabilmẽte p causa nõ cognosciuta ĩcorse una g̃ue ĩfirmita & ũ piede ĩ tal modo ne diuẽne enfiato cħ nõ era ad lei possibile piu muouersi. Et ĩ q̃l tẽpo etumulti & terrori populari molto piu cresceuano. Per laq̃l cosa uolendo la ṽgine p poco spatio di tẽpo dar luogo alla ira, & cedere al furore de maligni, fece oratiõe, ĩ uirtu dellaq̃le fu subito a Giouãna restituta la sanita & cessato lẽfiore. Et apparechiossi cõ laltre al cãmino cħ haueuano destinato p fuggire li assalti furiosi delli incõsiderati cipta dini inimici di q̃lla pace cħ si tractaua. Et cosi sipartirno tucti lieti & giocõdi cõ laude dello omnipotẽte Dio, uedẽdo manifestamẽte che era cõ loro in uirtu & potesta grãde p li meriti della dilecta Sposa sua.

¶ Ancor ritornãdo noi di Auignone & uenẽdo in Prouenza in una cipta chiamata Tholono riposamo in uno hospitio doue entrata la ṽgine secõdo el costume suo entro in una camera sola. Et ecco una moltitudine di gẽte, prima donne: dipoi ancor maschi cõ ĩpetuoso desiderio uengono al hospitio gridãdo. Doue e, q̃lla sancta che ritorna cõ la corte Romana. Certamẽte nõ fu alcuno di noi che hauesse facto parola di lei pche piu presto fuggiuamo simili fauori & maxime che sapeuamo q̃to cordialmẽte la affligeuano. Ma certo placq; al Signore che tacẽdo noi, le pietre gridassero. Onde nõ potemo resistere che al mãco le dõne nõ intrassero dẽtro: Et una di loro porto seco un figluolo: elq̃le era si sproportionatamẽte gõfiato nel corpo che ben pareua un mõstro. Et pregauano cõ grande instantia q̃lle dõne che la ṽgine lo riceuesse nelle braccia come che certa sanita ne sperasseno. Allhora cõbattuta la ṽgine da una parte dal timore & odio che haueua cõtra la reputatione di se stessa: & dallaltra dalla cõpassione inuerso el fanciullo & la madre, da principio comincio negare & nõ uoler riceuerlo uedẽdo che cercauano el miracolo. Ma subito uinta da misericordia cõ le sancte braccia riceuẽdolo, nel cõspecto di tucti uisibilmẽte pariẽdosi ogni enfiatura & ritornãdo el corpo alla pportion sua, sano & libero lo restitui alla madre: laq̄le cō stupore & allegreza riceuēdolo lodādo Dio, sparse el miracolo per tutta la terra. Et el Vescouo della Cipta alla fama cōmosso mādo per me: & pregōmi li facesse gratia che potesse parlare alla sācta v̄gine, & cosi fu facto. Dalla q̄le si parti nō māco forse edificato p la uirtu & gratia della parola: che se fusse stato presente al mirabile effecto che uidde del miracolo, essendo q̄l fanciullino nipote del suo Vicario. O q̄ti altri segni fece la v̄gine nella gratia che haueua della sanita de corpi: liq̄li se noi uolessimo tutti pienamēte descriuere, certo molti uolumi empieremo nō senza graue fatica nostra & fastidio del lectore: elq̄le la fede & deuotione acquista non tanto dalla moltitudine de segni, quanto dalla sanctita della uita & fructo della charita, & patientia: che da lei molto piu marauigliosamente procedeuano.

¶ Delli molti miracoli operati della sancta nelle cose insensate & inanimate. Cap. XXVIII.

Piacq; ancora a Dio ad sollazo spirituale delli huomini molte miracolose gratie cōcedere p mezo di q̄sta sācta v̄gine nelle cose inanimate: uolēdo manifestarci cō chi obedisce pfectamēte al Signore, merita ancor lui obedientia dalle creature inferiori. Accadde dunq; che una giouane domādata Alexa piu uolte nella presente hystoria nominata, p lodore delle sancte uirtu della v̄gine: desideraua tāto la sua cōuersatione: che cō molta īpatiētia uiueua senza la presentia della sacra Sposa di CHRISTO. Et finalmente cō pietosi & cordiali prieghi opero tāto che la v̄gine lassata la casa paterna, si degno frequētemēte habitare cō ella nella sua casa: posta nel medesimo uicinato. Accadde ī q̄l tēpo che essendo charestia & fame nella cipta & nō altra sorte di frumento che q̄llo che lūgamēte serbato, cauauano delle fosse. Cosi la maggior parte & q̄si tucto el populo magramēte si substentaua. Di q̄sta sorte di pane si māgiaua in casa di Alexa: el quale haueua cōtracto una tal puza & fetore quale suole aduenire spesso ad tal grano che in tal luoghi sotterranei lungo tēpo dimora & nō senza grā fastidio di stomaco si poteua māgiare. Ma pche uēne el tēpo della nuoua ricolta & nuouo & miglior frumēto si comincio uedere nella piaza. Penso Alexa di gittare q̄lla poca puzolente farina che era auanzata del fetido frumento. Il che udēdo la sancta & prudēte v̄gine, dixe. Come ti cōporta lanimo.

di gittare q̄llo che ha ꝓducto Dio ꝑcibo del huomo! Perche piu presto nō lo dai alli poueri aq̄li sara caro! Rispose Alexa. Io mi farei cōsciencia dare alli poueri di CHRISTO di tal sorte pane si puzolēte. Allhor Catherina dixe. Procura del acq̄ & porta ad me q̄lla farina cosi marcia come tu dici: ꝑche io uoglio farne pane ꝑ li poueri di IESV. Fece Alexa come dixe la ṽgine. Intrise adūq̄ lei la farina nel acqua: & come si suole rimenādo & partēdo la pasta: fece di q̄lla poca farina cō tāta celerita tāto pane, che Alexa che ministraua & uedeua diuenuta piena di stupore, staua tucta attonita ꝑche chiaramēte sapeua che tanti pani nō poteuano uscire se la farina fusse stata quattro uolte tāto, q̄ta era & (che faceua piu patente el miracolo) ogni puza si partiua di q̄lla pasta & pane nelle mani della sancta ṽgine. Anzi come dipoi al gusto si cognobbe q̄l pane era tanto saporito & grato, che ciascuno confessaua che alla sua uita, non mangio mai migliore. Sparsesi q̄sto miracolo & Frate Thomaso uēne ꝑ examinare tucto el facto & cognoscēdo īuerita due miracoli: el primo del crescimēto del pane: el secōdo del nuouo sapore, ui si aggiūse ꝑ chiarire bene ogni homo: el terzo piu euidente. Peroche dispēsando cōtinuamēte la ṽgine alli poueri di q̄l pane ꝑ molti giorni & septimane: & in casa nō si māgiando daltro che di q̄llo, multiplicaua in modo nella cassa: che nō si poteua finire. Laq̄l cosa cognoscēdo tucti li domestici ciaschuno ne cōseruaua ꝑ Reliquia. Et son gia uēti anni che ancor si truoua di q̄l benedecto pane, ueramēte benedecto da Dio ī q̄lle sācte & benedecte mani di MARIA, Madōna: & di Catherina ancilla sua. Vna uolta la domādai come cosi q̄l pane era cresciuto & facto si buono, Rispósemi con molta simplicita. Io pigliauo q̄lla farina & q̄lla pasta con un grāde zelo, parēdomi male & īgiusta cosa che q̄llo che Dio haueua dato ꝑ primo cibo del homo fusse disp̄zato: & succedeua poi nel animo & cuor mio una grā cōpassione de pouerelli: & po cō grā feruore ādai alla cassa per far q̄l pane. Et ecco subito la dolcissima madre MARIA accōpagnata da molti Angeli sācti: & di sua bocha mi comādo che io facesse q̄l che io uoleuo fare: & fu tanto humile & benigna che si degno meco insieme pietosamēte cō le sue sacratissime mani faticare & operare. Io dalle man sue riceueuo li pani facti: & Alexa li riceueua da me. Nō e, dunq̄ marauiglia Padre, se nelle mani della Madōna & Regina di ogni creatura diuentaua ab[...]

dãte & dolce ogni cosa. Alhora io dixi. Veramẽte Madre mia nõ e/ marauiglia se tãta dolceza sentimo noi ch̃ gustamo di q̃l pane poi ch̃ q̃lle piu ch̃ sacrate mani (cõposte & ordinate al tornio della scã Trinita) di MARIA lo cõposero nel suo sacratissimo corpo nel q̃le (archa / dicoperta del Signore) si poso & fu cõposto q̃l uero pane: ch̃ discese di cielo: & da abũdãte uita ad tutti i fedeli.

¶ Di piu altri simili patenti miracoli per li suoi meriti operati. Capitolo. XXIX.

QVando era per comãdamẽto di Vrbano. vi. la sãcta ṽgine in Roma & con nõ piccola cõpagnia di figluoli & figluole p̃ loro deuotione & sua dolce consolatione uiueua. Et erano li maschi in numero sedici: & le donne octo. In tucto uĩtiquattro boche ꝯtinue. Et p̃che el sõmo Pontifice ad suo cõsiglio haueua mãdato p̃ molti serui di Dio p̃ causa del grãde scisma / era cõstrecta riceuerli nella ꝓpria casa cõ nõ piccola spesa: anzi senza dubio (se Dio nõ hauesse cõ latente & secreto miracolo ꝓueduto) intollerabile: p̃che spesso serebbono stati ad mẽsa circa trenta / o quarãta p̃sone. Ma ben ꝓuedeua Dio: p̃che ella solamẽte nella ꝓuidentia sua si fidaua: uolẽdo uiuere secõdo lo instituto di Domenico in pura mẽdicitia / accattãdo ogni minima cosa dal ꝓximo suo. Et ella haueua dato ordine che p̃ ogni septimana si facesse nuoua dispẽsatrice della casa: che douesse ꝓcurare ad q̃to bisognaua: & unaltra era ordinata p̃ dare executiõe giõno p̃ giõno secõdo el mãdato della ṽgine. Ma accadde ch̃ toccãdo la sorte nella sua septimana a ꝓcurar̃ la necessita d̃lla casa a Giouãna una delle cõpagne & suore della penitẽtia / scordatasi secõdo el costume: & ordine dato: di fare intendere el mãcamento della casa alla sacra ṽgine: fu cagione che una mattina era gia mezo giorno & nõ era tãto pane in casa che potesse satisfare pure a quattro. Aggiugneua che el passato giorno haueuano tucti digiunato p̃che obseruauano digiuno cõtinuo & cotidiano. Del qual difecto accorgẽdosi Giouãna tucta piena di uergogna & angoscia ando alla ṽgine narrandoli la necessita & el peccato & cõfessãdo la colpa sua. Ad cui ella. Perdoniti Dio sorella. Come hai tu trapassato lordine ch̃ io ho imposto: & hai cõdocta me & li altri in tãta extremita? Ecco che la famiglia e/ affamata dal digiuno: lhora e/ tarda. Et doue potremo trouar̃ si p̃sto tãto pane da satiarla? Alle q̃l parole humiliandosi Giouãna & domãdãdo

p̃dono

pdonò/dixe la vgine. Di alla famiglia ch si ponghino ad tauola & comincino con quel pochino di pane:& Dio puederà al bisogno. Et decto questo andò alla oratione. Et tucti della casa pure assai mesti per aspectare tanto tẽpo digiuni siposono ad tauola: & comincioron ad mãgiar di quel poco pane con alquãti più cibi cocti/pensandosi hauere ad finire molto presto. Ma el Creator del tucto alli deuoti preghi della ancilla cõmosso bẽ puedde come altre uolte fece. Peroch mãgiãdo loro qto la fame richiedeua:ql pane non poteua uenire mãco. Marauigliãsi lor medesimi di tanto miracolo & con allegro stupore domandano la vgine: laqle fu trouata in oratione. Et al fine leuati tucti ben satolli dalla mensa/lassorno tante Reliquie & pezi di pane che nõ solamẽte fu bastante alli seruitori & ministratori della prima tauola: ma ancora larga elemosina ne riceuerno li pouerelli di IESV Xpo.

¶ Questo medesimo segno fece unaltra uolta la vgine pure in Roma. ¶ Questo medesimo ancora doppo la sua morte per li li suoi meriti acadde nel conuento nostro. Era uenuta in Siena la beatissima Reliquia della sua testa: Et pche mi pareua ch quasi senza honore fusse stata riceuuta/tocco io un giorno da rimorso di cõscientia/pensai che fusse conueniẽte ad honore del Signore nella sancta sua riceuerta cõ solẽnita di laude & hymni & canti cõmuni de sancti del cielo: poi che non essendo ella ancor canonizata non era lecito particularmente celebrare in suo nome. Furno dunq; tucti li figliuoli & figliuole inuitate al giorno festiuo & nõ manco al prãdio & refectione corporale con li frati. Et accorti li ministri che non era pane sufficiente p meza parte del cõuento/mando el Priore frate Thomaso cõ un cõpagno ad prouedere da certi amici singulari. Et perche molto idugiauano a tornare/el padre Priore nõ uolẽdo piu tenere a tedio li inuitati che expectauano & erano in numero uẽti psone:comãdo che la mẽsa si comnciasse con ql poco di pane che era in casa/sperãdo che subito li mandati frati tornassero con la necessaria puisione. Ma uolse Dio ch li frati nõ tornassino/& ql pane sensibilmẽte crescesse in su la tauola cõ stupore nõ piccolo de cõuitanti che mangiauano a qlla. Et nõ solo fu sufficiẽte alla prima:ma ancora supabũdante alla seconda tauola in modo che ancora sopra auanzorno molti pezi & portoronsi nel celliere p una altra uolta. Io alhora ch ero preparato per fare el sermone ad laude della madre no stra/intesi dal Priore el nuouo miracolo: & uolgendomi alli inui tati dixi. Per certo la madre nostra ha uoluto mõstrarci ch ha ac ceptato el nostro seruitio: poi che ci ha supplito el cibo del pane come piu uolte fece mẽtre ch era ĩ qsta uita. Bẽ mõstra essere an cora uera figliuola del beato Domenico: poi ch nõ solo nelle ope della uita: ma ãcora ne miracoli e/ stata simille. In qsto modo an cor egli cibo li suoi frati piu uolte: come si legge nelle felici storie & memorie de padri nostri che lassorno delli egregii facti suoi.

¶ Di piu altri miracoli anchora: circa el medesimo & di uno exemplo notabile di uera humilita & disprezo della gloria mondana. Cap. XXX.

ERA Vnaltra uolta in Pisa in casa di un Pisano/chia/ mato Gherardo de buoncõti & uedendo io in lei tãta debileza & infermita di corpo/maximamẽte per una certa abstractione & extasi che haueua patita/che ra/ gioneuolmẽte si poteua dubitare della uita sua: & attẽdendo che la carne & le houa & el uino li eran diuẽtati come mortifero ue/ neno/& ogni lactouare/o cosa dolce & cõfortatiua haueua ĩ hor/ rore: ne pur un poco di zuchero sopportaua nel acqua fredda che beueua: pẽsai se forse ũ poco di uino uernaccino la potesse cõfor/ tare bagnãdo con qllo le tempie & li polsi delle braccia: & confe rendo qsto cõ lo hospite nostro Gherardo/mando subito ad uno delli uicini amico suo: elquale rispose al messaggio. Di a Gherar do che nõ solo questo piccolo uaso: ma tucta la botte sarebbe al comãdo suo se pur cencfusse. Dogliomi che son gia piu mesi che non cene stata pur una gocciola. Vien meco alla bocte tu: accio che tu stesso uegga che io dico la uerita: Et cosi menaeolo & stur rando la bocte perche uedesse con locchio proprio/ecco che p mi racolo di Dio esce fuore un solẽnissimo uino con molta abũdan tia. Alquale spectaculo diuenuto attonito el padrone & doman/ dando tucti della famiglia se forse alcuno sapesse di ql uino onde fusse uenuto. Finalmente affermauano tucti con giuramento che da tre mesi infino ad quel pũto la bocte era sempre stata uota & secca: & che non era possibile che homo del mondo hauesse sen za saputa loro portato tanto uino. Allhora finalmente cognob bero el miracolo & la cagion del miracolo. Sparsesi presto p tut to el uicinato. El messaggio torna tucto allegro a casa col uino: & narra le marauiglie. Exultano li figluoli & le figluole della sue ta glorificãdo lo Dio de cieli che si manifestaua mirabilmẽte nel la sua ancilla. Ecco chẽ la fama uola & empie la Cipta di tal nuoua. Et doppo alcun giorno uenendo un nuntio apostolico & Patriarcha in Pisa: & la nostra madre uscendo fuora per parlarli di cose pertinẽti al honor di Dio, tucto el populo con effusione tumultuosa & concorso mirabile, serrando le botteghe, correua ad uederla. Et diceuano. Ecco quella che nõ beue uino: & empie le botti di uino. Vdita qste parole la Sacra ṽgine con extremo dolore di cuore. Et ritornata ad casa con pianti & uoci cordiali, fece oratione al Signore in queste parole. Perche Signor mio hai dato tanto flagello allanima mia: & hami facta uno obbrorio ad tucto el populo? Chi ti ha chiesto uino p me? Nõ sai tu chẽ piu tẽpo e, che io mi priuai al tucto del uino: & hor per causa del uino mi hai posta in bocca del populo come una fauola? Deh Signor degnati in modo seccar qlla bocte che nõ ui rimãga piu uestigio di uino: ma piu presto si conuerta in feccia: accioche le lingue tacino le laude della tua ancilla: che sono ad lei feccia & uituperio. Non prima hebbe facta la oratione che fu exaudita. Onde sequitãdo mandare li amici cipta dini per quel uino per deuotione & pche ancora era optimo al gusto: ecco che la bocte rende feccia. Et subito qsto di nuouo si sparse nella Cipta con nõ piccolo rossore di noi altri chẽ ci dilectauamo nella gloria della madre nostra: laquale non solamente per si facta cosa cesso: ma ancora si conuerti nelle captiue lingue di alcuni ĩ detractione: pche diceuano chẽ el diauolo haueua facto quel uino & Dio come cosa falsa lhaueua dipoi cõuertito in feccia. Cosi giudicano coloro che nõ sanno doue sta la uera gloria nella uera pfectione della uita. Quelli che nõ cognoscano la uirtu sancta della humilita: & q̃to thesoro sia ascosto nel timor di Dio. Quelli che nõ attẽdono alle euãgeliche parole della prima uerita: leq̃li dixe alli suoi discipuli in qsta sententia. Nõ ui rallegrate che li demonii ui sien subiecti & le creature ui obedischino ĩ segni & miracoli: ma solo ui rallegrate che li uostri nomi son scripti ĩ cielo nello eterno libro della uita. Et altroue dixe. Imparate da me ad essere humili & mansueti di cuore: & non dixe ad far miracoli & segni & prodigii, nelli quali non sta ne la uirtu ne la salute nostra. Fu molto piu degna di laude la sancta nostra nel secondo miracolo quãdo fece mancare ql uino per uirtu di timore & di humilita inuerso Dio, che

nel primo : quãdo la necessita del corpo suo cõstrinse el Signore
a prouederla, o uer piu presto la charita di Dio si uolse manifesta
re inuerso la ancilla sua : doue ella nõ exercito uirtu alcuna sua.
Ma li homini che ueggono con li occhi carnali & non spirituali
nõ intẽdono q̃sto. Honorino dunq̃ q̃lli che discernono li meriti
nel primo miracolo la gloriosa sancta honorata da dio. Ma nel
secõdo nõ solo la honorino: mã q̃to possono si sforzino di imi
tarla a fructo delle uere uirtu & mio di uera uita. Io lasso p non
tediare el lectore molti altri segni & miracoli facti dalla uergine
nelle cose inanimate : hor ne fiori: nelli q̃li molto si dilectaua co
me florida ṽgine: hor ne uasi pduti & rotti : & i altre cose che per
breuita trapasso. Sia lodato Dio sempre di tucto.

Di una mirabile visione, uista da una sancta dõna Romana ad testimonio della excellẽte sanctita della sancta nostra Catherina. Cap. XXXI.

ERA Nella Cipta di Roma, oue mori la gloriosa uer
gine Catherina, una ueneráda matrona di mediocre
sãgue chiamata Semia. Questa restata cõ dua figli ue
doua, tucta si era data al seruitio di Dio: occupata q̃si
sempre nelle uisitationi de sancti luoghi & orationi & offitii di
uini. Et soleua uegliare continuando la oratione tucta la nocte
per fino alla aurora : & allhora con breue somno si recreaua per
poter meglio sopportare le fatiche delle sue uisitatione & pegri
naggio. Ad questa matrona furono note & manifeste le Sancte
uirtu della madre nostra Catherina & facta intima & strecta sua
deuota, fruiua spesso con allegreza spirituale, la sua gratiosa cõ
uersatione. Et soleua dire che nessuno li haueua saputo exprime
re una minima parte della perfectione: cĥ ella haueua cognosciu
ta in quella benedecta ṽgine. Questa ueneranda uedoua nel tẽ
po che Catherina passo di q̃sto mondo & misera uita, al suo dol
ce Sposo, come molto occupata nelle sue cure deuote & anchor
facende familiare: non fu presente ne sapeua alcuna nuoua infir
mita della ṽgine, oltra le ordinarie & continue delle q̃li era bene
spesso tormentata. Ma accadde che la nocte precedẽte al nuouo
giorno della domenica quãdo la sacra Sposa rese lo spirito al Si
gnore, hauẽdo adempiute & finite le sue orationi secõdo la sua
consuetudine: penso per essere giorno di domenica, douere stare
presente alla messa grãde : & prima apparecchiare alla famiglia

la sua di tucto q̄llo che era oportuno in simil giorno. Per q̄sto de
libero manco che lusato dormire: p̄ potere esser expedita a tucti
cpensati exercitii. Onde reclinando in q̄sti pēsieri la testa (come
accade spesso alli homini cosi occupati) ancor dormēdo sentiua
assiduo stimulo: che gia fusse hora di leuarsi: & p̄uedere alli bisogni occorrēti nella sua mēte. Et ecco che in q̄sto li appare un fan
ciullino come ella dixe: quasi di eta di octo anni: & diceuali. Io
non uoglio che ti leui ancora: per fin che io nō ti haro mostrato
q̄llo che io uoglio. Ad cui ella cōtraponendosi li allegaua la necessita delle occorētie: & maxime della messa solēne che uoleua
udire. Et allhora el fāciullino obstinatamēte rispose che nō uole
ua che si leuasse per fino che lhauesse mostrato alchune cose che
Dio uoleua che uedesse. Et trahendola cosi uestita per li panni la
cōduxe in un luogo amplo & spatioso in forma duna chiesa, o sacro oratorio. Nella sūmita delq̄le uidde un eminente & eleuato
tabernaculo dargento chiuso & di molto pregio. Allhora dixe
quel fanciullino. Aspecta un poco: & uedrai che bella cosa sia ri
posta in questo tabernaculo. Et decto questo, ecco che apparisce
uno altro fanciullino simile, elquale portaua una scala di argētō
& accostatala ad quel tabernaculo per quella saliua: & apertolo
cō una chiaue doro fu scoperta una bellissima giouinetta, ornata
di stupēndo decoro & belleza che iui staua rinchiusa. Era uestita
di candide & rutilanti ueste: & ornata di riche collane: & nella
refulgente testa erano con marauiglioso modo & arte composte
tre corone: in modo che essendo insieme quasi contessute nō dimanco ciascuna p̄ se intera & come separata siuedeua. La piu bas
sa era di argento purissimo & cādidissimo. La seconda era di oro
& teneua di un certo fulgurante rossore: come sogliono li panni
rossi coperti & richamati di fila di oro. La terza era di oro puro
ma cōtessuta & ornata per tucto di pretiose margarite & gioie di
molto ualore & uagheza. Ad q̄sta si grata uisione facta piena di
marauiglia la uedoua consideraua qual fanciulla fusse q̄lla che si
decora & gratiosa selimōstraua. Et parendogli nella effigie Catherina se non che pareua alquanto piu giouene: fu domandata
da quel fanciullino che prima apparse se cognoscesse quella giouinetta. Rispose. La faccia in uero e, faccia di Catherina: ma la
eta non corresponde. Et guardandola cosi fixa dixe, la decora
giouine ad q̄lli fanciulli. Mirate chi q̄sta nō mi cognosce. Et iq̄sto

apparse quattro altri fanciulli di q̄lla sorte: liq̄li portauano ũ tha
lamo, o uero conclaue: o diciamo una stanza da noze, ornata di
finissimi pãni di color purpureo, laq̄le deposero & fermorno appresso al tabernaculo. Et salendo poi in q̄llo con mirabil dextreza presero con molta gratia q̄lla giouene per deporla in q̄l thala
mo. Ma mẽtre ch̄ così faceuano, dixe la giouene & quasi fanciulla. Lassatemi prima andare a parlare cõ q̄sta Matrona che mi risguarda & nõ mi cognosce. Et così q̄si uolãdo segli pose dappresso
incontra: & dixe. Semia nõ mi cognosci? Nõ uedi che io son Catherina da Siena? Ad cui Semia. Se tu la mia Madre Catherina.
Dixe la giouene. Io sono. Ma nota bene q̄l che tu uedi & uedrai.
Et decto q̄sto fu raccolta da quelli sei fanciulli: & posta in q̄l thalamo & subito leuata in alto. Alzando dunq̄ li occhi Semia: &
guardãdola salire in cielo. Vidde lui sopra una sedia un Re coro-
nato & ornato di ualorose gẽme. A piedi delquale fu presentato
quel thalamo con la giouene da quelli fanciullini. Et ella uscẽdo
fuora & a piedi del Re inginochiãdosi con deuota exultatione lo
adoraua. Allaq̄le egli cõ benignissimo uolto riguardãdola dixe.
Ben sia uenuta la dilectissima figluola & Sposa mia Catherina.
Et comãdãdoli che alzasse la testa & leggesse in un libro: che epso Re teneua aperto nella dextra mano. Et così faccẽdo ella per
tanto spatio che si sarebbe decto un paternostro & una Auema-
ria: & dipoi stando in piede dinãzi alla faccia del Re pareua che
aspectasse q̄lche nuoua persona. Et ecco che la Regina delle ṽgi
ni, MARIA con una squadra di ṽgini si rappresentã. Allaq̄le la
giouinetta con gran uelocita andando incõtra inginochiãdosi similmente con molta deuotione la adoraua. Et ella con le braccia aperte riceuẽdola & caramente stringendola dixe: Ben sia uenuta la dilectissima mia figluola Catherina. Et leuandola in piẽ
de gli decte el sancto bacio della pace. Et allhor dinuouo la sacra ṽgine Catherina inginochiandosi la adoro come uera Impe
ratrice del cielo. Et dipoi per uolũta di questa Regina salutando
ciascuna delle ṽgini che con epsa si trouauano: con ineffabil gaudio fu riceuuta al sãcto bacio della uera pace. Ma Semia i mẽtre
che q̄ste allegreze uedeua, gridaua cõ alta uoce uerso la Regina.
O Signora nostra. O Madre del Signor nostro IESV Xpo inter-
cede p̄ noi. O beata Maria Magdalena, O beata Catherina, O
beata Agnesa, O beata Margarita pregate p̄ noi: & così dicendo

uedeua che con dolce plauso & solēne festa & beata accoglienza tucte quelle ṽgini riceueuano per lor cōpagna Catherina collocata inera loro & coronata nel modo decto in eterna gloria. Et qui finita la visione, Semia excitata dal sōno hauendo ancor di qlla chiarissime ipressioni nō sapeua pensarsi la significatione: & nō sapeua ne pēsaua che Catherina fusse morta: & piu presto credeua che in qualche consueto rapto gli fusse apparsa per chiarirli la gloria sua. Dallaltra parte uedēdo lhora tarda comincio dubitare che non fusse stata opera diabolica per farli pdere la messa nel giorno del Signore. Et dixe nel suo core. Se qsta mattina io hauero pduta la messa, per certo lo inimico mi ha ingānato: ma se la udiro uera e, stata la visione in gloria della mia Madre Catherina. Siche prestamēte leuata & posta la pignatta a fuoco, ando alla ppria chiesa & trouo alla messa maggiore esser gia cantato lo Euangelio: & non poco cōtristādosi diceua. Misera me lo inimico mi ha ingānato tornando ad casa pcurata che hebbe un poco la cucina, comincio ad pensare a discorrere per altre chiese se forse potesse udire interamente la messa. Et in qsto ode sonare una cāpana ad messa di un monasterio di ṽgini uicino ad casa: & tenē creata tucta lassando ipersecta ogni opa della cucina, serrata la porta cō le chiaui sapatti: & udi la messa cantata. Et pche dubitaua delli figluoli perche nō haueua prouisto el pranzo loro come soleua, & erano assai ipatienti: deuotamēte prego el Signore che si degnasse torre dal cuore loro ogni turbatione: & ad lei aggiugnere & dare uera & lieta cōsolatione della messa. Et cosi faccēdo & pmettendo el Signore, hauerebbe lei assai certo segno che qlla visione fusse stata da Dio per manifestare li alti meriti della scā ṽgine. Che bisogna piu parole? Tornata ad casa trouo molto meglio pfecta la cucina & cocto & apparecchiato qto bisognaua: che se ella tucta la mattina hauesse cio opato. Tornano dūq li figli & māgiano cō grā letitia trouādo cibi molto migliori che li cōsueti. Semia staua stupefacta: & diceua intra se stessa. O Madre mia dilecta Catherina: tu sei qsta mattina uenuta i casa mia a cuocere p me. Hora son certa che tu sei ncā di Dio & uera ancilla di IESV Xpo. Et finito el prāzo si pose i uia p andare ad uisitar Catherina. Et giunta alla casa battēdo la porta nō haueua risposta p essere occupati tucti itorno al sacrato corpo della morta Sposa di IESV. Onde dalle uicine li fu decto come i casa nō era alcuno & che erano andati ad uisitare eluoghi sancti. Il che facilmẽte credẽdo Semia siparti. Et nõ sapeua come ĩdustriosamẽte celauano la morte della ṽgine p liberare el scõ corpo dalli tumulti & cõcorsi populari & ĩdiscrete deuotioni: & cõ piu ordine satisfar alle exequie ne debiti officii & honori. Ma nõ piacq̃ gia al Signore cħ cosi fusse occultato el caso cħ nõ si sapesse q̃si p tutto el populo. El q̃le ĩtẽdẽdo cħ el cõpo doueua uenire ĩ sãcta Maria decta la Minerua: si cõgrego nella chiesa & nella strada ĩ tãta moltitudine cħ hauẽdo paura li figli cħ ti pãni & el corpo nõ fusse apezo apezo lacerato / puiddero cãcelli di ferro ĩtra li q̃li cõposero el Sacro corpo ĩ una cappella della chiesa dedicata al glorioso Padre Domenico: doue cõ tãta ueneratione fu adorato che nõ e ligua p exprimerlo. Et uenẽdo ĩ q̃llo loco Semia ad caso. Intesa la ragione di tãto spectaculo amaramẽte comĩcio piangere & dolersi di ueder prima la sepultura della madre sua che la morte. Et gridãdo auãti al corpo cõ miserabili uoci diceua. O crudelissime cħ mi hauete celata la ĩfirmita & mõte della mia madre. Alhora excusãdosi loro & dicẽdo q̃ si ĩ ũ subito hieri ad hora di terza passo della p̄sẽte uita. Ella cõ uoci nõ minori gridaua dicẽdo. Io la uiddi. Io la uiddi la mia dolcissima Madre. Viddi li Angeli cħ la portorono coronata di tre corone ĩ cielo. Viddila ornata di cãdidissime ueste. Hor sõ certa che Dio mi mostro la mia Madre: & cħ mi saluo la messa & li Angeli mi aiutorno alla cucina. O Madre / o Madre pche nõ mi reuelasti cħ allhora tu expiraui di q̃sto mõdo? Et cosi lamẽtãdosi ĩtorno al corpo & narrãdo tucta la uisione p nõ esser cosi bene ĩtesa ĩ q̃lle parole: ad req̃sitione de figli & figlie publicamẽte la expose dinuouo p ordine cõ stupore & attẽtione di molti sop̄ la gl̃ia della beata Sposa & ancilla di IESV Xp̄o Catherina da Siena. La q̃l sia sẽpre benedecta & preghi p nos ad salute & profitto delle anime nostre.

¶ Delli miracoli che in tre giorni & tre nocti i opero Dio mẽtre che el corpo ste senza sepultura: p la deuotione del populo.

Capitolo. XXXII.

FV Tãto cõcorso di popolo nella chiesa / oue era el Sacro corpo / che p nõ poter esser tucti satisfacti nel toccare & baciare li sãcti piedi & mani: bisogno cħ tre giorni & nocti cõtinui si seruasse q̃l corpo sẽza sepultura. Questo fece Dio p manifestare in molti segni la gloria della sua

Sposa. Onde p narrare li piu certi & idubitati miracoli. Vna suora del terzo ordine del glioso Padre sā Frācesco p lūga ifirmita haueua ī tutto pso luso di ū braccio. Onde cōrēdo alla chiesa qsi sicura della gtia pemeriti sācti della nostra madr. Et uolēdo toccare el corpo/o alcuna circūstātia depso: & pla moltitudine della turba īpedita sileuo ī alto un uelo: acciochi dimano ī mano fusse trāsportato & cōdocto a toccare el scō corpo. Onde essēdo facto: qsto/riceuuto ql uelo lo pose sul braccio & sētēdo subito la uirtu diuina operante pfectamte la sanita sua comīcio forte exclamare ī mezo di tucto el populo: & opādo el braccio diceua. Ecco chi io sō liberata. Ad qsta uoce excitato el populo/ciascūo menaua li īfermi suoi & erano curati pur ad ū poco dlla fimbria de uestimti.

Intra li altri un fanciullo di eta dāni qttro chi haueua cōtracti li neru del collo & haueua iclinato ī tal modo el capo chi p alcun uerso nō lo poteua alzare/o uolgere: fu circūdato da un uelo della vgine: & ī breue spatio nelli occhi di tutto el populo fu curato.

Vno cipta dino Romano chiamato Lucio Cauarule/chi haueua quasi pduto una coscia cō tutta la gāba/alla fama de miracoli excitato: aiutato da molti si fe portare alluogo della sancta: & poriendo la mano della vgine nelli luoghi infermi auanti che si partisse/riceuette cō stupor di ogni homo piena sanita. Et benediceuano lo omnipotente Dio mirabile ne sancti suoi.

Vna fāciulla leprosa chiamata Ritocola fetida & guasta p la lepra chi la faccia li occupaua maxime nel naso & nel labro disopra. Ancor che fusse p ql male ributtata nōdimeno propea & pertinace nō curādo le percosse/passo al sacro/corpo: & applicādo le sancte mani & piedi alla faccia sua resto. in modo curata/che nō apparse mai in alcū loco pur un minimo uestigio di lepra.

Vna fanciullina Romana dal padre & dalla madre cōdocta a quel corpo/fu subito liberata da un male depserato da tutti i medici che domandano tisico.

Vno altro cipta dino Romano / chiamato Antonio di bello Pietro. Essēdo ī ql tēpo nella chiesa di scō Pietro & udēdo tāti miracoli di ql corpo: portādo egli una malattia īcurabile secōdo la uirtu & scietia dlli homini/ī tāto chi cō molta fatica poteua ādar/ fece uoto particular ad honor della vgine se p suoi meriti fusse liberato. Ne prima fini la pmissiō del voto chi obtēne el desiderio della sanita. Et subito cosi libero cōse alle scē Relige pdicādo el

miracolo: & liberādosi da tutto q̄llo ad chi p̄ uoto si era obligato.
¶ Vna Matrona chi haueua riceuuta ī casa q̄sta scā, Essēdo molto āgustiata, & tal uolta p̄ fino ad morte da due cōtrarie īfirmita cioe Podagra & dolori di fiāco: poch la medicina del una era nutrimēto dellaltra. Vn poco di Reliq̄a cō molti p̄ghi obtēne della scā nostra: & p̄ q̄lla fu ī modo libera chi essēdo p̄ q̄ttro mesi stata nel lecto sēza sperāza q̄si di piu leuarsi, subito salto fuora laudādo el magno Dio nella Sposa sua p̄ el beneficio della sanita recupata. Molti altri miracoli uiddero li homini delli q̄li nō puo esser particular memoria p̄ bastar̄ ad doctrina & excitatione delli posteri successori q̄lli chi a Dio piace chi ne sia facto ricōdo particulare. Volse ī q̄l tēpo ū Maestro ī sacra Theologia fare al populo ū sermone ī laude della v̄gine: & gia era salito nel pulpito q̄do aspectādo piu tēpi che el tumulto del populo finisse & facto silētio potesse parlare: uedēdo finalmēte che li miracoli moltiplicauano & le brigate attēdeuono luno allaltro a narrar̄ cō laude della v̄gine & exultatione di cuore le riceuute miracolose g̃tie cō plausi, festa & clamori, dixe solamēte q̄ste parole. Questa v̄gine mōstra che nō ha bisogno desser da noi p̄dicata. Ella si p̄dica molto meglio se stessa. Et cosi sēza altro sermione discese: ad udire piu p̄sto li assidui nuoui segni mirabili nella p̄dicatione della v̄gine: che a narrare li uechi predicādo alli altri. Tucto ei laude & gloria di Dio omnipotēte & benedecto in secula. Amen.

¶ Delli miracoli occorsi doppo li tre giorni & tre nocti.

Capitolo. XXXIII.

DOppo li tre giorni & tre nocti che rimase el corpo inhumato piacq̄ finalmēte collocarlo ī sepultura. Et nō p̄ q̄sto restorono li miracoli: ma piu p̄sto accrescieuano.
¶ Vn fāciullo Romano portato al Sepulchro del padre suo chiamato Giouāni di Veri: fu subito cōsolidato nelle gābe: lequali prima non lo poteuano reggere in alcun modo.
¶ Vno altro che patiua horribile īfirmita & nō cōsueta alli homini: poche nelli occhi nasceuano uermi. Fu liberato p̄ q̄sta scā & al Sepulchro rese debiti uoti & p̄dico la mirabil g̃tia riceuuta.
¶ Vna peregrina Thodesca di cui el nome nō scripsero li fedeli notatori di tali miracoli: recupero la chiara luce delli occhi quasi gia in tucto perduta come accade per uarie infirmita.
¶ Vnaltra dōna Romana, domādata madōna Maria: fu ī tutto

priuata duno ochio & p ṽgogna nõ ardiua uscir piu di casa/ne cõparire intra li homini ĩ alcũ loco/ne a messe/ne ad offitii diuini. Ma alla fama de miracoli della ṽgine/fece voto & cõ molta deuotione sitaccomãdo ad lei. La nocte sequẽte apparse ĩ sogno la sancta nostra/alla serua di decta Madõna & dixe. Di a Madõna Maria che nõ faccia altra medicina p li occhi: ma solo uada ogni mattina allo offitio diuino & sara liberata. Vbidi la donna alla parola della serua: & fu visitata ãcor la parola della ṽgine poch nõ sola mte saluo la uista al ochio ĩfermo: ma ãcora recupo la luce pduta del altro. Et piu/ch ãcor li restitui la uera luce dello ĩtellecto: ch haueua gia pduta/nõ uolẽdo come e/ decto p el defecto delli ochi obedir alli cõmãdamẽti di Dio ĩ sãctificar le feste sue.

¶ Vno giouine Romano/ decto Iacobo di Pietro di Nicholo condocto ad extremita di morte/ senza speranza di rimedio humano per uoto facto alla ṽgine da una deuota chiamata Cecola Cartaria fu miracolosamente sanato.

¶ Vna dõna domãdata Giglia di Petruccio: disperata dalli medici similmente per uoto pprio alla nostra sancta fu liberata.

¶ Vna altra di sangue nobile domãdata Madõna Giouãna de Ylperini molto deuota & gia domestica della ṽgine predicatrici delle sue laude/cõfortaua ogni infermo che facesse voto alla scã. Et qlli ch obediuano riceueuano singular gtie. Accadde una uolta che uno delli suoi figli fãciullini ĩcautamte ãdãdo sop ũ solare della casa/cadde pcipite ĩ terra molte braccia dinãzi alli ochi della Madre. Laqle uedẽdolo subito cõ uoce cordiale exclamo scã Catherina da Siena tiraccomãdo el mio figlo. Cosa p certo marauigliosa che doue p laltezza del luogo dõde cadde: & p la tenerezza delle mẽbra: & p el strano modo della caduta doueua tucto ĩfrãto/o morire/o storpiarsi/o al mãco ĩpiagarsi in alcũ luogo: come se mai fusse occorso tal caso/cosi si trouo expedito sẽza ũ minimo segno pur di paura. Et cosi meritamente experimẽto la deuota donna la uirtu di Catherina in aiutorio suo/ come ella haueua facto experimentare ad altri in loro benefitio. Et tanto piu crebbe nella sua bocca la predicatione & magnifica cõmendatione della sacta Sposa di IESV Catherina: quanto piu si cognobbe obligata per la singular gratia riceuuta.

¶ Vna pouera dõna lauãdata/apzo lauãdo una colere ĩtra li alsi molti pãni alla riua del Teuere p el corso rapido del fiume fu tracta qlla coltre dalle sue mani: & si uelocemte dalle acq corrēti portata che qsi spariua dalli ochi suoi. Ma ella come poueretta piu cōsiderādo al dāno nō hauēdo da satisfare chi alla ppria salute del cōpo, si extese tāto ipuidamte dētro al fiume chi lei isieme cō la coltre dalla potētia delle acq fu rapita & menata dilūgo da terra sēza piu altra spāza di aiuto humano. Fu dūq cōstrecta subito p la necessita ricorrer allo aiutorio diuino: & excitata alla fama de miracoli della nostra scā cō tucto el core iuocādola dixe. O scā Catherina da Siena, soccorimi i tāto picolo. Decta la parola uēne lo aiuto: & sētí chiaramte p uirtu della scā essere sollevata & sostenuta sop le acq: come se le acq nō cōressino & securamte aggiūse & ripse la pduta colere & cō epsa mirabilmte otra el corso del fiume ritōnādo applicò alla riua: & facilmte restituta al sicuro luogo della terra, ricognobbe meglio dipoi el picolo & la gra riceuuta laudādo & benedicēdo Dio nella scā sua: & manifestādo el bñfitio nō solo dlla coltr: ma ācora dlla qsi pduta uita.

¶ Accadde ācora doppo qlche tēpo della sua morte chi io facto Maestro generale dello ordine & tōnato ad Roma haueuo trāsferito el corpo della vgine i ql giorno che ella lūgo tēpo ināzi mi haueua pphetato: & essēdo io p le molte afflictiōi chi dal peso del offitio ad me troppo duro & isostētabile, pcedeuano gūato i ifirmita hebbi bisogno dl medico. Fu dūq chiamato ū lodato maestro amico del couēto & ad me bē noto & familiare: nominato maestro Iacobo da scā Maria Rotūda. Questo, ragionando noi sop le uirtu dlla scā, referi uno stupēdo caso occōso ad salute dū giouine chiamato Cola di Ciuccio: & testificaua chi essēdo disparto sēza dubio da tucti li medici per una apostema irremediabili nella gola nō si aspectaua altro di hora i hora chi la suffocatione & la mōte dello ifermo. Quādo Alexa cōpagna della madr nostra sapēdo el picolo del giouine porto cō grā celerita ū dēte che haueua della vgine & lo seruaua i luogo di grā thesoro. El qle ponēdo i bocca dllo agonizāte ifermo i modo si mirabile ruppe ql la apostema chi p se stessa uscēdo dlla bocca del giouine cō molta putredine, lo lasso al tucto libero & sano: nō sēza stupor di tucti maxime delli medici: liqli p nissuna ben uiolēta medicina haueuon potuto rompere tale apostema si gonfiato & sodo. Piacq a Dio che io sciolto dalla infirmita mia pponesse pdicando la parola di Dio al populo & narrasse el pnarrato miracolo in gloria della sãcta vgine nõ mãco ad excitatiõe delle turbe & a deuotio ne p la salute loro. Et appena hebbi finito narrarlo: chi ql giouine chi iui era psente cõ alta & chiara uoce uoltãdosi ad me appuãdo la parola mia dixe. Padre uoi dite el uero. Io son qllo alqle qsta sãcta vgine fece el miraculo: delql testimonio maxime i quel lo co & i ql modo tucto el populo neresto satisfacto & cõfirmato.

¶ Nel tẽpo anchora che la Regina Giouãna di Sicilia: mando Rainaldo Orsino cõ moltitudine di gente di arme cõtra Roma & el Sãcto Pastore p farlo prendere o occidere. Piacq a Dio che li Romani si tennero forti con el uero Pontifice suo: & in molte scaramuccie accadendo che alcuni delli nostri fussero presi & po sti ad crudelissimi tormenti: Questo per certissimi testimonii fu noto che molti de prigioni ad inuocatione di questo sancto no me Catherina scamporono nõ solo la morte ma & ogni tormẽ to & ogni legame & ogni captura: & per uarii & mirabili modi li beri & sciolti sene tornauano ad casa loro.

¶ Nulla habbiamo scripto: cosi circa li miracoli come circa tut te le altre uirtu operate da questa vgine benedecta. Et come dixe Giouãni di IESV. Molti altri segni fece IESV chi nõ sono scrip ti i qsto libro: & qsti sono scripti accioche uoi crediate chi IESV e figluolo di Dio & credẽdo habbiate uita eterna nel nome suo. Et piu dinuouo dice. Sono ancor molte altre cose chi fece IESV leqli se singularmẽte si scriuessero io mi pẽso che tucto el mõdo nõ capirebbe li libri che si potrebbero scriuere. Cosi dico io i quel modo che lo posso dire cõparãdo lancilla al suo Signore. Molti sono li segni che i uita & i morte & doppo morte fece Catherina da Siena: che nõ sono scripti i qsto libro. Et qsti son scripti accio che uoi crediate che el Signore e mirabile i tucti e sancti suoi: & singularmẽte a nostri tẽpi in qsta gloriosa Sancta Catherina da Siena: & credẽdo riceuiate doni & gratie pertinẽti ad sanita & sa lute del anima & del corpo nel nome di IESV: & di MARIA Madre sua p emeriti di qsta lor dilecta & gratiosa Vergine. Del laqle se fussero scripti pienamẽte tucti li facti memorabili ueramẽ te uederemo nati tãti libri che io nõ so ql luogo li potesse capire. Sia di ogni cosa laude & gloria al Magno Dio IESV: elqle cõ el Padre & lo Spirito Sãcto uiue & regna victorioso triũphatore nelli alti cieli & ne seculi sempiterni. AMEN.

¶ FINIS. LAVS DEO

Antiphona.

¶ Det Catherina frui nos uero lumine Xpi: & societ superis virgo beata choris.

¶ Ora pro nobis sancta Mater Catherina.
Vt digni efficiamur promissionibus Xpi.

Oremus.

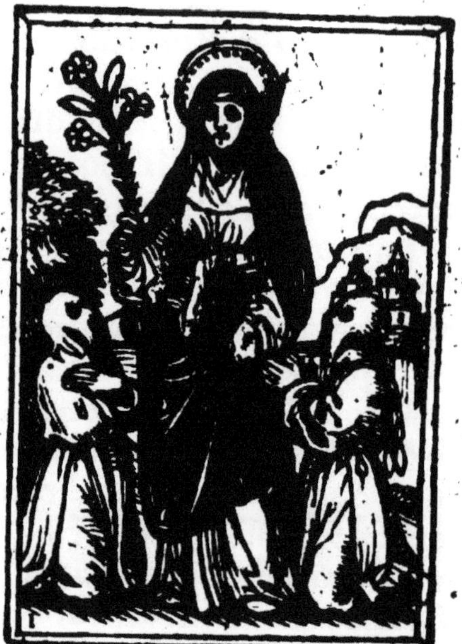

DEus qui beate Catherine virginitatis & patiētie spetiali priuilegio decorate, malignātiū spirituū certamina uincere, & ī amore tui nominis inconcusse permanere tribuisti: presta quesumus ut eius imitatione calcata mundi nequitia & omniuz hostium superatis insidiis, ad tuā secure gloriaz transeamus: Per dn̄m nostrū Iesuz xpm filiū tuū. Qui tecū uiuit & regnat in unitate spiritus sācti deus: Per omnia secula seculoꝝ.

A M E N.

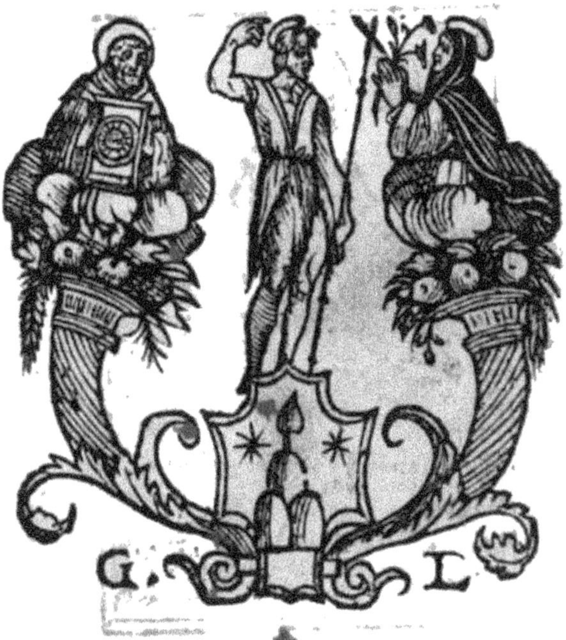
G. L